Neurootologie

Neurootologie

mit Schwerpunkt Untersuchungstechniken

Herausgegeben
von Jan Maurer

mit Beiträgen von
A. Eckhardt-Henn
W. Mann
J. Maurer
M. Moser
M. Müller
Chr. L. Schmidt
H. Vogel

Mit einem Geleitwort von C. Beck

77 Abbildungen
99 Tabellen

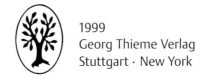

1999
Georg Thieme Verlag
Stuttgart · New York

Zeichnungen:
Günther Bosch, Stuttgart

Umschlaggrafik:
Renate Stockinger, Stuttgart

*Die Deutsche Bibliothek –
CIP-Einheitsaufnahme*

Neurootologie : mit Schwerpunkt Untersuchungstechniken ; 99 Tabellen / hrsg. von Jan Maurer. Mit Beitr. von A. Eckhardt-Henn ... – Stuttgart ; New York : Thieme, 1999

© 1999 Georg Thieme Verlag
Rüdigerstraße 14
D-70469 Stuttgart

Printed in Germany

Satz: Druckhaus Götz GmbH, Ludwigsburg
  Gesetzt auf CCS Textline (Linotronic 630)
Druck: Gulde-Druck, Tübingen

ISBN 3-13-114681-8   1 2 3 4 5 6

Wichtiger Hinweis: Wie jede Wissenschaft ist die Medizin ständigen Entwicklungen unterworfen. Forschung und klinische Erfahrung erweitern unsere Erkenntnisse, insbesondere was Behandlung und medikamentöse Therapie anbelangt. Soweit in diesem Werk eine Dosierung oder eine Applikation erwähnt wird, darf der Leser zwar darauf vertrauen, daß Autoren, Herausgeber und Verlag große Sorgfalt darauf verwandt haben, daß diese Angabe **dem Wissensstand bei Fertigstellung des Werkes** entspricht.

Für Angaben über Dosierungsanweisungen und Applikationsformen kann vom Verlag jedoch keine Gewähr übernommen werden. **Jeder Benutzer ist angehalten,** durch sorgfältige Prüfung der Beipackzettel der verwendeten Präparate und gegebenenfalls nach Konsultation eines Spezialisten festzustellen, ob die dort gegebene Empfehlung für Dosierungen oder die Beachtung von Kontraindikationen gegenüber der Angabe in diesem Buch abweicht. Eine solche Prüfung ist besonders wichtig bei selten verwendeten Präparaten oder solchen, die neu auf den Markt gebracht worden sind. **Jede Dosierung oder Applikation erfolgt auf eigene Gefahr des Benutzers.** Autoren und Verlag appellieren an jeden Benutzer, ihm etwa auffallende Ungenauigkeiten dem Verlag mitzuteilen.

Geschützte Warennamen (Warenzeichen) werden **nicht** besonders kenntlich gemacht. Aus dem Fehlen eines solchen Hinweises kann also nicht geschlossen werden, daß es sich um einen freien Warennamen handele.

Das Werk, einschließlich aller seiner Teile, ist urheberrechtlich geschützt. Jede Verwertung außerhalb der engen Grenzen des Urheberrechtsgesetzes ist ohne Zustimmung des Verlages unzulässig und strafbar. Das gilt insbesondere für Vervielfältigungen, Übersetzungen, Mikroverfilmungen und die Einspeicherung und Verarbeitung in elektronischen Systemen.

Anschriften

Eckhardt-Henn, Annegret, Dr. med.
Klinikum der Universität Mainz
Universitäts-Klinik für Psychosomatische
Medizin und Psychotherapie
Untere Zahlbacher Str. 8
55101 Mainz

Mann, W., Prof. Dr. med.
HNO-Klinik u. Poliklinik
Joh.-Gutenberg-Universität
Langenbeckstr. 1
55131 Mainz

Maurer, J., Priv. Doz. Dr. med.
HNO-Klinik u. Poliklinik
Joh.-Gutenberg-Universität
Langenbeckstr. 1
55131 Mainz

Moser, M., Prof. Dr. med.
Univ.-HNO-Klinik
der Med. Fakultät der Univ. Graz
Auenbruggerplatz 20
8036 Graz

Müller, M., Priv. Doz. Dr. med.
Neurolog. Univ.-Klinik der
Univ.-Kliniken des Saarlandes
Gebäude 90
66421 Homburg

Schmidt, Chr. L., Dr. med. habil.
Am Freibad 9
49152 Bad Essen

Vogel, H., Dr. med.
Universität Mainz
Inst. f. Physiol. u. Pathophys.
Duesbergweg 6
55099 Mainz

Geleitwort

Im Vergangenen wurde häufig die Neurootologie in unserem Fach als Stiefkind behandelt, zumal die Entwicklung der modernen bildgebenden Verfahren die Anwendung bewährter neurootologischer Untersuchungsmethoden als überflüssig erscheinen ließ. Besonders galt dies für die Diagnostik von Störungen des vestibulären Systems, obwohl diesem System für die Orientierung unseres Körpers im Raum und damit für das Gefühl, sich im Gleichgewicht zu befinden, eine wichtige Bedeutung zukommt. Die Entwicklung neuer Behandlungsstrategien bei Störungen im Bereich des Hör- und Gleichgewichtsorgans, ermöglicht durch einen gestiegenen Wissens- und Leistungsstandard, durch eine rasante technische Weiterentwicklung und eine ständige Qualitätssteigerung, ergab neue klinische Fragen und Probleme, die mit den bildgebenden Verfahren allein nicht mehr zu beantworten bzw. zu lösen waren. Deshalb mußte bei der Erarbeitung neuer Therapiekonzepte auf die bewährten diagnostischen Methoden zurückgegriffen und diese dem neuen technischen Stand angepaßt werden. Die Neurootologie hat so eine Renaissance erfahren und wieder die Stellung im Fach erhalten, die ihr zukommt.

Als Konsequenz aus dieser Entwicklung ergab sich die Notwendigkeit einer umfassenden Darstellung des gesamten Gebietes der Neurootologie nach dem heutigen Stand des Wissens. Die nicht einfache Aufgabe haben die Autoren, die auf diesem Gebiet seit vielen Jahren tätig sind und eine große Erfahrung besitzen, in dankenswerter Weise übernommen. In einem weitgespannten Bogen wird in klarer Aufgliederung der neueste Wissensstand vermittelt. Aufbauend auf der funktionellen Anatomie werden die wichtigen neurootologischen Symptome, die diagnostischen Methoden – Anamnese, Untersuchung und gesamte Funktionsdiagnostik – sowie die Klinik und Therapie wichtiger neurootologischer Erkrankungen dargestellt. Das Buch gibt so einen exzellenten Überblick über die moderne Neurootologie und ist als Leitfaden und Hilfe bei der täglichen Arbeit in Praxis und Klinik zu sehen. Ihm ist ein breiter Leserkreis, der neben den Hals-Nasen-Ohren-Ärzten und Neurologen auch Kollegen anderer Disziplinen der Medizin einschließen möge, zu wünschen.

Freiburg i. Br.,
August 1998 *Chlodwig Beck*

Vorwort

Die Neurootologie, die sich mit den neurologischen Aspekten der Otologie beschäftigt, hat sich in den letzten Jahren zu einem wichtigen Bestandteil der HNO-Heilkunde entwickelt. Das Gebiet reicht von der klinischen Differentialdiagnostik und den funktionellen Untersuchungsverfahren über das intraoperative Monitoring bis zur konservativen, operativen und rehabilitativen Therapie von Erkrankungen der Hirnnerven und beteiligten Sinnesorgane sowie der Schädelbasis.

Die Idee zu diesem Buch entstand durch die seit einigen Jahren an der Mainzer Hals-Nasen-Ohren-Klinik unter meiner Leitung abgehaltenen Kurse für Audiologie und Neurootologie. In diesen jeweils zwei- bis dreitägigen Kursen versuchen wir, den Teilnehmern zunächst die theoretischen und klinischen Grundlagen dieses Gebietes zu vermitteln. Darauf aufbauend werden dann die heute gebräuchlichen klinischen und apparativen Untersuchungstechniken dargestellt und ihr rationeller Einsatz zur Beurteilung von Funktionen sowie zur Topo- und Differentialdiagnostik besprochen. Basierend auf den Erfahrungen aus diesen Kursen wurde dieses Buch konzipiert. Es ist für alle gedacht, die Patienten mit entsprechenden Beschwerden haben, und deckt alle klinischen und apparativen Untersuchungsmethoden (Fazialisdiagnostik, audiometrische Verfahren, otoakustische Emissionen [OAE], akustisch evozierte Potentiale [AEP], Elektro- und Videonystagmographie, dynamische Posturographie, Otolithendiagnostik, Doppler-Sonographie) in einem Band ab. Die Kapitel des Buches sind in sich geschlossen, nehmen aber durch Querverweise immer wieder aufeinander Bezug.

Nach kurzer Darstellung der funktionellen und anatomischen Grundlagen werden wichtige neurootologische Symptome wie unter anderem Kopfschmerzen, Schwindel, Ohrgeräusche (Tinnitus) und Hörminderung besprochen. Es wird auf ihre Entstehung und Bedeutung eingegangen. Danach werden wichtige anamnestische Fragestellungen abgehandelt. In einem eigenen Kapitel werden einfache und ohne großen Aufwand durchführbare Untersuchungsmethoden vorgestellt und ihre Interpretation diskutiert. Es folgt dann in Kapitel 4 die klinische und apparative Funktionsdiagnostik. Hier werden die erwähnten Untersuchungsverfahren in ihrer Durchführung und Interpretation beschrieben. Dem folgt in Kapitel 5 eine kurze Übersicht wichtiger neurootologischer Krankheitsbilder und ihrer Therapiemöglichkeiten. Da die Symptomenkomplexe der Neurootologie sehr starken Bezug zu Erkrankungen der Halswirbelsäule haben können und häufig auch in Zusammenhang mit einer psychosomatischen Problematik stehen, werden diese beiden Aspekte des Gebietes in den beiden letzten Kapiteln gesondert beleuchtet.

An dieser Stelle möchte ich allen Mitarbeitern der HNO-Klinik der Universität Mainz danken, die mich bei der Entstehung und Realisierung dieses Buches unterstützt haben, besonders meinem Chef, Herrn Prof. Dr. W. Mann. Meinen Koautoren danke ich für ihr zügiges Arbeiten und ihre kompetenten Beiträge, ohne die das Buch nicht so umfassend geworden wäre. Bei Frau S. Lückert bedanke ich mich für die Übernahme und zuverlässige Ausführung der Schreibarbeiten. Auch den Mitarbeitern des Thieme Verlags, vor allem Herrn Dr. Chr. Urbanowicz, möchte ich für die angenehme Kooperation meinen Dank aussprechen.

Den Lesern wünsche ich, daß ihre Erwartungen an das Buch erfüllt werden und es ihren Alltag in Praxis und Klinik beim Umgang mit neurootologischen Patienten bereichert. Positive und negative Kritik von seiten der Leserschaft ist immer erwünscht und wird, wenn möglich, gern bei einer eventuellen weiteren Auflage berücksichtigt.

Mainz,
im August 1998 *Jan Maurer*

Inhalt

1	**Funktionelle Anatomie** (J. Maurer)		1

1.1	Sensorische Systeme und Nervus vestibulocochlearis (N. VIII)	1
1.1.1	Auditives System	1
	Äußeres Ohr und Mittelohr	1
	Kochlea	3
	Hörbahn	7
1.1.2	Vestibuläres System	7
	Peripher-vestibuläres Organ	7
	Vestibuläre Bahnen	9

1.2	Übrige Hirnnerven	10
	Fila olfactoria (N. I)	10
	Nervus opticus (N. II)	11
	Nervus oculomotorius (N. III)	11
	Nervus trochlearis (N. IV)	12
	Nervus trigeminus (N. V)	12
	Nervus abducens (N. VI)	12
	Nervus facialis (N. VII)	12
	Nervus glossopharyngeus (N. IX)	14
	Nervus vagus (N. X)	14
	Nervus accessorius (N. XI)	14
	Nervus hypoglossus (N. XII)	14

2	**Wichtige neurootologische Symptome** (J. Maurer, C. L. Schmidt)		16

2.1	Sensibilitätsstörungen	16
2.1.1	Unspezifische Sensibilitätsstörungen	16
	Nervus trigeminus (N. V)	16
	Nervus facialis (N. VII)	16
	Nervus glossopharyngeus (N. IX)	16
	Nervus vagus (N. X)	16
2.1.2	Neuralgien	17
2.2	Motorische Störungen	18
2.2.1	Augenmuskelnerven (Nn. III, IV, VI)	18
	Nervus oculomotorius (N. III)	18
	Nervus trochlearis (N. IV)	18
	Nervus abducens (N. VI)	18
	Kombinierte Läsionen	20
	Inter- und supranukleäre Lähmungen	20
2.2.2	Andere Hirnnerven	20
	Nervus trigeminus (N. V)	20
	Nervus glossopharyngeus (N. IX)	20
	Nervus vagus (N. X)	20
	Nervus accessorius (N. XI)	21
	Nervus hypoglossus (N. XII)	21
2.3	Hörminderung	21

2.4	Schwindel und vegetative Begleitsymptome	23
	Entstehung	23
	Klassifikation	23
	Schwindelauslösende Substanzen	25
	Begleitsymptome	25
2.5	Nystagmus	26
2.5.1	Physiologischer Nystagmus – Nystagmus bei Gesunden	26
2.5.2	Pathologischer Nystagmus	27
	Pathologischer vestibulärer Nystagmus	27
	Nystagmus aufgrund gestörter Blickhalteregulation	27
2.6	Tinnitus, Ohrgeräusche	28
2.6.1	Subjektiver Tinnitus	28
	Hypothesen zur Genese	29
2.6.2	Klinik	29
2.7	Druckgefühl, Diplakusis, Hyperakusis	31
2.8	Kopfschmerzen	31
2.9	Otorrhö, Schwellungen, Ohrenschmerzen	32

3 Anamnese und Untersuchung (J. Maurer) 33

3.1	Anamnese und HNO-Status	33
3.1.1	Anamnese	33
	Patienten mit Hörverlust oder Ohrgeräuschen	33
	Patienten mit Schwindel	33
3.1.2	Allgemeiner HNO-Status	34
	Untersuchung des Ohres	35
3.2	Orientierende Untersuchung des Gehörs	35
3.2.1	Stimmgabeluntersuchung	35
3.2.2	Sprachabstandsprüfung	36
3.3	Funktion der Hirnnerven II – IV und VI	36
3.3.1	Nervus opticus (N. II)	36
3.3.2	Nervi oculomotorius, trochlearis und abducens (Nn. III, IV und VI)	36
3.4	Funktion der Hirnnerven I, V, VII, IX–XII	37
3.4.1	Fila olfactoria (N. I)	37
3.4.2	Nervus trigeminus (N. V)	38
	Sensible Funktion	38
	Kornealreflex	38
	Motorische Funktion	39
3.4.3	Nervus facialis (N. VII)	39
3.4.4	Nervi glossopharyngeus und vagus (Nn. IX, X)	40
	Motorische Prüfung	40
	Sensibel-sensorische Prüfung	41
3.4.5	Nervus accessorius (N. XI)	41
3.4.6	Nervus hypoglossus (N. XII)	41
3.5	Klinische Untersuchung des Gleichgewichtssinnes und der Koordination	41
3.5.1	Gleichgewichtsprüfungen	41
	Spontannystagmus	41
3.4.6	Nervus hypoglossus (N. XII)	41
	Provozierte Nystagmen	42
3.5.2	Koordinationsprüfungen	43
	Vestibulospinale Tests	43
	Zerebelläre Tests	44
3.6	Ablauf von Anamnese und Untersuchung	44

4 Funktionsdiagnostik 46

4.1	Funktionsdiagnostik des Nervus facialis (J. Maurer)	46
4.1.1	Nerve-Excitability Test	46
4.1.2	Maximal-Stimulations-Test	47
4.1.3	Elektroneurographie	47
4.1.4	Elektromyographie	48
4.1.5	Weitere Testmöglichkeiten	49
4.2	Subjektive audiologische Untersuchungsverfahren (J. Maurer)	49
4.2.1	Tonaudiometrie	49
	Hörschwellenbestimmung	51
	Subjektive Tinnitusbestimmung ..	52
4.2.2	Sprachaudiometrie	52
4.3	Objektive audiologische Untersuchungsverfahren (J. Maurer)	54
4.3.1	Impedanzaudiometrie	54
	Tympanometrie	54
	Akustischer Stapediusreflex	56
4.3.2	Otoakustische Emissionen	57
	Entdeckungsgeschichte	57
	Spontane OAE	58
	Evozierte OAE	58
	Geräte zur OAE-Messung	61
	OAE in der neurootologischen Differentialdiagnose	62
	OAE bei Normalhörenden	63
	OAE bei Schalleitungsschwerhörigkeit	63
	OAE bei sensorineuraler Schwerhörigkeit	64
	OAE beim Neugeborenen-Screening	66
	OAE zum Monitoring der Hörfunktion bei Behandlung mit ototoxischen Substanzen	68
	OAE bei Patienten mit retrokochleären Hörstörungen	68
	OAE und akustisch evozierte Hirnstammpotentiale – Untersuchung der efferenten kochleären Innervation	69

		OAE und intraoperatives Monitoring	70	4.5	Posturographie (J. Maurer)	117
		OAE bei psychischen Hörstörungen und bei Aggravation	70	4.5.1	Statische Posturographie	117
	4.3.3	Akustisch evozierte Potentiale	71	4.5.2	Dynamische Posturographie	118
		Grundlagen und Einteilung	71	4.6	Untersuchung der Otolithenfunktion (H. Vogel)	120
		Frühe akustisch evozierte Potentiale	73	4.6.1	Physiologie der Otolithenorgane	120
		Objektive Schwellenbestimmung der FAEP	74	4.6.2	Klinische Beurteilung der Makulaorgane und Augengegenrollung	121
		Einfluß verschiedener Hörstörungen auf die FAEP und Topodiagnostik	76	4.6.3	Pathophysiologie der Makulaorgane	121
					Otolithärer Schwindel	121
		Spezielle Probleme und Techniken der Ableitung von FAEP	81		Kinetosen und Reisekrankheiten	121
					Raumkrankheit	122
		Elektrokochleographie	81		Kanalolithiasis	122
					Tullio-Phänomen	122
4.4		Nystagmographie und experimentelle Untersuchungen der vestibulären Funktionen (C. L. Schmidt)	82	4.6.4	Methoden zur Untersuchung der Makulaorgane	123
					Bestimmung der subjektiven Vertikalen und Horizontalen	123
4.4.1		Allgemeines	82		Exzentrische Drehstuhluntersuchung	123
		Grundlagen	83			
		Ableitungstechnik	83		Augengegenrollung	123
		Allgemeine Ableitungsbedingungen und Untersuchungsablauf	86		Galvanische Stimulation der Makulaorgane	125
		Augenbewegungsformen und ihre Auswertung	87	4.7	Doppler-Sonographie supraaortaler Gefäße (M. Müller, J. Maurer)	125
4.4.2		Untersuchungen	88	4.7.1	Ultraschalluntersuchung hirnversorgender Gefäße	125
		Spontane Augenbewegungen und Fixationsnystagmen	88		Physikalisch-technische Grundlagen	126
		Sakkaden	94			
		Blickfolge	95		Continuous-wave-Doppler-Methode	127
		Optokinetischer Nystagmus	99			
		Experimentelle vestibuläre Prüfungen: Drehprüfungen, kalorische Prüfungen	103		Duplexsonographie	127
					Farbkodierte Duplexsonographie	128
					Graduierung von Stenosen der A. carotis interna	129

5 Neurootologische Krankheitsbilder ... 132

5.1	Erkrankungen des Hör- und Gleichgewichtsorganes (J. Maurer)	132	5.2	Kleinhirnbrückenwinkeltumoren und Erkrankungen des Nervus vestibulocochlearis (W. Mann, J. Maurer)	135
5.1.1	Hörsturz und Tinnitus	132			
5.1.2	Neuropathia vestibularis	133			
5.1.3	Benigner paroxysmaler Lagerungsschwindel	134	5.3	Fazialisparese (W. Mann, J. Maurer)	137
5.1.4	Morbus Menière	134	5.4	Läsionen des Foramen jugulare und der Pyramidenspitze (W. Mann, J. Maurer)	139
5.1.5	Labyrinthitis	134			

5.4.1	Tumoren im Foramen jugulare	139	5.6	Toxische Schäden (C. L. Schmidt) ... 142
	Glomustumoren	139	5.7	Traumatische und posttraumatische Zustände (C. L. Schmidt) ... 143
5.4.2	Pyramidenspitzenprozesse	140	5.7.1	Schädeltraumata mit Labyrinthbeteiligung ... 143
5.5	Vaskuläre Prozesse (C. L. Schmidt)	141		Traumata ohne Frakturen ... 143
5.5.1	Gefäßverschlüsse/-stenosen	141		Traumata mit Frakturen ... 144
	Peripherie	141		Spätfolgen ... 144
	Vertebrobasiläre Insuffizienz	141	5.7.2	Perilymphatische Fisteln ... 144
	Subklavia-Anzapfsyndrom	141	5.7.3	Druckschäden ohne Perilymphfistel ... 145
5.5.2	Abnorme Gefäßverläufe	141		

6 Neurootologische Symptome und Erkrankungen der Halswirbelsäule (M. Moser) ... 146

6.1	Anatomie der Halswirbelsäule	146	6.2.3	Gleichgewichtsuntersuchungen ... 148
				Zervikalnystagmus ... 149
6.2	Untersuchungsmethoden	147	6.2.4	Bildgebende Verfahren ... 150
6.2.1	Anamnese und Symptome	147	6.2.5	Ausschluß anderer Ursachen/ Differentialdiagnose ... 152
	Symptome	147		
6.2.2	Manualmedizinische Untersuchung	148	6.3	Gutachten ... 153

7 Psychosomatische Aspekte (A. Eckhardt-Henn) ... 155

7.1	Psychogener Schwindel	155	7.2.2	Interdisziplinäre Diagnostik und Therapie ... 161
7.1.1	Definition und Epidemiologie	155		
7.1.2	Symptomkonstellation	155	7.3	Die psychogene Hörstörung ... 162
7.1.3	Psychogene Schwindelzustände auf der Grundlage psychischer Störungen	156	7.4	Reaktive psychische Störungen ... 162
			7.4.1	Tinnitus ... 162
7.1.4	Psychogener Schwindel nach leichteren organischen Läsionen	158		Psychosomatische Aspekte ... 162
				Psychiatrische Komorbidität ... 163
7.1.5	Erklärungsmodelle	159		Interdisziplinäre Diagnose und Therapie ... 163
7.1.6	Vestibuläre Störungen und Angst	159		
7.1.7	Therapie und interdisziplinäre Diagnostik	160		Längerfristige Psychotherapie ... 163
			7.4.2	Morbus Menière ... 164
7.2	Hörsturz	161		Psychosomatische Aspekte ... 164
7.2.1	Psychosomatische Aspekte	161		

Literatur (Auswahl) ... 165

Sachverzeichnis ... 171

1 Funktionelle Anatomie

1.1 Sensorische Systeme und Nervus vestibulocochlearis (N. VIII)

1.1.1 Auditives System

Äußeres Ohr und Mittelohr

Das äußere Ohr besteht aus Ohrmuschel und äußerem Gehörgang und reicht bis zur lateralen Begrenzung des Trommelfelles. Zusammen mit dem Kopf hat es durch bestimmte akustische Eigenschaften eine passive Bedeutung beim Hörvorgang. Beispielsweise können durch das Oberflächenrelief verschiedene Resonanzen erzeugt werden. Diese akustischen Eigenschaften tragen zum räumlichen Hörvermögen bei. Sie führen aber auch zu einer Schallverstärkung, die bei Frequenzen zwischen 2 und 5 kHz am Trommelfell 10 dB im Vergleich zum freien Schallfeld erreichen kann.

Dadurch sind die akustischen Eigenschaften des äußeren Ohres mitverantwortlich für die Tatsache, daß sich lärmbedingte Hörverluste zuerst im 4-kHz-Bereich bemerkbar machen und später dort am deutlichsten ausgeprägt sind.

Das Mittelohr überträgt die Schallenergie vom äußeren Gehörgang auf die Kochlea (Abb. 1.1). Da hierbei der Schall vom Übertragungsmedium Luft zum Übertragungsmedium Flüssigkeit wechselt, ist eine wichtige Funktion des Mittelohres, die niedrige Impedanz der Luft der hohen Impedanz der flüssigkeitsgefüllten Kochlea anzupassen. Diese *Impedanzanpassung* wird durch drei Faktoren erreicht:

- Die Fläche des Trommelfelles ist etwa 20mal größer als die der Stapesfußplatte.
- Der lange Amboßfortsatz ist etwa um das 1,3fache kürzer als Hammergriff und Hammerhals.
- Ein dritter, deutlich weniger bedeutender Faktor ist die trichterförmige Oberfläche des Trommelfelles.

Zusammengenommen resultiert aus diesen Faktoren ein Druckgewinn von 25–30 dB. Da bei der Gehörknöchelchenkette der längere Hebelarm jeweils auf der Schalleingangsseite liegt, wird die Amplitude der Schallwellen verkleinert. Die daraus resultierende Verstärkung der Kraft dient der Anpassung der Impedanz von Luft und Flüssigkeit. Der Schallwellenwiderstand der Innenohrflüssigkeiten ist deutlich höher als der von Luft. Durch die besondere Bau- und Funktionsweise des Mittelohres kann ein Teil des höheren Schallwellenwiderstandes kompensiert werden. Trotz der sehr guten Übertragungseigenschaften des Mittelohres kommt es besonders bei Frequenzen oberhalb von 2 kHz zu einem starken Übertragungsverlust (Abb. 1.2).

Die Auswirkungen der akustischen Eigenschaften von Kopf, äußerem Ohr und Mittelohr sowie die hohe Impedanz der Kochlea haben eine große Bedeutung für die Hörfunktion. Durch diese Faktoren wird das Frequenzspektrum für das menschliche Gehör definiert. Beispielsweise sind

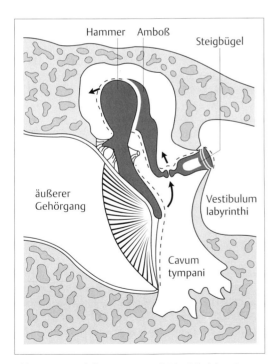

Abb. 1.1 Mittelohrraum mit Gehörknöchelchen in verschiedenen Funktionsstellungen (nach Rohen).

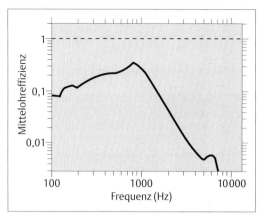

Abb. 1.2 Effizienz der Kraftübertragung im menschlichen Mittelohr. Der Energieverlust durch Absorption an Trommelfell und Gehörknöchelchen führt dazu, daß maximal 50 % der ursprünglichen Kraft auf die Kochlea übertragen werden. 0 = totaler Energieverlust, 1 = verlustfreie Energieübertragung.

Frequenzen über 20 kHz wegen der in diesem Bereichen ineffizienten Schallübertragungseigenschaften des Mittelohres auf die Kochlea nicht hörbar. Auch sehr niedrige Frequenzen unterhalb 100 Hz werden nur sehr schlecht auf die Kochlea übertragen.

Die *Gehörknöchelchenkette* wird durch kleine Bänder an den Wänden des Epitympanons aufgehängt. Die Massenverteilung der Knochensubstanz um die jeweiligen Schwerpunkte sind dabei derart, daß die Gelenkkette der Gehörknöchelchen nahezu schwerelos schwingen kann. Die Schwingungsfähigkeit der Gehörknöchelchenkette kann durch zwei quergestreifte Muskeln verändert werden. Es wird angenommen, daß diese Muskeln eine *Schallschutzfunktion bei hohen Lautstärken* für die Kochlea übernehmen:

- Der vom N. facialis (N. VII) innervierte *M. stapedius* liegt in einem Knochenkanal dicht unterhalb des Fazialiskanales und ist mit einer Sehne am Steigbügelköpfchen befestigt. Kontrahiert er, wird die Steigbügelfußplatte vor allem vorne etwas aus dem ovalen Fenster herausgezogen. Die Kontraktionen erfolgen bei Schallpegeln oberhalb 80 dB SPL. Sie erhöhen die Steifheit der Gehörknöchelchenkette und schwächen die Übertragung im Bereich unterhalb 2 kHz ab.

- Der *M. tensor tympani* wird vom N. trigeminus innerviert und verläuft parallel zur Tube. Er zieht entlang der medialen Paukenhöhlenwand. Seine Sehne biegt um den Processus cochleariformis herum und ist am Hammergriff befestigt. Der Muskel kann den Hammergriff einwärts bewegen und so eine Verstärkung von Trichterform und Spannung des Trommelfelles bewirken.

Die Mittelohrmuskeln sollen weitere Bedeutung haben für die Blutversorgung der Gehörknöchelchen, bei der Unterdrückung von Geräuschen, die beispielsweise durch Kaubewegungen entstehen und bei der Abschwächung von lauten, niederfrequenten Hintergrundgeräuschen. Weiterhin wird ihre Funktion im Zusammenhang mit dem Ausgleich unregelmäßiger Übertragungseigenschaften des Mittelohres gesehen.

Wichtig für die Funktion des Mittelohres ist auch eine gute Belüftung und Druckanpassung an die Außenwelt. Das *Trommelfell* schließt das Mittelohr zum äußeren Gehörgang hin ab und sorgt damit auch für eine Barriere gegenüber eindringenden Keimen oder Verunreinigungen. Weiterhin hält es ein Luftkissen aufrecht, das das Einblasen von Verunreinigungen aus dem Nasopharynx über die Tube erschwert. Da die Schleimhäute des Mittelohres die vorhandene Luft resorbieren und zur unbehinderten Funktion des Mittelohres einen Druckausgleich mit der Außenwelt erforderlich ist, hat die *Tuba auditiva* eine wichtige Rolle für die Funktion des Mittelohres. Sie zieht vom Hypotympanon schräg nach unten zum Epipharynx und besteht aus einem knöchernen und einem knorpeligen, membranösen Teil. Die seitliche untere Wand der knorpeligen Tube ist membranös verschlossen. Der *M. tensor veli palatini* kann durch Fasern, die an dieser Membran befestigt sind, die Membran vom Tubenknorpel abheben und damit das Tubenlumen erweitern.

Die Tubenöffnung erfolgt unwillkürlich beim Schluckakt. Hierdurch wird ein regelmäßiger Druckausgleich zwischen Außenwelt und Mittelohr erreicht. Durch den Flimmerschlag des respiratorischen Epithels in der Tube wird das Mittelohrsekret normalerweise in den Nasen-Rachen-Raum abtransportiert. Eine dritte Funktion der Tube ist der Schutz vor dem Übertreten von Sekretionen des Nasen-Rachen-Raumes ins Mittelohr und vor im Nasen-Rachen-Raum auch kurzfristig bestehendem Überdruck.

Kochlea

Die Kochlea ist Teil des Labyrinthorganes oder statoakustischen Organes. Hier liegen die Sinnesrezeptoren für das Hörorgan eingebettet in den Knochen des Felsenbeines. Die Kochlea des Menschen ist ein in den Knochen eingelassener, etwa 35 mm langer und 2½fach gewundener Gang, der durch die Basilarmembran und die Reissner-Membran in drei weitere Gänge unterteilt wird (Abb. 1.**3**). Die knöcherne Achse, um die sich der Schneckengang spiralförmig windet, ist der *Modiulus*, der die Fasern des Hörnervs sowie Gefäße enthält. Die drei membranös unterteilten, häutigen Schneckengänge werden als *Scala vestibuli*, *Scala media* und *Scala tympani* bezeichnet.

Die Scala vestibuli und die Scala tympani enthalten eine natriumreiche und kaliumarme Flüssigkeit, die Scala media eine kaliumreiche und natriumarme Flüssigkeit. An der Schneckenspitze (Helikotrema) kommunizieren Scala vestibuli und Scala tympani. Die Scala media ist ein geschlossener Blindsack. Sie wird nach oben durch die Reissner-Membran zur Scala vestibuli begrenzt, nach unten durch die Basilarmembran zur Scala tympani, sowie nach außen durch Stria vascularis und Knochen. Die Stria vascularis hat eine große Bedeutung für die Aufrechterhaltung der ionalen Zusammensetzung der Endolymphe und des endokochleären Potentiales.

Corti-Organ

Das eigentliche Hörorgan oder Corti-Organ mit seinen hochspezialisierten Zellen ist der Basilarmembran aufgelagert. Die Basilarmembran ist an der Schneckenspitze breiter als an der Schneckenbasis. Dadurch unterscheidet sich auch die Form des Corti-Organes an Schneckenspitze und Schneckenbasis. Die eigentlichen Rezeptorzellen sind die *Haarzellen*. Eine Kochlea enthält etwa 15 000 Haarzellen. Man differenziert innere (IHZ) und äußere Haarzellen (ÄHZ), die sich hinsichtlich Morphologie, Innervation und Funktion unterscheiden (Tabelle 1.**1**).

Das Corti-Organ gruppiert sich um den durch die inneren und äußeren Pfeilerzellen gebildeten Corti-Tunnel (Abb. 1.**4**). Darin, d.h. zum Modiulus hin, liegen die in die inneren Phalangenzellen eingebetteten *inneren Haarzellen*. Diese tragen an ihrem apikalen Ende eine mehr oder weniger gerade Reihe von Stereozilien. Die *äußeren Haarzellen* liegen in drei Reihen nebeneinander. Sie werden von Deiters-Zellen gestützt, jedoch nicht komplett von ihnen umgeben, wie die inneren Haarzellen durch die inneren Phalangenzellen. An ihrem apikalen Ende tragen die äußeren Haarzellen ebenfalls Stereozilien, die jedoch im Gegensatz zu den inneren Haarzellen v- oder w-förmig angeordnet sind.

Das Corti-Organ wird bedeckt durch eine sehr lockere Membran, die *Tektorialmembran*. Diese ist

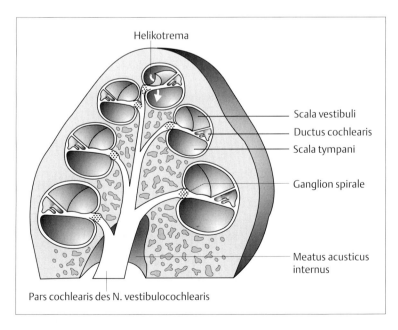

Abb. 1.**3** Schematischer Schnitt durch die Schnecke in der Längsachse des Modiolus (nach Rohen 1978).

Tabelle 1.1　Vergleich äußerer und innerer Haarzellen

	Äußere Haarzelle	Innere Haarzelle
Anzahl	ca. 12 000	ca. 3 500
Form	länglich, zylindrisch	birnen-, flaschenförmig
Stereozilien	6 bis 7 v- oder w-förmig angeordnete Reihen mit fester Verbindung der längsten Stereozilien zur Tektorialmembran	3 bis 4 gerade oder leicht gekrümmt nebeneinander angeordnete Reihen ohne feste Verbindung zur Tektorialmembran
Zellorganellen	entlang der Zellmembran	verteilt im gesamten Zytoplasma
Zellkern	basal	in Zellmitte
Submembranöses Zisternensystem	sehr stark ausgebildet	weniger stark ausgebildet
Glykogengehalt	hoch	niedrig
Verhältnis zu Stützzellen	direkter Kontakt nur basal und apikal	überall komplett umgeben
Afferente Innervation:		
Ganglienzelltyp	II	I
Verhältnis Rezeptoren : Ganglienzellen	15 : 1 bis 20 : 1	1 : 10
Efferente Innervation		
Herkunft	medialer oberer Olivenkomplex	lateraler oberer Olivenkomplex
Verlauf	v. a. gekreuztes olivokochleäres Bündel	v. a. ungekreuztes olivokochleäres Bündel
Ziel	laterobasale ÄHZ-Membran	afferente IHZ-Dendriten
Motorische Eigenschaften	Fähigkeit zu langsamen und schnellen aktiven Bewegungen	nicht bekannt
Funktion		
physiologisch	aktive Schallvorverarbeitung („cochlear amplifier")	Wandlung des vorverarbeiteten Schallsignales und Weitergabe an ZNS
physikalisch	bidirektionaler Wandler	unidirektionaler Wandler

nur an ihrer Innenseite am Limbus befestigt. Die längeren Stereozilien der äußeren Haarzellen sind relativ fest mit der Unterfläche der Tektorialmembran verbunden. Die Stereozilien der inneren Haarzellen berühren die Unterfläche der Tektorialmembran in der Region des Hensen-Streifens, ohne fest mit ihr verbunden zu sein.

Hauptaufgabe des Corti-Organes ist die Umwandlung der über die Stapesfußplatte an die Perilymphe weitergeleiteten mechanisch-akustischen Energie in bioelektrische Signale, die an das zentrale Nervensystem weitergeleitet werden können. Die in die Perilymphe weitergeleitete Schallwelle führt zu einer wanderwellenartigen Bewegung der Basilarmembran, deren Maximum frequenzabhängig ist: Hohe Frequenzen zeigen ein Bewegungsmaximum in den unteren Schneckenwindungen, tiefere Frequenzen in den oberen Schneckenwindungen. Wanderwellen nach hochfrequenten Tönen erreichen nicht die apikalen Schneckenwindungen, jedoch durchlaufen Wanderwellen auf niedrigfrequente Reize die ganze Kochlea.

Die Bewegung der Basilarmembran zieht eine Verschiebung der Haarzellen gegen die Tektorialmembran nach sich, die wiederum zu einer Auslenkung der Stereozilien führt. Die Deflektion führt zu einer Öffnung von Kaliumkanälen in der apikalen Zellmembran, wodurch es zur Depolarisation der Zelle kommt. Die Depolarisation löst einerseits die Freisetzung eines Transmitters an der afferenten Synapse der Haarzelle aus, zum anderen werden durch die Depolarisation bereits die zur Repolarisation und damit zur Wiedererregbarkeit führenden ionalen Bewegungen (Kaliumausstrom an der lateralen Zellmembran) ausge-

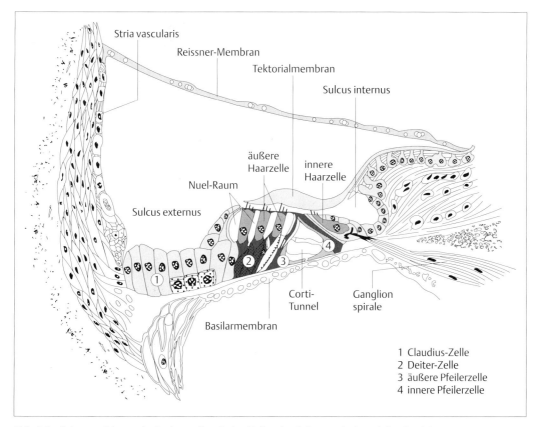

Abb. 1.4 Schemazeichnung der Scala media mit den Zellen der Stria vascularis und des Corti-Organes.

löst. Nach den derzeitigen Vorstellungen kommen dabei den beiden Haarzelltypen unterschiedlichen Rollen zu:

- Die *inneren Haarzellen* sind die *eigentlichen Rezeptorzellen.*
- Die *äußeren Haarzellen* haben eine wichtige Aufgabe bei der aktiven *Schallvorverarbeitung im Innenohr*: Durch schnelle Bewegungen in der Frequenz des eingehenden Reizes führen die äußeren Haarzellen zu einer aktiven Verstärkung der Wanderwelle im Bereich des Frequenzmaximums, was eine Steigerung der Empfindlichkeit und der Frequenzselektivität nach sich zieht. Langsame Bewegungen der äußeren Haarzellen führen zu einer Veränderung der Stellung von Stereozilien und Basilarmembran oder zu einer veränderten Schwingungsfähigkeit der Basilarmembran bei hohen Schalldruckpegeln. Dadurch tragen die äußeren Haarzellen aktiv zu einer verbesserten Sprachdiskrimination, eventuell auch zu einer Schallprotektion der Kochlea bei. Nebenprodukt dieser aktiven Schallverarbeitung in der Kochlea sind die otoakustischen Emissionen (OAE), die höchstwahrscheinlich auf die Aktivitäten der äußeren Haarzellen zurückzuführen sind (siehe S. 57f).

Innervation und Gefäßversorgung

Der unterschiedlichen Funktion von äußeren und inneren Haarzellen trägt auch deren *Innervation* Rechnung. Das Spiralganglion enthält etwa 50 000 Neuronen. Deren Axone ziehen zu den Kochleariskernen, und deren Dendriten durchdringen die knöcherne Lamina spiralis und stehen mit den Haarzellen in Kontakt. 90–95% dieser Zellen (Typ I) stehen über die Dendriten direkt mit inneren Haarzellen in Verbindung. Jede innere Haarzelle hat Kontakt zu etwa 15–20 Typ-I-Zellen des Gan-

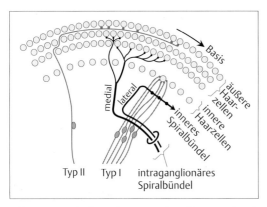

Abb. 1.5a Aufteilung der Fasern der afferenten (grau) und efferenten (schwarz) Innervation des Corti-Organes (nach Schuknecht 1993).

glion spirale. Nur 5–10% der Neuronen des Ganglion spirale innervieren die äußeren Haarzellen (Typ II). Zehn äußere Haarzellen sind jeweils mit einer Zelle des Typs II verbunden. Neben der afferenten Innervation ziehen auch *efferente Nervenfasern* zur Kochlea: vom oberen Olivenkomplex einmal als gekreuztes, mediales olivokochleäres Bündel direkt zur basolateralen Zellmembran der äußeren Haarzellen und einmal als ungekreuztes, laterales olivokochleäres Bündel zu den afferenten Nervenendigungen unterhalb der inneren Haarzellen (Abb. 1.5a, b).

Als Übertragerstoffe von der äußeren Haarzelle zum afferenten Dendriten der Typ-I-Ganglienzelle wird Glutamat diskutiert. Transmitter des efferenten Systems auf die äußere Haarzelle ist höchstwahrscheinlich Azetylcholin und Gamma-aminobuttersäure (GABA).

Die *arterielle Versorgung des Innenohres* wird durch die A. labyrinthi gesichert, die entweder als Ast der A. basilaris oder häufiger als Ast der A. cerebelli inferior anterior zusammen mit dem VII. und VIII. Hirnnerv durch den inneren Gehörgang zum Labyrinth gelangt. Sie teilt sich auf in die A. cochlearis communis und die A. vestibularis anterior. Beim Menschen teilt sich die A. cochlearis communis wiederum in die nach apikal ziehende A. spiralis modioli und die A. vestibulocochlearis, die die untere Basalwindung versorgt. Die A. spiralis modioli gibt in ihrem Verlauf im Modiolus mehrere Äste ab. Ihre tertiären Äste sind die Arterioles radiatae, externae und internae. Sie erreichen über die Scala vestibuli und die Lamina spiralis ossea ihre Kapillargebiete.

Der *venöse Abfluß* erfolgt über die Scala tympani. Die Vv. spiralis anterior und posterior bilden die V. modioli communis. Diese bildet zusammen mit der V. vestibulocochlearis, die auch die Vv. vestibularis posterior und anterior aufnimmt, die V. aquaeductus cochleae. Die V. aquaeductus cochleae verläuft durch den Kotugno-Kanal nahe dem Aquaeductus cochleae und entleert sich in den Sinus petrosus inferior.

Zusammen mit den Arterien erreichen vegetative sympathische Nervenfasern mit adrenergen Nervenendigungen die Gefäße des Modiolus.

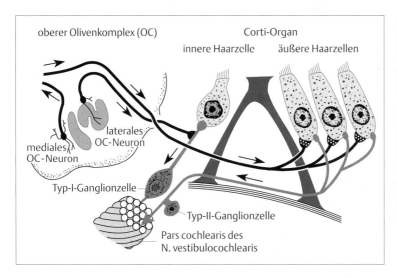

Abb. 1.5b Afferente (grau) und efferente (schwarz) Innervation des Corti-Organes. Innere Haarzellen werden durch Typ-I-Ganglienzellen, äußere Haarzellen durch Typ-II-Ganglienzellen innerviert. Die gekreuzten (medialen olivokochleären) Fasern innervieren die äußeren Haarzellen direkt. Die ungekreuzten (lateralen) enden an den afferenten Dendriten der Typ-I-Ganglienzellen unterhalb der inneren Haarzellen. (Nach Schuknecht 1993.)

Hörbahn

Die Ganglienzellen des Ganglion spirale senden ihren peripheren Fortsatz, den Dendriten, zu den Haarzellen des Corti-Organes. Der zentrale Fortsatz, das Axon, läuft mit der Pars cochlearis des VIII. Hirnnervs (N. statoacusticus oder vestibulocochlearis) durch den inneren Gehörgang zum Kleinhirnbrückenwinkel. Der N. facialis mit dem N. intermedius und dem N. vestibularis superior verläuft im oberen Anteil des inneren Gehörganges, während der N. vestibularis inferior und der N. cochlearis dessen unteren Teil durchziehen. Im inneren Gehörgang treten die Fasern des olivokochleären Bündels vom N. saccularis in der Oort-Anastomose in den N. cochlearis über.

Die Axone der bipolaren Ganglienzellen des Ganglion spirale enden im Rombenzephalon am Nucleus cochlearis dorsalis oder ventralis. Ein vereinfachtes Schema der aufsteigenden Hörbahn ist in Abb. 1.6 dargestellt. Die genannten Zentren sind noch durch gegenläufige (efferente) Bahnverbindungen miteinander verschaltet. Dadurch entstehen Rückkopplungskreise innerhalb der verschiedenen Ebenen der Hörbahn. Das efferente System des Tractus olivocochlearis wurde bereits erwähnt (Abschnitt Kochlea).

1.1.2 Vestibuläres System

Das vestibuläre System ist zuständig für komplizierte Tonus- und Gleichgewichtsregulationen, die bei hochentwickelten Lebewesen durch die vielfachen und freizügigen Bewegungsmöglichkeiten im Raum erforderlich werden. Dabei leitet das Gleichgewichtsorgan dem Rautenhirn wichtige Informationen zu. Informationen zur Situation des peripheren Bewegungsapparates (Spannungszustand der Muskel- und Sehnenspindeln) erhält das Rautenhirn über die Kleinhirnseitenstrangbahnen.

Nach der Verarbeitung werden die Antworten zur Gegenregulation der Muskulatur über verschiedene efferente Bahnen auf die Motoneuronensysteme geleitet. Das vestibuläre System mit seinen Schaltzentren im Rautenhirn ist im wesentlichen ein motorischer Koordinationsapparat, der den medullären Elementarapparat der Eigen- und Fremdreflexe überbaut und die aus anderen Sinnesorganen (Labyrinth, Auge) stammenden Zusatzinformationen integriert.

Peripher-vestibuläres Organ

Das peripher-vestibuläre Organ ist Teil des Labyrinthes. Ebenso wie die Kochlea besteht es aus einem Endolymph- und einem Perilymphraum, wobei der Perilymphraum den schlauchförmigen Endolymphraum umgibt. Der Endolymphraum steht über den Ductus endolymphaticus mit dem Saccus endolymphaticus in Verbindung, der zwischen periostalem und meningealem Blatt der Dura an der Rückseite der Felsenbeinpyramide zur hinteren Schädelgrube hin liegt. Die Perilymphe steht über den Ductus perilymphaticus in einer offenen Verbindung mit dem Subarachnoidalraum.

Der vestibuläre Anteil des Labyrinthorganes gliedert sich in drei Bogengänge (Ductus semicircularis lateralis, anterior und posterior), die in den Raumebenen aufeinander senkrecht stehen, sowie in Utrikulus und Sakkulus. Die eigentlichen vestibulären Rezeptorfelder liegen in kolbenför-

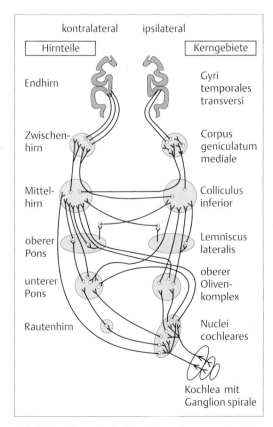

Abb. 1.6 Schematische Darstellung der afferenten Hörbahn des rechten Ohres.

migen Erweiterungen der Bogengänge, den Bogengangampullen sowie in der Macula utriculi und der Macula sacculi:

- Die Rezeptoren der Bogengänge sind empfindlich für Drehbewegungen.
- Die Rezeptoren der Macula utriculi und sacculi, die auch als Otolithenorgane bezeichnet werden, detektieren lineare Bewegungen und bewegungsbedingte Veränderungen der Einwirkung der Erdanziehungskraft.

Jeder der drei Bogengänge ist sensibel für Drehbewegungen in nur einer Ebene. Durch die Stellung der Bogengänge können Drehbewegungen in jeder Ebene wahrgenommen werden, da die Bogengangampullen eines oder mehrerer Bogengänge stimuliert werden. Durch die paarige Anordnung des Vestibularorganes entsprechen sich jeweils zwei Bogengänge. In der Horizontalebene sind dies die beiden lateralen Bogengänge. Diese stehen bei aufrechter Körperhaltung jedoch nicht ganz in der horizontalen Ebene, sondern sind von dieser um etwa 30° nach oben verkippt. Bei den vertikalen Bogengängen stehen der linke hintere und der rechte vordere sowie der linke vordere und der rechte hintere Bogengang jeweils in sich entsprechenden Raumebenen (Abb. 1.7).

Die Ampullen enthalten eine leistenartige Epithelerhebung, die aus Bindegewebe, Nervenfasern, Blutgefäßen, Stützzellen und Sinneszellen (Haarzellen Typ I und Typ II) besteht. Diese *Crista ampullaris* steht quer zur Verlaufsrichtung des Bogenganges. Die vestibulären Haarzellen tragen Stereozilien und Kinozilien. Über den Haarzellen liegt eine gelatinöse Masse, die Kupula, in die die Zilien hineinragen. Nach oben verschließt die Kupula den häutigen Bogengang flüssigkeitsdicht.

In einem schmalen subkupulären Spalt über den Haarzellen ist eine Bewegung der Kupula möglich. Dadurch kann es bei Flüssigkeitsbewegung zu einer Verschiebung der Kupula gegenüber den Haarzellen mit einer nachfolgenden Auslenkung der in die Kupula hineinragenden Stereozilien kommen. Dabei führen jeweils in Richtung des Kinoziliums der Zellen schlagende Bewegungen zu einer Depolarisation und damit Stimulation und dadurch zur Erhöhung der den vestibulären Haarzellen eigenen Ruheaktivität. Bei Auslenkung der Stereozilien weg vom Kinozilium führt dies zu einer Hyperpolarisation und damit zu einer Inhibition und Verringerung der Ruheaktivität.

Die Tatsache, daß in den jeweils korrespondierenden Bogengängen die Kinozilien der Zellen immer voneinander abgewandt sind, führt schließlich dazu, daß bei einer bestimmten Bewegung in der einen Bogengangampulle eine Erhöhung der Ruheaktivität resultiert und in der anderen korrespondierenden Bogengangsampulle eine Erniedrigung der Ruheaktivität.

Auch die Makulae in Utrikulus und Sakkulus bestehen aus Bindegewebe, Blutgefäßen, Nervenfasern und dem darüberliegenden Neuroepithel mit Stützzellen und Haarzellen. Die *Macula utriculi* steht in der Horizontalebene, die *Macula sacculi* in der Vertikalebene. Die Zilien der Haarzellen reichen ebenfalls in eine gelatinöse Membran, die Otolithenmembran. Diese enthält in ihrer Oberseite eingebettet die Otolithen- oder Otokonien.

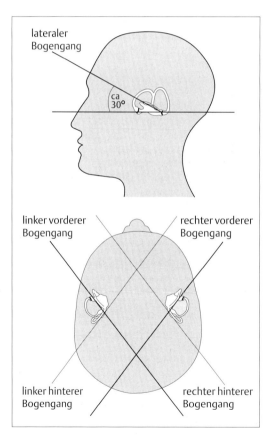

Abb. 1.7 Orientierung der Bogengänge relativ zu den Raumebenen. Durch die abgebildete Orientierung liegen die beiden lateralen Bogengänge – linker vorderer und rechter hinterer einerseits sowie linker hinterer und rechter vorderer Bogengang andererseits – jeweils in derselben Raumebene (nach Barber u. Stockwell 1976).

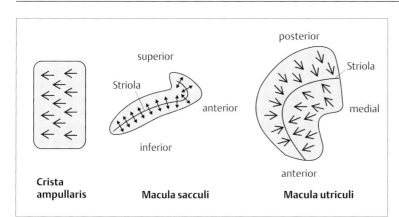

Abb. 1.8 Schematische Darstellung der Ausrichtung der Kinozilien von Haarzellen der Crista ampullaris, der Macula sacculi und der Macula utriculi.

Dabei handelt es sich um 0,5–30 µm große Kalziumkarbonatkristalle.

Die Kinozilien an den Haarzellen der Makulae sind wie in der Cristae ampullares nach bestimmten Gesichtspunkten ausgerichtet, jedoch ist das Muster der Ausrichtung komplizierter als bei den Cristae. Die Striola unterteilt die beiden Makulae in eine äußere und eine innere Fläche mit unterschiedlicher Ausrichtung. In der Macula utriculi sind die Kinozilien zur Striola hin ausgerichtet, während sie in der Macula sacculi von der Striola weggerichtet sind. Da es sich bei beiden Makulae aber um gebogene flächenhafte Rezeptorfelder handelt, sind die Striolae gebogene Linien, so daß ein kompliziertes Muster der Ausrichtung entsteht und bei einer Kopfbewegung Haarzellen in verschiedenen Regionen eines Otolithenorganes inhibiert oder stimuliert werden können. Dies führt zu einer Kodierung des Stimulus bereits durch die Ortsverteilung des Stimulusmusters der Haarzellen in der Makula (Abb. 1.8). Die Otolithenorgane sprechen auf Linearbeschleunigungen sowie auf veränderte Einwirkungskraft der Erdanziehung an.

Von den Haarzellen der vestibulären Endorgane wird die Information über die bipolaren Ganglienzellen des Ganglion vestibulare, das in der Tiefe des inneren Gehörganges liegt, weitergegeben an die Vestibulariskerne des Hirnstammes.

Vestibuläre Bahnen

Die vestibulären Bahnen verlaufen in der Pars vestibularis des N. vestibulocochlearis zu den am Boden der Rautengrube gelegenen Vestibulariskernen. Dabei werden Fasern an alle Teile der Vestibularkerne abgegeben. Im dorsolateralen und inferioren Vestibulariskern konnten Zellen identifiziert werden, deren Aktivität hauptsächlich an die Otolithenorgane gebunden scheint, während Zellen, deren Aktivität in Zusammenhang mit der Funktion der Bogengänge steht, im oberen, medialen und ventrolateralen Kerngebiet nachgewiesen wurden. Allerdings ist die Aktivität einzelner Zellen in den Vestibulariskernen nicht streng an ein Endorgan gebunden.

Die Vestibulariskerne erhalten aber nicht nur Informationen aus den ipsilateralen vestibulären Endorganen, sondern auch von den kontralateralen Vestibulariskernen, vom Kleinhirn und vom Rückenmark. Hier spielen vor allem die Afferenzen zu den medialen und ventrolateralen Vestibulariskernen aus dem zervikalen Bereich eine wichtige Rolle, da sie wieder eine Bahnverbindung zu den motorischen Kernen der extraokulären Muskeln herstellen. Diese Bahnverbindungen sind wahrscheinlich für den *zervikookulären Reflex* von Bedeutung. Weitere wichtige Afferenzen erhalten die Vestibulariskerne direkt aus den visuellen Kerngebieten des Mittelhirns oder indirekt über die untere Olive und das Kleinhirn.

Diese Regionen stehen darüber hinaus über efferente Fasersysteme aus den Vestibulariskernen miteinander in Verbindung. Weitere efferente Verbindungen der Vestibulariskerne erreichen über den Thalamus auch den zerebralen Kortex. Besonders wichtig sind hier die Bahnsysteme vom medialen, oberen und ventrolateralen Vestibulariskerngebiet zu den Hirnstammkernen, die die Augenbewegungen kontrollieren. Über diese Bahnverbindungen läuft der *vestibulookuläre Reflex* (VOR), dessen Funktion die Blickstabilisierung während Kopfbewegungen ist.

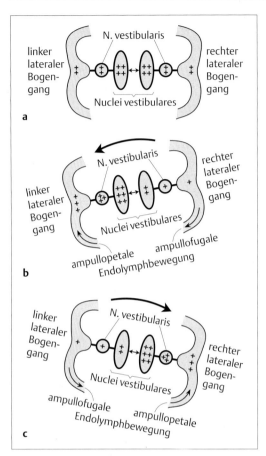

Abb. 1.9 Schematische Darstellung der Ruheaktivität der Cristae ampullares der lateralen Bogengänge, der Nn. vestibulares und der Nuclei vestibulares bei gerader Kopfstellung (a) und ihre Veränderung bei Kopfdrehung nach links (b) bzw. rechts (c).

Der VOR wird gesteuert durch die „Kooperation" der beidseitigen vestibulären Kernkomplexe. Dabei führen Kopfbewegungen jeweils zur Stimulation des einen und zur Inhibition des anderen Kernkomplexes. Dies wird ermöglicht durch die Verschiebung der Ruheaktivität der vestibulären Afferenzen aus dem peripher-vestibulären Organ. Eine Kopfbewegung nach links führt z. B. zu einer Erhöhung der Ruheaktivität und damit zur Stimulation in den Fasern des linken Vestibularisnervs, während die Fasern des rechten Vestibularisnervs ihre Ruheaktivität vermindern und damit zu einer Inhibition der Aktivität des rechten Vestibulariskerngebietes führen. Eine Links-rechts-Asymmetrie in der Aktivität der Vestibulariskerngebiete wird durch das zentrale Nervensystem als Kopfbewegung interpretiert, auch wenn es sich um die Auswirkung eines pathologischen Prozesses im peripher-vestibulären Organ, im VIII. Hirnnerv, im Kerngebiet selbst oder in anderen, mit diesen in Verbindung stehenden Kerngebieten handelt (Abb. 1.9).

Die Bedeutung der Bahnverbindung zwischen *autonomem Nervensystem* und vestibulärem System ist nicht hinreichend geklärt. Über diese Verbindungen kommt es zu den Begleitsymptomen, die häufig mit Schwindelbeschwerden einhergehen wie Herzklopfen, forcierte Atmung, Schweißausbruch, Übelkeit und Brechreiz.

1.2 Übrige Hirnnerven

Die Durchtrittsstellen von Nerven und Gefäßen durch die Schädelbasis sind in Tabelle 1.2 aufgelistet.

Fila olfactoria (N. I)

Die zum Telenzephalon gehörenden Fasern des Riechnervs stellen im eigentlichen Sinne keinen Hirnnerv dar, sondern müssen als Teile des Großhirns betrachtet werden. Sie ziehen vom Bulbus olfactorius ausgehend durch die Lamina cribrosa zur Regio olfactoria, die an der oberen Muschel unterhalb der Lamina cribrosa und am gegenüberliegenden Bereich des Septums liegt. Die *Riechrezeptoren* entwickeln sich im Gegensatz zu den übrigen Rezeptoren, die erst sekundär Kontakt mit dem Nervensystem gewinnen, aus embryonalen Nervenzellen. Die umstrukturierten Dendriten stellen den rezeptorischen Anteil der Riechbahn dar. Die Axone vereinigen sich unterhalb des Epithels zu den Fila olfactoria, die nach Durchtritt durch die Schädelbasis Anschluß an den Bulbus olfactorius gewinnen. Die von hier ausgehenden 2. Neuronen der Riechbahn bilden den Tractus ol-

Tabelle 1.2 Durchtrittsstellen von Nerven und Gefäßen durch die Schädelbasis

Durchtrittsöffnung	Durchtretende Struktur(en)
Lamina cribrosa	Fila olfactoria (N. I) A., V. und N. ethmoidalis anterior
Canalis opticus	N. opticus A. ophthalmica
Fissura orbitalis superior	N. oculomotorius (N. III), N. trochlearis (N. IV), N. abducens (N. VI), N. ophthalmicus (N. V_1) V. ophthalmica superior
Foramen rotundum	N. maxillaris (N. V_2)
Foramen ovale	N. mandibularis (N. V_3) A. meningea accessoria, Plexus venosus foraminis ovalis
Foramen spinosum	A. meningea media R. meningeus (des N. V_3)
Canalis caroticus	A. carotis interna
Foramen lacerum	N. petrosus major (zum Ganglion pterygopalatinum), N. petrosus minor (zum Ganglion oticum)
Meatus acusticus internus	N. facialis (N. VII) (mit N. intermedius), N. vestibulocochlearis (N. VIII) A. und V. labyrinthi
Apertura aquaeductus	Aquaeductus vestibuli
Foramen jugulare	N. glossopharyngeus (N. IX), N. vagus (N. X), N. accessorius (N. XI) V. jugularis interna, A. meningea posterior
Canalis hypoglossi	N. hypoglossus (N. XII)
Foramen magnum	Medulla oblongata, aufsteigender Teil des N. accessorius (N. XI), N. cervicalis I Aa. vertebralis, Aa. spinalis anterior u. posterior, Plexus venosus vertebralis

factorius, dessen Neuronen über die Striae olfactoria medialis und lateralis sowie die Substantia perforata an die weitere Riechbahn anschließen.

Nervus opticus (N. II)

Da die Netzhaut ein vorgeschobener, ausgestülpter Teil der Zwischenhirnwand ist, kann auch der N. opticus im eigentlichen Sinne nicht als Hirnnerv angesehen werden. Vielmehr ist er als Hirnbahn zu betrachten. Die durch ihn ziehenden Neuriten entstammen den multipolaren Optikusganglienzellen der Retina (3. Neuron der Sehbahn) und ziehen über den Sehnerv bis zum Corpus geniculatum laterale, wo sie auf das 4. Neuron der Sehbahn umgeschaltet werden.

Nach Durchtritt durch den Skleralkanal sind die Sehnervenfasern myelinisiert. In der hinteren Orbita verläuft der Sehnerv etwas geschwungen und ist locker in Fettgewebe eingebettet. Von Hirnhäuten und den entsprechenden Flüssigkeitsräumen umgeben, zieht er zusammen mit der A. ophthalmica durch den Canalis opticus und bildet mit dem kontralateralen N. opticus das Chiasma nervi optici. In diesen Chiasma kreuzen die von den medialen Netzhauthälften stammenden Nervenfasern auf die Gegenseite. Die von den lateralen Netzhauthälften kommenden Fasern kreuzen dagegen nicht. Die gekreuzten und ungekreuzten Nervenfasern bilden hinter dem Chiasma den Tractus opticus, der im Corpus geniculatum laterale endet.

Der Canalis opticus liegt eigentlich im kleinen Keilbeinflügel. Er hat enge nachbarschaftliche Beziehung zur Keilbeinhöhle. Durch die Ausbildung von Cellulae ethmoidales posteriores und postremae sowie Onodi-Zellen verläuft der Optikuskanal in etwa 25 % auch in enger Nachbarschaft zum hinteren Siebbein oder durch dieses hindurch.

Nervus oculomotorius (N. III)

Der N. oculomotorius gehört zu den in der Hauptsache somatomotorischen Hirnnerven. Er innerviert alle äußeren Augenmuskeln bis auf den M. obliquus superior und den M. rectus lateralis.

Die ihm angegliederten parasympathischen Fasern innervieren nach Umschaltung im Ganglion ciliare den M. sphincter pupillae und den M. ciliaris. Der N. oculomotorius tritt ventral vor der Brücke aus dem Hirnstamm und zieht über das Dach des Sinus cavernosus dicht an der lateralen Kante des Dorsum sellae vorbei zur Fissura orbitalis superior und in die Orbita.

Der M. dilatator pupillae, der M. ciliaris superior und der Müller-Muskel werden sympathisch von Fasern innerviert, die über das Ganglion cervicale superius und den Plexus caroticus zunächst zum Ganglion ciliare gelangen und von dort zu den genannten Muskeln ziehen.

Nervus trochlearis (N. IV)

Das Kerngebiet des N. trochlearis liegt wie das der übrigen motorischen Hirnnerven mehr medial. Der Nerv verläßt den Hirnstamm aber nicht ventral, sondern dorsal hinter der Vierhügelplatte. Er zieht dann um die Hirnschenkel herum lateral des N. trochlearis durch die Fissura orbitalis superior in die Orbita. Er enthält rein somatomotorische Fasern für den M. obliquus bulbi superior.

Nervus trigeminus (N. V)

Der N. trigeminus ist hauptsächlich ein somatosensibler Nerv für den Kopf. Er enthält aber auch wichtige motorische Fasern für die Kaumuskulatur. Sein sensibles Innervationsgebiet umfaßt das Gesicht, die Schleimhaut des Mundes, der Nase und Nasennebenhöhlen, die Zähne des Unterkiefers und des Oberkiefers, die vorderen Anteile der Ohrmuschel, des Gehörganges und des Trommelfelles. Mit rückläufigen Ästen innerviert der N. trigeminus auch Teile der Dura.

Der Trigeminusnerv tritt seitlich an der Pons aus dem Hirnstamm aus und bildet an der Pyramidenvorderfläche das *Ganglion Gasseri*, das den Spinalganglien im Rückenmarkbereich vergleichbar ist. Es gehört zu den sensiblen Teilen des Nervs, die motorischen Fasern laufen entlang der Unterseite des Ganglions. Nach dem Ganglion Gasseri teilt sich der Nerv in seine großen Äste, den N. ophthalmicus, den N. maxillaris und den N. mandibularis, auf. Jeder dieser Äste teilt sich wiederum in einen Ramus externus zur Haut, einen Ramus internus zur Schleimhaut, einen Ramus intermedius zu den Erfolgsorganen sowie ein Ramus spinalis zur Dura.

Jedem der drei Hauptäste kann ein vegetatives Ganglion zugeordnet werden, in dem parasympathische Fasern umgeschaltet werden: dem N. ophthalmicus das Ganglion ciliare, dem N. maxillaris das Ganglion pterygopalatinum und dem N. mandibularis das Ganglion oticum sowie das Ganglion submandibulare. Die motorische Portion des N. trigeminus ist dem N. mandibularis zugeordnet. Die weitere Aufteilung sowie die Innervationsgebiete der Äste des N. trigeminus können Tabelle 1.**3** entnommen werden.

Nervus abducens (N. VI)

Der N. abducens ist ein rein somatomotorischer Hirnnerv, der nur den M. rectus lateralis innerviert. Er tritt unterhalb der Brücke ventral aus dem Hirnstamm aus. Nach Verlassen der Dura am Klivus verläuft er über die Pyramidenspitze unterhalb des Sinus petrosus superior und lateral der A. carotis interna im Sinus cavernosus und schließlich durch die Fissura orbitalis superior in die Orbita.

Nervus facialis (N. VII)

Der N. facialis versorgt motorisch vor allem die mimische Muskulatur. Zusätzlich führt er parasympathische Nervenfasern zur Innervation der Nasen- und Gaumendrüsen sowie der Glandulae sublingualis, submandibularis und lacrimalis. Weiterhin verlaufen im N. facialis Geschmacksfasern aus den vorderen zwei Dritteln der Zunge. Die parasympathischen Fasern und die Geschmacksfasern bilden häufig ein eigenes Nervenbündel neben dem N. facialis (N. intermedius).

Der VII. Hirnnerv tritt zusammen mit dem VIII. Hirnnerv aus dem Hirnstamm aus und zieht zum Meatus acustis internus, wo er vorne oben verläuft. Er zieht dann ein kurzes Stück oberhalb des Labyrinthes und bildet das Ganglion geniculi. Hier ändert er seine Verlaufsrichtung nach hinten und läuft oberhalb der ovalen Nische in Richtung Mastoid. Hinter der ovalen Nische in der Nähe des lateralen Bogenganges ändert er seine Verlaufsrichtung um 90° und zieht durch einen knöchernen Kanal im Mastoid zum Foramen stylomastoideum. Er erreicht dann die Glandula parotis und teilt sich dort nach einem variablen Muster in seine Endäste zur mimischen Muskulatur (Rr. temporalis, Rr. zygomatici, Rr. buccales, R. marginalis mandibulae und R. colli).

Vor dem Eintritt in die Glandula parotis spaltet sich noch der N. auricularis posterior zur mimischen Muskulatur des äußeren Ohres und der Ok-

Tabelle 1.3   Äste des N. trigeminus und deren Innervationsgebiete (in Klammern)

Hauptäste	V₁ = N. ophthalmicus	V₂ = N. maxillaris	V₃ = N. mandibularis
Austritt aus der Schädelbasis	Fissura orbitalis sup.	Foramen rotundum	Foramen ovale
R. externus	N. frontalis – N. supraorbitalis – N. supratrochlearis (Stirnhaut, Nase, Oberlid)	N. zygomaticus – N. zygomaticofacialis – N. zygomaticotemporalis (Haut, Wange, Schläfe)	N. auriculotemporalis (Haut der Schläfe, äußerer Gehörgang, Trommelfell, Kiefergelenk, Ohrmuschel, Parotis) motorisch: N. massetericus (M. masseter) Nn. temporales profundi (M. temporalis) N. pterygoideus medialis (M. pterygoideus medialis, M. tensor veli palatinae, M. tensor tympani) N. pterygoideus lateralis (M. pterygoideus lateralis) N. buccalis = sensibler Ast zu Wange und Gingiva
R. intermedius	N. nasociliaris – N. ethmoidalis post. – N. ethmoidalis ant. – N. infratrochlearis – Nn. ciliares (Siebbein, Keilbein, Nasenhaupthöhle, Nasenspitze)	N. infraorbitalis – Rr. alveolares (Wange, Unterlid, Oberlippe, Nasenflügel, Oberkieferzähne)	N. alveolaris inf. – N. mentalis (Unterkieferzähne, Kinn, Unterlippe) motorisch: N. mylohyoideus (M. mylohyoideus, Venter anterior m. digastrici)
R. internus	N. lacrimalis (Tränendrüse, Haut u. Schleimhaut des Oberlides)	Nn. pterygopalatini – Nn. palatini major und minor – N. nasopalatinus Rr. nasales (harter u. weicher Gaumen, vordere Schneidezähne, laterale Nasenhöhle)	N. lingualis – nimmt Chorda tympani auf (Schleimhaut, Mundboden, vordere ²/₃ der Zunge)
R. spinalis	R. tentorius (Dura der hinteren Schädelgrube, Tentorium)	R. meningeus medius (Dura der vorderen Schädelgrube)	R. menigeus recurrens (Dura der mittleren Schädelgrube)

zipitalregion ab. Weiterhin ziehen motorische Äste zum M. stylohoideus und zum hinteren Bauch des M. digastricus. Auch der M. stapedius des Mittelohres wird vom N. facialis innerviert. Die über den N. intermedius dem N. facialis zugeführten parasympathischen Fasern ziehen mit dem Gesichtsnerv bis zum Ganglion geniculi oder bis kurz vor den Austritt des Nervs am Foramen stylomastoideum. Am Ganglion geniculi zweigt der N. petrosus major ab. Er zieht an der Oberfläche des Felsenbeines nach vorne durch den Canalis pterygoideus zum Ganglion pterygopalatinum. Von hier aus ziehen parasympathische Fasern zur Schleimhaut der hinteren Nasenhöhle sowie zu hartem und weichem Gaumen. Über die Nn. zygomaticus und lacrimalis wird die Tränenanastomose zur sekretorischen Innervation der Tränendrüse gebildet.

Die zweite Gruppe von parasympathischen Fasern biegt als Chorda tympani vor dem Austritt des N. facialis aus dem Foramen stylomastoideum ab und verläuft rückläufig durch das Mastoid und dann zwischen Hammer und Amboß zur Fissura petrotympanica. Sie vereinigt sich mit dem N. lingualis, um ihn zur Bildung des Ganglion submandibulare wieder zu verlassen. Hier werden die parasympathischen Nervenfasern für die Glandulae submandibularis und sublingualis sowie die vorderen zwei Drittel der Zunge umgeschaltet.

Die ebenfalls aus den vorderen zwei Dritteln der Zunge stammenden sensorischen Fasern des Geschmackssinnes ziehen mit der Chorda tympani zum Ganglion geniculi, wo die Zellkörper der Geschmacksfasern liegen. Die zentralen Fortsätze dieser Zellen ziehen dann weiter mit dem N. intermedius bzw. dem N. facialis zu den Geschmackskernen der Medulla oblongata.

Nervus glossopharyngeus (N. IX)

Der N. glossopharyngeus gehört zusammen mit dem N. vagus (X) und dem N. accessorius (XI) zur Vagusgruppe. Er ist ein gemischter Kiemenbogennerv mit motorischen, parasympathischen, sensiblen und sensorischen (gustatorischen) Fasern.

Er verläßt die Schädelbasis durch das Foramen jugulare und teilt sich nach kurzem Verlauf in verschiedene Äste auf. Seine motorischen Fasern entstammen wie die motorischen Fasern des N. vagus dem Nucleus ambiguus und innervieren die obere Pharynxmuskulatur einschließlich des M. constrictor pharyngeus und des M. stylopharyngeus. Dabei bilden die Nervenfasern zusammen mit den motorischen Nervenfasern des N. vagus einen Plexus. Weiterhin wird die Muskulatur des weichen Gaumens motorisch versorgt.

Die sensorischen Fasern für die Geschmacksempfindungen des hinteren Zungendrittels bilden hauptsächlich die Rr. linguales. Kleinere Äste mit sensiblen und parasympathischen Anteilen ziehen zum Pharynx und zur Tonsillenregion. Der R. sinus carotici enthält afferente Fasern der Blutdruckrezeptoren des Glomus caroticum. Der N. tympanicus weist sensible Fasern für die Paukenschleimhaut und die Tube auf. Er enthält auch die parasympathischen Fasern für die Glandula parotis. Er dringt durch den Canaliculus tympanicus in die Paukenhöhle ein und bildet mit den sympathischen Nervenfasern der Carotis interna den Plexus tympanicus an der medialen Paukenwand. Aus diesem Nervenplexus bildet sich der N. petrosus minor, der durch die Fissura sphenopetrosa zum Ganglion oticum zieht, in dem die sekretorischen parasympathischen Fasern für die Glandula parotis umgeschaltet werden.

Nervus vagus (N. X)

Auch dieser Nerv gehört zur Vagusgruppe und ist ein gemischter Kiemenbogennerv. Er enthält motorische Fasern für die Pharynx- und Kelhkopfmuskulatur sowie sensible und gustatorische Fasern aus der Schleimhaut der hinteren Mundhöhle des Pharynx, des Ösophagus und des Larynx. Weiterhin führt er die parasympathischen Fasern des kranialen autonomen Teiles des vegetativen Nervensystems für die Organe von Thorax und Abdomen. Er hat einen rückläufigen sensiblen Ast, den R. meningeus, zur Dura der hinteren Schädelgrube. Ein weiterer sensibler Ast zieht durch den Canaliculus mastoideus zum äußeren Gehörgang und zur Innenfläche der Ohrmuschel. Die motorischen Rr. pharyngii bilden mit den Ästen des N. glossopharyngeus den Plexus pharyngeus und innervieren die mittlere und untere Pharynxmuskulatur. Der N. laryngeus superior bildet den sensiblen R. internus für die Kehlkopfschleimhaut oberhalb der Glottis sowie den motorischen R. externus zum M. cricothyroideus. Der N. laryngeus recurrens zieht links um den Aortenbogen, rechts um die A. subclavia und liegt dann im Winkel zwischen Ösophagus und Trachea. Er gibt Äste zur Trachea und zum Ösophagus ab. Sein Endast, der N. laryngeus inferior, innerviert motorisch die gesamte innere Kelhlkopfmuskulatur und sensibel die Schleimhaut unterhalb der Glottis.

Nervus accessorius (N. XI)

Es handelt sich um einen rein somatomotorischen Nerv zum M. trapezius und zum M. sternocleidomastoideus. Der Nerv tritt ebenfalls durch die Pars nervosa des Foramen jugulare aus der Schädelbasis und läuft dann mit seinem R. externus auf den M. levator scapulae zum M. sternocleidomastoideus und durch das laterale Halsdreieck zum M. trapezius. Der R. internus führt dem N. vagus unterhalb des Ganglion superius die motorischen Fasern für die Kehlkopfmuskulatur zu.

Nervus hypoglossus (N. XII)

Auch der N. hypoglossus ist ein rein motorischer Hirnnerv. Er verläßt die Schädelbasis durch den Canalis hypoglossi und überkreuzt an der lateralen Seite die Karotisgabel und die Äste der A. carotis externa. In der Nähe des Zungenbeines tritt er auf dem M. hyoglossus liegend in die Zungenmuskulatur ein. Er innerviert motorisch die Zungenmuskulatur einschließlich der Mm. genioglossus, hyoglossus und styloglossus. Im Verlauf stoßen zum N. hypoglossus auch zervikale Fasern aus C1 bis C3, die ihn nach kurzer gemeinsamer Distanz wieder verlassen und zusammen mit anderen zervikalen Nervenfasern die Ansa cervicalis bilden, die die infrahyoidale Muskulatur (außer M. thyrohyoideus) innerviert.

2 Wichtige neurootologische Symptome

2.1 Sensibilitätsstörungen

2.1.1 Unspezifische Sensibilitätsstörungen

Funktionsbeeinträchtigungen verschiedener Hirnnerven haben oft gleichartige Ursachen. Soweit es sich um die Kerngebiete und die im Hirnstamm verlaufenden Anteile handelt, sind vaskuläre Prozesse (Blutungen, Gefäßverschlüsse), multiple Sklerose und sonstige Enzephalitiden, Tumoren, Syringomyelie bzw. -bulbie, basiläre Impression und Schädel-Hirn-Traumata die hauptsächlichen Läsionsgründe. Bei Schädigungen der mehr peripheren Anteile haben Meningitiden, Traumata – besonders Schädelbasisfrakturen –, Neurinome, Tumoren und Entzündungen benachbarter Strukturen, Aneurysmen benachbarter Gefäße und Neuritiden die größte Bedeutung.

Nervus trigeminus (N. V)

Die meisten der oben angeführten Faktoren können auch den N. trigeminus im Kerngebiet, im pontomedullären und extrazerebralen Verlauf betreffen. Dadurch entstehen Funktionsausfälle, die sich als Taubheitsgefühle, Parästhesien und schmerzhafte Zustände meist einseitig im Verbreitungsgebiet einzelner Äste alleine oder in Kombination äußern.

Von der *sensiblen Neuropathie* des N. trigeminus wird gesprochen, wenn es sich um die meist einseitige, nur ausnahmsweise beidseitig auftretende Funktionsstörung ohne erkennbare Ursache handelt, die wahrscheinlich aber als Mononeuritis infolge eines Virusinfektes anzusehen ist. Es können ein oder mehrere Äste betroffen sein. Im Vordergrund steht ein Taubheitsgefühl, teilweise mit unterschiedlichen Mißempfindungen. Dauerschmerzen, nicht attackenartig wie bei der Neuralgie, kommen ebenfalls vor. Der Beginn ist oft plötzlich, die Rückbildung erfolgt nach Wochen bis Monaten spontan. Bei längerem Bestehen stellen sich mitunter schwerwiegende Störungen der Trophik ein.

Eine weitere, sich überwiegend in Parästhesien äußernde Funktionsstörung ist die Beteiligung des N. trigeminus bei einer Polyneuritis cranialis. Bei der Sklerodermie können bereits in frühem Stadium Trigeminusstörungen in Form ein- oder beidseitiger Parästhesien oder Schmerzzustände vorhanden sein.

Zungenbrennen, typischerweise beidseits am Rand des vorderen Zungendrittels, ist eine häufige Klage, besonders von älteren Menschen. Manchmal sind Vitamin-B- oder Eisenmangelzustände auszumachen, pharmakologische Einflüsse können eine Rolle spielen. In den meisten Fällen bleibt die Ursache aber verborgen. Möglicherweise spielen – zumal in höherem Lebensalter – Durchblutungsstörungen eine Rolle, eine psychische Komponente scheint sicher, oft ist Zungenbrennen mit einer ausgesprochenen Kanzerophobie verbunden.

Nervus facialis (N. VII)

Die Hypästhesie der hinteren Gehörgangwand (Hitselberger-Zeichen) bei ungestörter motorischer Funktion gilt als Frühsymptom eines – auch intrameatalen – Akustikusneurinoms, die motorischen Fasern widerstehen dem Tumordruck länger als die sensiblen.

Nervus glossopharyngeus (N. IX)

Sensibilitätsstörungen des IX. Hirnnervs sind vor allem wegen der ganz oder teilweise aufgehobenen Würge- und Gaumenreflexe von Bedeutung. Der Ausfall der die Paukenschleimhaut versorgenden Fasern ist klinisch kaum von Belang.

Nervus vagus (N. X)

Klinische Bedeutung hat der Sensibilitätsausfall des Kehlkopfinneren (N. laryngeus superior), der dazu führt, daß eingedrungene Fremdkörper, Nahrung und dergleichen erst nach Passage des Kehlkopfes Hustenreiz auslösen. Die Gefahr der Aspiration ist in solchen Fällen deshalb außerordentlich groß.

2.1.2 Neuralgien

Definition und Beschreibung. Als Neuralgien werden anfallartig auftretende, in ihrer Lokalisation dem Endigungsgebiet eines sensiblen Nervs entsprechende Schmerzen bezeichnet. Die Schmerzen sind mitunter äußerst heftig, können unterschiedlichen Charakters sein – reißend, ziehend, bohrend. Die Attacken sind überwiegend kurz, sie dauern nur Sekunden. Die Schmerzzustände treten gewöhnlich periodenhaft auf, d.h. Zeitabschnitte mit gehäuften Attacken wechseln mit unterschiedlich langen anfallfreien Intervallen.

Unterschieden werden *symptomatische* Formen, denen eine bekannte Nervenschädigung (Tumor, vaskulär, entzündlich, posttraumatisch etc.) zugrunde liegt, von *idiopathischen* Formen mit unbekannten Ursachen; letztere sind häufiger. Typisch ist neben spontaner Anfalltätigkeit die „getriggerte" Auslösbarkeit durch bestimmte Reize (z.B. taktile Reize, mimische Bewegungen, Kautätigkeit).

Trigeminusneuralgie. Sie ist die weitaus häufigste Neuralgie des Kopfbereiches. Der Häufigkeitsgipfel des Erstauftretens liegt zwischen 50. und 60. Lebensjahr. Die Äste sind überwiegend einzeln betroffen, seltener in Kombination, dann meist sukzessiv, der 2. und 3. Ast deutlich häufiger als der 1. Ast. Es besteht eine eindeutige Bevorzugung der rechten Gesichtshälfte, in etwa 3% der Fälle tritt die Neuralgie beidseitig auf. Die hauptsächlichen Triggerpunkte liegen in der Nasolabialfalte, auf der Oberlippe und im Mundwinkel, der Schmerz wird durch leichte Berührungen ausgelöst, auch durch Sprechen, Lachen, Essen, Schneuzen usw.

Glossopharyngeusneuralgie. Der Schmerz wird hierbei in die Tonsille, die Rachenhinterwand, den Zungengrund und in das Ohr lokalisiert. In diesen Bereichen liegen auch die Triggerpunkte. Ausgelöst werden die Attacken durch Berührung, Kauen, Schlucken, Sprechen, Husten, Gähnen. Einseitiges Vorkommen ist die Regel, beidseitiges die Ausnahme.

Gleichzeitiges Auftreten von Glossopharyngeus- und Trigeminusneuralgie kommt vor, insgesamt ist aber die idiopathische Neuralgie des Glossopharyngeus etwa hundertmal seltener als die des Trigeminus.

Neuralgie des Ganglion geniculi (des N. intermedius). Sie ist ausgesprochen selten. Der Schmerz wird in der Tiefe des Ohres empfunden. Getriggert wird er durch Berührungen der hinteren oberen Gehörgangwand nahe dem Trommelfell.

Aurikulotemporalisneuralgie. Sie beruht häufig, aber nicht immer, auf einer Nervenschädigung infolge einer Parotiserkrankung (Entzündung, Trauma, Operation). Durch aberrierende Regenerationen sollen der Parotis zugehörende parasympathische Fasern in Haut- und Schweißdrüsenäste einwachsen. Dadurch kommt es während der meist durch Kautätigkeit oder Schmeckreize ausgelösten Schmerzen zu Hautrötung und Schweißbildung (gustatorisches Schwitzen) im Endigungsgebiet des Nervs. Das gustatorische Schwitzen mit Hautrötung, aber ohne Schmerzen heißt *Frey-Syndrom*.

Nasoziliarisneuralgie (Charlin-Neuralgie). Die Schmerzen betreffen einseitig die Nasenflanke, den medialen Augenwinkel und den Augapfel. Zusätzlich bestehen – alleine oder in verschiedenen Kombinationen – Stirnrötung, Schwellung der gleichseitigen Nasenschleimhaut, Konjunktivitis und Lakrimation. Ein Anfall kann durch Kauen ausgelöst werden, aber auch durch Berührung von Triggerzonen (insbesondere medialer Augenwinkel). In einem Teil der Fälle läßt sich die Attacke durch Aufbringen von 5%igem Procain auf die untere Nasenmuschel schlagartig unterbrechen.

Neuralgie des Ganglion pterygopalatinum (Sluder-Neuralgie). Sie geht mit einer ebenfalls einseitigen Schmerzausbreitung einher, die die gleichseitige Nase, die Augenhöhle, den Oberkiefer, mitunter auch die Schläfe umfaßt. Charakteristisch sind die gleichzeitigen Niesattacken, Tränenfluß ist oft vorhanden. Nicht selten ist ein Zusammentreffen mit Entzündungsvorgängen in der Nachbarschaft des Ganglion pterygopalatinum (Nasennebenhöhlen, Orbita). Überwiegend sind Frauen betroffen.

Weitere Neuralgien des Kopf-Hals-Bereiches sind:

- die Neuralgie des N. laryngeus superior, deren Schmerzen am Hals paramedian in Kehlkopfhöhe lokalisiert sind,
- die Neuralgie des R. auricularis des N. vagus mit Schmerzausbreitung retroaurikulär und in den Kieferwinkel sowie

- die Subokzipitalneuralgie, die vielfältige Verwechslungsmöglichkeiten mit sonstigen die Okzipital- und Nackengegend betreffenden Schmerzzuständen bietet.

2.2 Motorische Störungen

2.2.1 Augenmuskelnerven (Nn. III, IV, VI)

Augenmuskellähmungen führen zu Veränderungen der Sehachsenausrichtung, d. h. die betroffenen Personen schielen (paralytischer Strabismus) und haben *Doppelbilder*. Der Winkel, den die Sehachsen infolge der Schielstellung miteinander bilden, heißt *Schielwinkel*, er verändert sich in Abhängigkeit von Blickwendungen. Am größten ist er bei Blick in die Hauptwirkungsrichtung der paretischen Muskeln. In dieser Blickrichtung treten auch die Doppelbilder am stärksten hervor. Durch bestimmte Kopfwendungen wird der Schielwinkel verkleinert, und die Doppelbilder lassen sich vermeiden. Aus diesem Grund nehmen die Betroffenen *kompensatorische Kopfhaltungen* ein.

Die visuelle Wahrnehmung ist bei Augenmuskellähmungen auf mehrfache Weise beeinträchtigt: Neben Doppelbildern führen Oszillopsien, gestörte Blickzielverfolgung sowie die Inkongruenz von intendierter und erreichter Sehachsenausrichtung zu mitunter beträchtlichen Störungen der Raumwahrnehmung und Bewegungskontrolle. Häufig werden diese Zustände als Schwindel beschrieben.

Nervus oculomotorius (N. III)

Die komplette Okulomotoriuslähmung ruft eine Abweichung des Auges nach außen-unten hervor, die Pupille ist weit und reagiert nicht auf Licht oder Konvergenz, das Augenlid hängt. Wegen der Ptose entstehen keine Doppelbilder, die Patienten nehmen deshalb bei kompletter Lähmung keine kompensatorische Kopfhaltung ein; beim Anheben des Lides treten aber Doppelbilder auf. Der größte Schielwinkel entsteht bei (in Bezug auf das gelähmte Auge) Blick nach nasal-aufwärts. Die bei dieser Blickwendung auftretende Einwärtsrollung des betroffenen Auges wird durch den M. obliquus superior bewirkt (Abb. 2.1).

Häufigste Einzelursache von Okulomotoriusparesen (etwa 20 %) sind *Aneurysmen*, besonders solche des R. communicans posterior, in dessen unmittelbarer Nähe der Nerv verläuft. Der Verlauf durch den Sinus cavernosus setzt den Nerv Gefährdungen bei arteriovenösen Fisteln, Aneurysmen, Entzündungen und Thrombosen aus. Basale Meningitiden können ebenso Lähmungen hervorrufen wie Tumoren der Schädelbasis und Schädelbasisbrüche. Der Zoster ophthalmicus verläuft häufig unter Beteiligung des N. oculomotorius. An stoffwechselbedingten Störungen ist die diabetische Okulomotoriuslähmung zu nennen. Sie ist durch die meist erhaltene Pupillenmotorik gekennzeichnet.

Nervus trochlearis (N. IV)

Die Trochlearisparese führt zu einer Behinderung der Blickwendung nach außen-unten. Bei normaler Kopfhaltung mit Geradeausblick weicht das Auge nach oben und etwas nasal ab. Diese Divergenzstellung der Augen verursacht *übereinanderstehende Doppelbilder*, die sich bei intendiertem Blick verstärken. Sie wird durch Wendung und Neigung des Kopfes in Gegenrichtung des betroffenen Auges mit Anziehen des Kinns in typischer Weise ausgeglichen.

Im Gegensatz dazu führt die Neigung des Kopfes in Richtung des gelähmten Auges zu einer weiteren Hebung und Nasalwendung des Bulbus (Bielschowsky-Phänomen) mit Zunahme der Doppelbilder (Abb. 2.1). Ganz allgemein kommt es bei intendiertem Abwärtsblick zu verstärktem Doppeltsehen. Die Tatsache, daß die Doppelbilder vor allem beim Abwärtsblick entstehen, begründet, weshalb sich die Funktionseinbuße häufig erstmals als Lesestörung bemerkbar macht, oder – ganz typisch – zu Unsicherheit und Gleichgewichtsstörungen vor allem beim Treppabwärtssteigen führt.

Häufigste Ursache isolierter Trochlearisparesen sind *Schädel-Hirn-Traumata*, auch werden sie bei der multiplen Sklerose gesehen sowie bei diabetischer Neuropathie, manchmal bei Aneurysmen.

Nervus abducens (N. VI)

Bei einer Abduzensparese fällt der ipsiversive Lateralblick aus. Bei normaler Kopfhaltung mit Geradeausblick bewirkt der Tonus des M. rectus me-

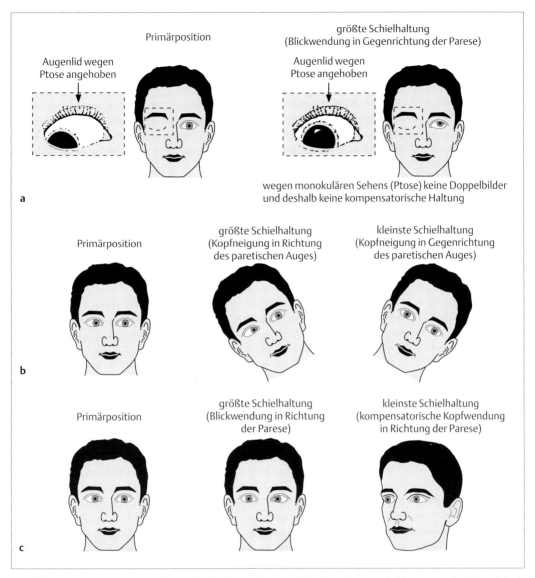

Abb. 2.1 Augenmuskelparesen. Schematische Darstellung von Primärposition sowie kleinster und größter Schielhaltung. **a** Abduzensparese, **b** Trochlearisparese, **c** Okulomotoriusparese.

dialis eine leichte Abduktion des betroffenen Auges (Abb. 2.1). Die Doppelbilder stehen horizontal nebeneinander und verstärken sich bei Blick zur Läsionsseite. Kompensatorisch wird der Kopf zur betroffenen Seite gewendet. Von allen Augenmuskellähmungen ist die durch Ausfall des N. abducens verursachte die häufigste, was wahrscheinlich mit dessen langem Verlauf zusammenhängt.

Auslösend kommen in Frage: Schädel-Hirn-Traumata, basale Meningitiden, basisnahe Hirntumoren, multiple Sklerose, Aneurysmen, Prozesse des Sinus cavernosus und der Fissura orbitalis superior sowie Sinusitiden. Oft ist die Abduzensparese Ausdruck gesteigerten Hirndruckes, allgemein ohne sonstigen ätiologischen oder lokalisatorischen Hinweis. Häufigste Einzelursache isolierter Paresen soll die diabetische Neuropathie sein.

Aus otologischer Sicht besonders erwähnenswert ist die von Mittelohrentzündungen ausgehende Eiterung oder extradurale Abszeßbildung an der Pyramidenspitze mit Funktionsbeeinträchtigung der hier in enger Nachbarschaft verlaufenden Nn. III, V (überwiegend 1. Ast) und VI, das *Gradenigo-Syndrom*.

Kombinierte Läsionen

Viele der hier als Ursachen einzelner Lähmungen aufgeführten Krankheitsprozesse rufen naturgemäß häufig Lähmungen auch mehrerer Nerven in verschiedenen Kombinationen hervor. Besonders gilt das für entzündliche und traumatisch bedingte Schäden. Einige dieser Kombinationen werden wegen ihrer Gemeinsamkeiten hinsichtlich Erscheinungsbild und angenommener Ursachen als Einheiten angesehen.

Das *Tolosa-Hunt-Syndrom* (Syndrom der Fissura orbitalis superior) bezeichnet eine schmerzhafte komplette oder inkomplette Parese der Augenmuskelnerven in verschiedenen Kombinationen, auch aller drei gemeinsam. Häufig bestehen eine Protrusio bulbi sowie Sensibilitätsstörungen im Gesichtsbereich, besonders im Versorgungsgebiet von N. V1. Die Ursache ist unbekannt, ein Autoimmunvorgang wird angenommen.

Syndrom der Orbitaspitze heißt die Parese aller drei Augenmuskelnerven mitsamt einer Optikusläsion, Sinus-cavernosus-Syndrom die bei einer septischen Thrombose des Sinus cavernosus auftretende Lähmung der Hirnnerven IV–VI, oft verbunden mit Exophthalmus.

Aus rhinologisch-otologischer Sicht schließlich ist besonders auf das häufige Auftreten von Augenmuskellähmungen bei (entzündlichen und anderen) Nasennebenhöhlenerkrankungen hinzuweisen.

Inter- und supranukleäre Lähmungen

Diese Störungen sind eigentlich Gegenstand neurologischer Darstellungen. Eine Störung sei dennoch wegen des nicht ganz seltenen Vorkommens in der HNO-neurootologischen Sprechstunde erwähnt: die auf einer Schädigung des mittleren Längsbündels beruhende *internukleäre Ophthalmoplegie* (INO). Kennzeichnend sind die Adduktionshemmung bei erhaltener Konvergenz und der dissoziierte Blickrichtungsnystagmus mit größeren Amplituden des abduzierenden Auges. Die Lähmung kann komplett oder inkomplett sein, ein- und beidseitig auftreten. Die Patienten klagen über Oszillopsien und Sehstörungen, in vielen Fällen auch als Schwindel umschrieben. Häufigste Ursache ist die multiple Sklerose.

2.2.2 Andere Hirnnerven

Nervus trigeminus (N. V)

Trigeminuslähmungen machen sich überwiegend als *Kaustörungen* bemerkbar. Objektive Zeichen sind zunächst die Abweichung des Unterkiefers zur kranken Seite, bei persistierender Lähmung die durch Atrophie der Mm. masseter und temporalis bewirkte Gesichtsasymmetrie.

Lähmungen des M. tensor veli palatini tragen zum weiten Symptomenkomplex der Tubenfunktionsstörungen bei und können als Druck-Völle-Gefühl im Ohr der betroffenen Seite und Autophonie wahrgenommen werden. Eine isolierte Lähmung des M. tensor tympani verursacht wohl keine subjektiv wahrnehmbaren Symptome, jedoch können ätiologisch unterschiedliche myoklonale Kontraktionen, oft gemeinsam mit dem M. tensor veli palatini, episodenhaft auftretende knackende Ohrgeräusche erzeugen.

Nervus glossopharyngeus (N. IX)

Hervorstechendes objektives Symptom einer Glossopharyngeusparese ist das herabhängende Gaumensegel, das bei Phonation zur gesunden Seite verzogen wird (Kulissenphänomen). Würgereflex und Gaumenreflex sind von der betroffenen Seite nicht auslösbar, das Schlucken ist gestört.

Nervus vagus (N. X)

Hauptsächlich wird bei einer Beeinträchtigung der motorischen Vagusfunktion an die des N. laryngeus inferior (N. recurrens) gedacht. Hauptsymptom der Rekurrensparese ist Heiserkeit; Atemnot bei körperlicher Belastung kommt vor. Laryngoskopisch ist die vollständige Lähmung an der Paramedianstellung der betroffenen Stimmlippe zu erkennen.

Die häufigsten *Ursachen* sind Erkrankungen der benachbarten Regionen (Hypopharynx, Mediastinum, Ösophagus, Lungenobergeschoß, Schilddrüse), besonders Tumoren, und Verletzungen, unter denen die Nervenschädigung bei Strumektomie einen wesentlichen Anteil stellt. Diabetische ebenso wie entzündliche Neuropathien können isolierte Rekurrensparesen hervorrufen. Keine Rarität ist die Lähmung im engeren zeitlichen Umfeld eines banalen Infektes der oberen Luftwege. Ansonsten kommen alle Schädigungen des N. vagus in seinem proximalen Verlauf und seiner Kerngebiete auch als Ursache einer Rekurrenslähmung in Frage.

Die isolierte Lähmung des N. laryngeus superior läßt sich *laryngoskopisch* an der reduzierten Stimmlippenspannung und dem nicht vollständigen Glottisschluß erkennen, manchmal erscheint die Stimmlippe verkürzt und tieferstehend als auf der gesunden Seite. Gemeinsame Lähmungen von N. laryngeus superior und inferior (proximale Vagusläsion) bewirken einen Stillstand der Stimmlippe in Intermediärstellung.

Nervus accessorius (N. XI)

Bei distalen Schädigungen ist der M. trapezius alleine betroffen, proximale Läsionen bewirken eine Lähmung auch des M. sternocleidomastoideus. Objektive Zeichen sind der Schultertiefstand und später die Atrophie des oberen Trapeziusrandes.

Nervus hypoglossus (N. XII)

Die Hypoglossusparese wird von den Betroffenen zunächst an einer kloßig-verwaschenen Sprache, Kau-Schluck-Störungen und sonstigen oralen Mißempfindungen (Zunge wie geschwollen etc.) wahrgenommen. Objektives Zeichen ist das Abweichen der herausgestreckten Zunge zur Lähmungsseite.

Bei persistierender Lähmung atrophiert die Zungenmuskulatur der betroffenen Seite unter periodischen Fibrillationen weitgehend, die Schleimhaut wird faltig-runzelig.

Unter den *Ursachen* zählen Traumata zu den häufigeren, was durch den langen extrakraniellen Verlauf begünstigt wird. In diese Kategorie fallen auch die nicht seltenen Lähmungen als Folge ärztlicher Maßnahmen, wobei operative Eingriffe im Halsbereich den größten Anteil stellen. Lähmungen sind ebenfalls nach Intubationen, Laryngoskopien, Lokalanästhesien zur Tonsillektomie, Stellatumblockaden und chirotherapeutischen Manipulationen an der Halswirbelsäule beobachtet worden. Weitere Ursachen sind Tumoren der Nachbarschaft und des Nervs selbst (Neurinom), Karotisaneurysmen, Neuropathien, besonders diabetische, Entzündungen sowie multiple Sklerose. Eine idiopathische Form mit spontaner Rückbildung innerhalb einiger Wochen kommt vor.

Zentrale Lähmungen entwickeln sich im Rahmen kombinierter Hirnstammsyndrome. Bei beidseitigem Auftreten sind Sprache und Nahrungsaufnahme hochgradig beeinträchtigt.

2.3 Hörminderung

Als Hörminderung oder Hörstörung wird ein unter gewisse Normen herabgesetztes Hörvermögen verstanden. Je nach Schwere der vorliegenden Störung können Hörprobleme zu mehr oder weniger großen persönlichen, sozialen oder beruflichen Schwierigkeiten führen. *Schwerhörigkeit* ist eine Behinderung, die auch im Sinne der Sozialgesetzgebung als solche anerkannt ist. Bei nachgewiesener beruflicher Genese einer Hörminderung kann auch eine finanzielle Entschädigung des Betroffenen resultieren. Dabei gehören beruflich bedingte Schwerhörigkeiten neben Hauterkrankungen zu den am häufigsten entschädigten Berufserkrankungen überhaupt.

Nach der anatomischen Einteilung des Hörorgans und der Hörbahn können Hörminderungen aus pathologischen Veränderungen des äußeren Ohres, des Mittelohres, des Innenohres, des Hörnervs und der Hörbahnen resultieren. Man unterscheidet (Tabelle 2.**1**):

- **Schalleitungsschwerhörigkeit.** Sie ist gekennzeichnet durch eine fehlende oder verminderte Übertragung von Schallwellen, die das äußere Ohr erreichen, auf das Innenohr. Ihre Ursache kann im äußeren Ohr oder im Mittelohr liegen.
- **Sensorineurale** oder **Schallempfindungsschwerhörigkeit.** Topographisch lassen sie sich *kochleäre* sensorineurale Schwerhörigkeiten dem Innenohr zuordnen, als *retrokochleäre* dem Hörnerv inklusive Ganglion spirale oder der Hörbahn. Letztere haben als zentrale Hörstörungen ihr pathologisches Substrat in Rhombenzephalon, Mesenzephalon, Dienzephalon oder auch im Telenzephalon. Je rindennäher die Läsion liegt, um so schwieriger ist sie zu beurteilen. Neben den überschwelligen Tests, der Stapediusreflexaudiometrie und der Hirnstammaudiometrie kommen binaurale und monaurale Tests sowie dichotische Sprachverständnisprüfungen zum Einsatz.

Tabelle 2.1 Lokalisation, Ursachen und Arten von Hörstörungen

Art der Hörstörung	Lokalisation	Mögliche Ursachen
Schalleitungsschwerhörigkeit	äußerer Gehörgang	Cerumen obturans Entzündung Fremdkörper Atresie Tumor
	Trommelfell	große Perforation Vernarbung
	Mittelohr	Erguß Gehörknöchelchendefekt/-fixation Adhäsivprozeß Trauma Fehlbildung Tumor Otosklerose
Sensorische Schwerhörigkeit	Kochlea	Entzündung Endo-/Perilymphstörungen ototoxische Einwirkungen (medikamentöse, gewerbliche Gifte) akutes/chronisches Lärmtrauma Presbyakusis hereditäre Innenohrläsionen
Neurale Schwerhörigkeit	Ganglion spirale, Hörnerv	(toxische) Degeneration entzündliche Noxen Tumoren Aplasie
Zentrale Hörstörungen	zentrale Hörbahn, Hörrinde	angeborene / erworbene Schäden

Schalleitungsschwerhörigkeit. Hörminderung durch eine Schalleitungsblockade (Tabelle 2.1) wird klinisch durch Anamnese, Ohrmikroskopie, Tonaudiometrie und Impedanzaudiometrie diagnostiziert. Die Schalleitungsschwerhörigkeit führt zu einer abgeschwächten Übertragung des Schalls vom äußeren Ohr auf das Innenohr. Sie kann alle Frequenzen betreffen, aber auch für bestimmte Frequenzen stärker und für andere weniger stark ausgeprägt sein. Je nach Befund ist die Schalleitungsschwerhörigkeit in der Regel ein erfreuliches Gebiet chirurgischer Therapiemaßnahmen. Bei therapieresistenten Schalleitungsschwerhörigkeiten ist in den meisten Fällen eine Hörgeräteversorgung erfolgreich, vor allem dann, wenn dem pathologischen Schalleitungsapparat ein intaktes Innenohr nachgeschaltet ist.

Schallempfindungsschwerhörigkeit. Hörstörungen der Kochlea gehen meist mit einer Fehlfunktion der Haarzellen einher. Bei den meisten Formen der Schwerhörigkeit sind die *äußeren Haarzellen* betroffen. Da diesen durch ihre aktive Funktion in der Schallvorverarbeitung der Kochlea sehr wichtige Bedeutung zur Erhöhung der Sensitivität bei niedrigen Schallpegeln und zur Verbesserung der Frequenzselektivität zukommt, führt ihr Funktionsverlust zu einer deutlich verringerten Wahrnehmung im niedrigen Lautstärkebereich und zu einer verschlechterten Frequenzselektivität der Kochlea. Eine Funktionsminderung der *inneren Haarzellen* zieht ebenfalls eine Verringerung der Sensitivität nach sich.

2.4 Schwindel und vegetative Begleitsymptome

Schwindel ist eines der Hauptsymptome, die Patienten einen Allgemein- oder Facharzt aufsuchen lassen. Der Begriff Schwindel ist im deutschen Sprachgebrauch nur ungenau definiert.

Definition. Schwindel umfaßt einerseits Störungen, die mit einem relativ gut bestimmbaren Dreh- oder Schwankschwindelgefühl einhergehen und zu schweren Gleichgewichtsstörungen führen, andererseits schlecht bestimmbare Gefühle eines allgemeinen Unwohlseins mit weniger exakt definierten oder verbalisierbaren Beschwerden. Allgemein gilt Schwindel als eine *Störung im Orientierungs- und Gleichgewichtssystem, die zu einem Unlustgefühl und einem Unwohlsein führt.*

Entstehung

Schwindel entsteht im Rahmen eines „multisensorischen Konfliktes", bei dem das Erwartungsmuster aus vestibulären, visuellen und sensomotorischen Informationen nicht erfüllt wird.

- Ein Schwindelgefühl kann das Ergebnis *inkonsistenter sensorischer Informationen bei intakten Sinnessystemen* sein (z.B. Höhenschwindel, Seekrankheit).
- Eine weitere Möglichkeit der Schwindelentstehung ist die Verarbeitung falscher oder unvollständiger Sinnesinformationen aufgrund von *Erkrankungen des peripher-vestibulären, des visuellen oder des somatosensorischen Systems*. Der plötzliche Ausfall eines peripher-vestibulären Organes beispielsweise löst an den Vestibulariskernen unterschiedliche, vom Erwartungsmuster abweichende Aktivitäten aus, die sich subjektiv als heftiger Drehschwindel bemerkbar machen.
- Ein Schwindelgefühl kann auch durch *inadäquate zentralnervöse Verarbeitung* eingehender Informationen bei pathologischen Veränderungen der beteiligten Strukturen entstehen. Auch hierbei sind die Eingangsinformationen aus den Sinnessystemen normal, ihre Weitergabe bzw. Verarbeitung im ZNS ist jedoch gestört. Ursache für solche Störungen können Stoffwechselveränderungen, Herz-Kreislauf- und Gefäßerkrankungen, Infektionen, Traumata, Tumoren, entzündliche Erkrankungen oder auch Alkohol- und Medikamentenintoxikationen sein.

Auch verschiedene Kombinationen der genannten Störungen sind möglich.

Klassifikation

Schwindel kann nach verschiedenen Gesichtspunkten klassifiziert werden. Die einfachste Unterteilung unterscheidet zwischen systematischem und unsystematischem Schwindel (Tabelle 2.2):

- Als *systematisch* gilt ein Schwindel, der mit dem Gefühl einer Bewegung einhergeht.
- *Unsystematischer* Schwindel zeigt Symptome wie „Schwarz-vor-Augen-werden, allgemeine Unsicherheit und Benommenheit, die nicht mit einer Bewegungsempfindung einhergehen.

Nach seiner *Genese* kann Schwindel eingeteilt werden in:

- peripher-vestibulärer Schwindel
- zentral-vestibulärer Schwindel und
- nicht-vestibulärer Schwindel.

Je mehr systematische Schwindelsymptomatik bei einem Patienten festgestellt wird, um so wahrscheinlicher ist eine vestibuläre oder sogar peripher-vestibuläre Schwindelgenese. Charakteristische Symptome der drei Schwindelarten sind der Tabelle 2.3 zu entnehmen.

Aus den bisher geschilderten Zusammenhängen geht hervor, daß Schwindel Symptom einer Vielzahl von Erkrankungen sein kann, die von unterschiedlichen Fachgebieten abzuklären sind (Tabelle 2.4 und 2.5). Die Anamnese gibt in der Regel richtungsweisende Anhaltspunkte, so daß kaum ein Patient in allen Fachgebieten untersucht werden muß.

Tabelle 2.2 Arten von Schwindel (und zugehörige Symptomatik)

Systematisch	Unsystematisch
Drehschwindel	allgemeine Unsicherheit
Lateropulsion	Benommenheit
Liftgefühl	„schwarz vor Augen"
Schwankschwindel	unbestimmtes Gefühl im Kopf

Tabelle 2.3 Schwindeleinteilung nach topographischer Genese und Symptome

Schwindeltyp	Peripher-vestibulärer Schwindel	Zentral-vestibulärer Schwindel	Nicht-vestibulärer Schwindel
Topographische Genese	Läsionsort: Labyrinth oder N.VIII	Läsionsort: oberhalb der Vestibulariskerne	jede andere Erkrankung mit Schwindelgefühl
Symptome	horizontaler, rotatorischer, richtungsstabiler Nystagmus	horizontaler, vertikaler, rotatorischer, richtungswechselnder Nystagmus	kein Nystagmus
	Drehschwindel (mit geschlossenen Augen wahrnehmbar)	Nystagmus nicht obligat, auch Nystagmus ohne Schwindel	„light headedness"
	richtungskonstante Abweichreaktion	richtungswechselnde Abweichreaktion	keine Abweichreaktionen
	Tinnitus, Hörstörung, Druckgefühl	allgemeines Unsicherheitsgefühl	Sternchensehen, Schwarz vor Augen, Doppelbilder
	vegetative Begleitreaktion	Koordinationsstörungen (Ataxie)	Kribbelgefühl, Schwäche in den Beinen

Tabelle 2.4 Differentialdiagnosen bei Schwindel (nicht otologisch)

Internistisch	Ophthalmologisch	Psychisch	Neurologisch	Orthopädisch
Metabolisch	Visusminderung	Angstneurose	vertebrobasiläre oder zerebrovaskuläre Insuffizienz	HWS
Endokrin	muskuläre/neurogene Augenbewegungsstörung	Hyperventilation	Epilepsie	kraniozervikaler Übergang
Kardiovaskulär, immunologisch			Infarkt	
			Tumor	
			Multiple Sklerose	
			Migräne	
			Trauma	

Tabelle 2.5 Otologische Differentialdiagnosen bei Schwindel

Mittelohr	Innerer Gehörgang	Innenohr
Akute/chronische Otitis media	Akustikusneurinom	Labyrinthitis
Cholesteatom	Neuropathia vestibularis	Commotio / Contusio labyrinthi
Otosklerose	laterobasale Fraktur	Felsenbeinquerfraktur
Glomustumor	Herpes Zoster oticus	Ototoxizität
Andere Felsenbeintumoren		Hörsturz akuter Vestibularisausfall benigner paroxysmaler Lagerungsschwindel (BPLS: Kupulo-/Kanalolithiasis) Morbus Menière Perilymphfistel Fehlbildung Cogan-Syndrom

Schwindelauslösende Substanzen

Medikamente und Genußgifte können vestibulären und nicht-vestibulären Schwindel hervorrufen (Tabelle 2.**6**). Bei etwa 25% der in der Roten Liste aufgelisteten Medikamente wird Schwindel als Nebenwirkung angegeben.

Meistens haben *sedierende Medikamente* unspezifische Schwindelgefühle zur Folge, die als „Benebeltsein" oder ähnlich beschrieben werden. Diese Schwindelgefühle werden einer durch die Medikamente hervorgerufenen Aktivitätsminderung integrierender sensorischer Zentren zugeschrieben. *Alkohol* kann Ursache eines solchen unspezifischen Schwindels sein, kann aber auch einen systematischen Lagerungsschwindel mit Nystagmus hervorrufen und zu einer zerebellären Dysfunktion führen. Gebräuchliche Antikonvulsiva wie Phenytoin und Carbamazepin haben als Nebenwirkungen Gleichgewichtsstörungen und Ataxie, die auf eine zerebelläre Dysfunktion zurückgeführt werden. Als Folge der orthostatischen Hypotension treten auch bei der Behandlung mit *antihypertensiven Medikamenten* Schwindelgefühle im Sinne von präsynkopalen Zuständen ein.

Begleitsymptome

Vegetative Reaktionen

Aufgrund enger Bahnverbindungen und Nachbarschaftsverhältnisse breitet sich die vestibuläre Erregung häufig auch auf das autonome Nervensystem aus. Dies zieht vegetative Reaktionen wie Schweißausbruch, Blässe, Übelkeit und Brechreiz nach sich – häufige Begleitsymptome vor allem bei akutem vestibulären Schwindel.

Ataxien

Weitere Begleitsymptome von Schwindel und Unsicherheitsgefühl können ataktische Störungen sein. Bei Ataxien sind Bewegungen während ihres ganzen Ablaufes gestört: Es kommt zu mehr oder weniger unregelmäßigen und unharmonischen Bewegungsabläufen. Ataktische Störungen treten auf:

- bei Läsionen von peripheren Nerven oder des Hinterstranges (spinale Ataxien) und
- bei Kleinhirnaffektionen (zerebelläre Ataxien).

Kennzeichnend für den ataktischen Gang ist ein schlecht dosiertes, gelegentlich stampfendes Aufsetzen der Füße. Zur Erhaltung des Gleichgewichtes müssen immer wieder Korrekturbewegungen vorgenommen werden. Häufig ist der Gang breitspurig, um mehr Sicherheit zu erreichen und die Schwankungsbewegung auszugleichen.

In Verbindung mit Diazepamüberdosierungen werden Ataxien mit Schwindel, Unsicherheitsgefühl und Übelkeit beobachtet. Auch die chronische Einnahme von *Barbituraten* und *Hydantoinen* kann zu Schwindelbeschwerden führen, die zudem mit einem Blickrichtungsnystagmus einhergehen. Dieser wird vermutlich durch Funktionsstörungen in der Formatio reticularis des Stammhirns ausgelöst.

Zerebelläre Ataxie. Zeichen ist die Charcot-Trias: Nystagmus, Intentionstremor und skandierende

Tabelle 2.**6** Medikamente und Genußgifte mit Schwindel als Nebenwirkung

Substanzklasse	Schwindel- / Störungstyp	Wirkung
Alkohol	Lagerungsschwindel	Unterschied spezifisches Gewicht von Kupula und Endolymphe
	Intoxikation	ZNS-Depression
	Gleichgewichtsstörung	Kleinhirnfehlfunktion
Tranquilizer	Intoxikation	ZNS-Depression
Antikonvulsiva	Intoxikation	ZNS-Depression
Antihypertensiva	(prä-)synkopal	orthostatische Hypotension
Aminoglykoside	Drehschwindel	asymmetrischer Haarzellverlust
	Gleichgewichtsstörung	Verlust vestibulospinaler Reflexe
	Oszillopsie	Verlust vestibulookulärer Reflexe

Sprache. Der Intentionstremor führt zu unregelmäßigen zitternden Bewegungen, die sich bei Annäherung an das Ziel der Bewegung steigern (Finger-Nase-Versuch). Durch die zerebelläre Koordinationsstörung kommt es zu einer unschlüssigen, langsamen und stockenden Sprache mit Betonung aller einzelnen Silben. Die Gleichgewichtsregulationsstörung und die Störung der Bewegungskoordination kann sich verschieden auswirken:

- Eine Rumpfataxie macht ein gerades Sitzen unmöglich; es besteht eine Fallneigung nach rückwärts oder zur Seite.
- Eine Standataxie führt zu Schwierigkeiten beim Stehen mit entsprechender Fallneigung, und auch beim Gehen kommt es zu Unsicherheiten und Abweichungen.
- Typische Zeichen einer Kleinhirnataxie sind auch das Ansteigen des ausgestreckten Armes beim Halteversuch, das Fehlen des Reboundphänomens und eine Dysdiadochokinese (Kapitel 3).

Spinale Ataxie. Sie liegt bei Störungen der Hinterstrangbahnen des Rückenmarkes oder bei Läsionen peripherer Nerven vor. Die spinale Ataxie führt zu einer *sensiblen Ataxie*, bei der die propriozeptive Kontrolle der Motorik ausfällt. Wesentliches Unterscheidungsmerkmal zur zerebellären Ataxie ist die Möglichkeit Betroffener, eine sensible Ataxie durch die visuelle Kontrolle zu kompensieren. Dies bedeutet, daß eine spinale oder sensible Ataxie im Gegensatz zur Kleinhirnataxie bei geöffneten Augen nicht bemerkbar sein muß.

Abweichreaktionen und Fallneigung bei Kleinhirnhemisphärenläsionen gehen zur Herdseite. Aufgrund einer vestibulospinalen Tonusdifferenz führen auch peripher-vestibuläre Störungen zu Abweichungen und Fallneigung in Richtung der Läsion. Die Abweichungen bei Läsionen des Kleinhirnwurmes gehen nach vor- oder rückwärts. Andere zentrale Schwindelursachen führen zu ungerichteten Abweichungen und Falltendenzen.

2.5 Nystagmus

Unter Nystagmus wird eine Vielzahl ätiologisch und phänomenologisch teilweise ganz unterschiedlicher Augenbewegungen verstanden, deren wesentliches gemeinsames Merkmal die *Rhythmizität* ihres Bewegungsablaufes ist. Normalerweise sind die Bewegungen binokulär konjugiert und assoziiert, bei manchen krankhaften Veränderungen können sie aber auch dissoziiert sein.

Nystagmus kann in allen Raumebenen schlagen: horizontal, vertikal und um die Augenlängsachse rotierend (raddrehend, zyklotorsional). Häufig sind mehrere Bewegungskomponenten enthalten, d.h. diagonal mit und ohne rotierende Komponente, wobei die Ausprägung der einzelnen Anteile außerordentlich variabel ist.

Eine sehr seltene Variante ist der *retraktorische Nystagmus*. Er entsteht durch simultane Kontraktionen aller Augenmuskeln, wodurch sich rhythmische, niederamplitudige Bewegungen in anteroposteriorer Richtung ergeben.

Die meisten Nystagmusarten bestehen aus einer langsamen Phase und einer raschen Rückstellbewegung. Sie haben Ruckform (*Rucknystagmus*). Nur bei manchen Arten ist die Ruckform entweder kaum oder gar nicht erkennbar, und die Augen pendeln mehr oder weniger regelmäßig um eine Ausgangslage, wie beispielsweise bei angeborenen Nystagmusformen oder dem Fixationspendelnystagmus.

Beim Rucknystagmus erfolgt die Richtungsbezeichnung grundsätzlich nach der Bewegungsrichtung der raschen Phase – links, rechts, oben, unten, links-oben, rechts-unten usw. sowie im bzw. gegen den Uhrzeigersinn rotierend. Die Schlageigenschaften werden eingeteilt von grob- bis feinschlägig (groß- bis kleinamplitudig) und von nieder- bis hochfrequent. Es gibt physiologischen und pathologischen Nystagmus.

2.5.1 Physiologischer Nystagmus – Nystagmus bei Gesunden

Physiologisch ist Nystagmus, der auch bei Gesunden durch bestimmte Sinnesreize ausgelöst wird:

- labyrinthäre Reize (vestibulärer Nystagmus)
- bewegte optische Reize (optokinetischer Nystagmus)
- propriozeptive Reize (Halsdrehnystagmus, arthrokinetischer Nystagmus, Vibrationsnystagmus) und
- auditive Reize (audiokinetischer Nystagmus).

Vestibulärer Nystagmus. Er entsteht durch Reizung des Vestibularapparates (Bogengänge, möglicherweise auch Otolithenorgane): Der periphere Reiz verursacht eine zentralvestibuläre Tonusveränderung, und dieser folgt der Erregungsverteilung in den Augenmuskelkernen. Das Resultat ist eine Deviation der Augen, die solange zunimmt, wie der Reiz andauert. Die Geschwindigkeit der Deviation ist eine Funktion der Reizstärke.

Da die Augen sich nicht beliebig weit drehen können, werden sie durch die raschen Phasen immer wieder zurückgesetzt. Beim vestibulären Nystagmus werden also nur die langsamen Phasen vom vestibulären Reiz bestimmt, die raschen sind nicht-vestibulär. Der physiologische Sinn vestibulär ausgelöster Augenbewegungen besteht in der *Blickstabilisierung* bei Kopf- und Körperbewegungen.

Vestibulärer Nystagmus, wie er für diagnostische Zwecke durch Drehreize und kalorische Reize ausgelöst wird, tritt nur unter den artefiziellen Bedingungen eingeschränkter Kopf-Körper-Bewegungen und Ausschluß visueller Orientierungsmöglichkeiten auf.

Optokinetischer Nystagmus. Diese physiologische Form des Nystagmus wird durch Bewegung von Bildern auf der Retina ausgelöst. Sie dient der optischen Stabilisierung dieser Bilder durch adäquates Mitführen der Augen. Unter physiologischen Umständen steht die *optische Blickfeldstabilisierung* mit der vestibulären in vielfältigen synergistischen Wechselbeziehungen.

Weitere physiologische Nystagmusformen. *Halsdrehnystagmus* (Halsreflexnystagmus) wird durch Reizung von Muskel-, Gelenk- und Sehnenrezeptoren im Bereich der Halswirbelsäule – vor allem bei Kopfbewegungen in der horizontalen Ebene – hervorgerufen (Kapitel 6). Darüber hinaus sind noch zu erwähnen der Endstellungsnystagmus und der Willkürnystagmus. Bei *Endstellungsnystagmus* handelt es sich um Nystagmus, der bei sehr exzentrischen Blickpositionen (mindestens 40°) auftritt, in Blickrichtung schlägt und sich nach einigen Schlägen bzw. Sekunden erschöpft. Unter *Willkürnystagmus* werden hochfrequente, meist konjugierte, horizontale, willkürlich auslösbare Augenoszillationen von mehreren Sekunden Dauer verstanden. Etwa 8% der Bevölkerung sind in der Lage, solche Augenbewegungen zu produzieren; die Fähigkeit dazu wird meist im Kindesalter erlernt, ein genetischer Faktor ist wahrscheinlich.

2.5.2 Pathologischer Nystagmus

Pathologisch ist jeder Nystagmus, der nicht zu einer der oben angeführten Formen gehört. (Einzige Ausnahme: Ein sehr schwacher vestibulärer Spontannystagmus ist nicht in jedem Fall für pathologisch zu halten; Physiologischer Spontannystagmus, Abschnitt 4.4.2.)

Pathologischer vestibulärer Nystagmus

Dieser auch vestibulärer Spontannystagmus genannte Nystagmus ist die häufigste Form pathologischer Augenbewegungen überhaupt. Sie entsteht, wenn Tonusveränderungen im vestibulären System durch krankhafte Vorgänge an der Peripherie und/oder an zentralen Strukturen entstehen. Vestibulärer Nystagmus hat immer Ruckform.

Einem Nystagmus ist grundsätzlich nicht anzusehen, ob er durch periphere oder zentrale Störungen verursacht ist. Ausnahmen hiervon sind rein vertikale und rein rotierende Schlagformen: diese sind immer zentral bedingt. Nystagmus bei peripher-vestibulären Störungen wird eingeteilt in Reiz-, Ausfall- und Erholungsnystagmus. *Reiznystagmus* schlägt zur kranken, *Ausfallnystagmus* zur gesunden und *Erholungsnystagmus* wieder zur vormals erkrankten Seite (Abschnitt 4.4.5).

Unter pathologischen vestibulären Nystagmus fallen auch die verschiedenen Formen von *Lage-* und *Lagerungsnystagmus*. Meist handelt es sich dabei um Störungen der Interaktion von Bogengängen und Otolithenorganen. Diese können periphere Mechanismen ebenso betreffen wie die zentrale Verarbeitung. Lageabhängige Nystagmusarten können aber auch durch lagebedingt veränderten zerebralen Blutfluß oder positionsbedingte intrakranielle Druckänderungen (Liquorzirkulationsstörungen, Verlagerung von Tumormassen etc.) entstehen.

Nystagmus aufgrund gestörter Blickhalteregulation

Diese Formen bilden die zweite große Gruppe pathologischer Nystagmusarten. Sie stellen eine nach Ursache, Lokalisation der Schädigung und Erscheinungsform sehr inhomogene Gruppe dar. Gemeinsam ist Ihnen, daß die Betroffenen nicht in der Lage sind, die Augen in bestimmten Stellungen – das können alle Blickstellungen einschließlich der Primärpositionen sein – zu stabilisieren.

Die echten *Fixationsnystagmen* (z. B. der latente monokuläre Fixationsnystagmus) sind ebenso wie der *blickparetische Nystagmus* und der *Blickrichtungsnystagmus* Folge gestörter Blickhaltefunktionen.

Visuelle Deprivation (Blinde, früher auch Bergarbeiter) kann nystagmusartige Augenbewegungen erzeugen, die letztlich ebenfalls auf Störungen der Blickstabilisierungsmechanismen zurückzuführen sind. Gleiches gilt für *kongenitalen Nystagmus* in seinen verschiedenen Unterarten.

Zahlreiche Nystagmusarten beruhen auf Störungen, die das Blickhaltesystem im engeren Sinne und die vom vestibulären Tonus bestimmte Blickstabilisierung gemeinsam betreffen. Der *periodisch alternierende Spontannystagmus* (Aktivierung bei visueller Fixation), *Downbeat-* und *Upbeatnystagmus* (Abhängigkeit von Fixation und Blickwendung) sind Beispiele dafür.

Nystagmusartige Augenbewegungen können auch durch isolierte Erregungsanomalien in den Augenmuskelkernen entstehen, wie die Myokymie des M. obliquus superior zeigt.

2.6 Tinnitus, Ohrgeräusche

Ohrgeräusche können in zwei Gruppen unterteilt werden:
- **Subjektive Ohrgeräusche.** Sie bestehen in der subjektiven Wahrnehmung eines Tones oder eines Geräusches *ohne äußere Schalleinwirkung*. Subjektive Ohrgeräusche können vom Untersucher nicht wahrgenommen werden und lassen sich nicht durch objektive Messungen qualitativ oder quantitativ erfassen. Insofern gilt für den subjektiven Tinnitus das gleiche wie für Kopfschmerz: beide werden vom Patienten wahrgenommen, der Untersucher kann sie jedoch nicht objektivieren. Er ist auf die glaubhaften Angaben des Patienten angewiesen.
- **Objektive Ohrgeräusche** können auch vom Untersucher wahrgenommen und gemessen werden. Objektiver Tinnitus kann Aufgrund *vaskulärer Veränderungen* wie Gefäßtumoren (Glomus-tympanicum- und Glomus-jugulare-Tumoren) und Gefäßfehlbildungen (arteriovenöse Malformationen) entstehen. Die Geräusche sind dann häufig pulssynchron. Weitere Ursachen für objektive Ohrgeräusche sind *Muskelkontraktionen* im Bereich der Gaumenmuskulatur, der Muskulatur der Tube und der Mittelohrmuskeln. Ganz gelegentlich kann ein objektivierbares Ohrgeräusch auch dem Innenohr entstammen und als *spontane otoakustische Emission* nachgewiesen werden. Diese hat dann die gleiche Frequenz, wie sie tonaudiometrisch für das Geräusch ermittelt wurde. Wichtiges diagnostisches Hilfsmittel bei allen objektiven Ohrgeräuschen ist das *Stethoskop*, das häufig bereits ausreicht, um das vom Patienten empfundene Geräusch auch für den Untersucher bemerkbar zu machen. Auch eine Impedanzaudiometrische Untersuchung mit Aufzeichnung der Trommelfellbewegungen über die Zeit kann hilfreich sein.

2.6.1 Subjektiver Tinnitus

Subjektiver Tinnitus ist für Betroffene häufig quälend und angstmachend. Dies wird durch die Sensibilisierung der Öffentlichkeit für das Thema in Presse, Funk und Fernsehen noch verstärkt. Die Patienten haben einerseits erfahren, welche gefährlichen Erkrankungen hinter ihrem Symptom stecken können, andererseits wurden sie auf (nicht immer wissenschaftlich haltbare) Behandlungsmethoden mit besonderen Heilungserfolgen aufmerksam gemacht und haben daher häufig große Erwartungen an den behandelnden Arzt.

Außenohr- und mittelohrbedingter subjektiver Tinnitus kann durch eine *Blockierung der Schallzuleitung* im Gehörgang oder der *Schalldrucktransformation* im Mittelohr bedingt sein. Als Ursache hierfür kommen Cerumen obturans, akute oder chronische Mittelohrentzündungen oder auch eine Otosklerose in Frage.

Kochleär bedingter subjektiver Tinnitus entsteht auf dem Boden einer *Haarzellschädigung*. Betroffen sind meist die äußeren, gelegentlich auch die inneren Haarzellen. Solche Schädigungen können zu Hörminderungen oder zu Tinnitus oder auch zu beidem führen. Defekte der Zellmembranen, der Ionenkanäle, Ionenpumpen oder auch membranständiger Enzymsysteme können (Ruhe-)Potentialveränderungen an den geschädigten Haarzellen nach sich ziehen. Dadurch kann es zu periodischen Depolarisationen und zu einer veränderten Spontanentladungsrate kommen. Ein solches pathologisches Erregungsmuster einer oder mehrerer innerer Haarzellen unterscheidet sich von dem Entladungsmuster, das durch einen akustischen Reiz hervorgerufen wird, durch folgende Punkte:

- fehlende zur Tonhöhe gehörende Periodizität
- fehlende Bewegung der Basilarmembran
- fehlende otoakustische Emissionen und
- fehlender vorverstärkender oder dämpfender Effekt der äußeren Haarzellen.

Ohrgeräusche können allerdings erst durch die Summation solcher Effekte bei vielen Haarzellen wahrnehmbar werden.

Hypothesen zur Genese

Zur Entstehung von Tinnitus im peripheren und zentralen Hörsystem existiert eine Reihe von Hypothesen:

- Tonndorf zufolge ist die Entkopplung der Tektorialmembran von den Stereozilien der äußeren Haarzellen Grundlage für den Tinnitus bei akuten kochleären Läsionen.
- Steurer sieht im Ausfall bestimmter Haarzellregionen und der daraus resultierenden relativen Verstärkung der kochleären Grundgeräusche die Ursache (fehlende organeigene Maskierung).
- Zenner hält die Dauerdepolarisation der Haarzellen infolge fortbestehender biochemischer oder mechanischer Reizbedingungen für einen wichtigen Grund.
- Nach Eggermont sind synchronisierte Spontanaktivitäten afferenter Neuronen, die Ihre Verbindung zu Haarzellen verloren haben, verantwortlich.
- Zwicker beschreibt als mögliche Ursache die Entstehung eines Negativabdruckes (vergleichbar mit dem retinalen Nachbild) im Hörbahnsystem nach Ausschalten eines komplexen Schallreizes aus den dann nicht mehr gereizten Regionen des Corti-Organes.

Diesen Hypothesen zufolge ist Tinnitus die *Wahrnehmung einer veränderten Spontanaktivität des auditorischen Systems*. Die Induktion des Tinnitus beruht meistens auf Schädigungen des peripheren auditiven Systems, die eine veränderte Eingangsspontanaktivität in das zentrale auditorische System bewirken. Die Manifestation und die Aufrechterhaltung von Tinnitus beziehen dann zentrale auditorische Strukturen mit ein. Diese müssen aber selbst nicht notwendigerweise geschädigt sein. Der veränderte Input pathologischer Spontanaktivität führt zu einem veränderten funktionellen Zustand des zentralen auditorischen Systems, der für die meisten peripheren Ursachen identisch ist (Lenarz 1995).

2.6.2 Klinik

Beim einzelnen Patienten wird eine klare ätiologische und topologische Zuordnung von Tinnitusbeschwerden nicht immer möglich sein. Neben den in den Tabellen 2.**7** und 2.**8** angegebenen Ursachen für objektiven und subjektiven Tinnitus auf neurootologischem Gebiet ist immer auch an Allgemeinerkrankungen zu denken, die mit Tinnitus einhergehen können. Hierzu zählen Herz-Kreislauf-Erkrankungen, Stoffwechselerkrankungen, Erkrankung des stomatognathen Systems, HWS-Erkrankungen und Allergien (Tabelle 2.**9**).

Klinisch wichtig ist zum einen die Unterscheidung zwischen **akutem** und chronischem Tinnitus:

- Beim **chronischen Tinnitus** bestehen die Beschwerden schon länger als 3 Monate. Chronische Ohrgeräusche werden in kompensierten und dekompensierten Tinnitus unterteilt:
  - Chronisch *dekompensierter* Tinnitus ist gekennzeichnet durch die Tatsache, daß körperliche und seelische Reaktionen auf die Ohrgeräusche das Problem des Patienten geworden sind.

Tabelle 2.**7** Ursachen von objektivem Tinnitus

Typ	Ursache
Vaskulär	Stenose von A. carotis oder A. vertebralis
	hochstehender Bulbus v. jugularis
	Tumor des Glomus caroticum/jugulare
	arteriovenöse Malformation
	Herzvitien
	rheologische Störungen
Muskulär	Palatomyoklonus
	Myoklonus der Mittelohrmuskeln
	Tubenfunktionsstörungen

Tabelle 2.8 Otologische und neurale Ursachen für subjektiven Tinnitus

Pathologische Lokalisation	Ursache
Außen-/Mittelohr	Cerumen Otitis externa Otitis media acuta/chronica Seromukotympanon Otosklerose
Innenohr	akutes/chronisches Lärmtrauma Hörsturz Morbus Menière, Endolymphhydrops Presbyakusis Contusio labyrinthi Labyrinthitis progressive IOS Otosklerose Einnahme ototoxischer Medikamente (Diuretika, Cis-Platin, Azetylsalizylsäure, Aminoglykoside, Chinin)
N. statoacusticus	Herpes zoster oticus Akustikusneurinom
Zentralnervensystem	ZNS-Tumor Liquorzirkulationsstörung (Zustand nach Periduralanästhesie, benigne intrakranielle Hypertension, Arachnoidalzyste) Multiple Sklerose Migräne

Tabelle 2.9 „Allgemeinerkrankungen" mit Beziehungen zu Ohrgeräuschen

Typ	Störung/Krankheit
Herz-Kreislauf-Erkrankungen	Arrythmien Hypo-/Hypertonie Nierenerkrankungen Anämie
Stoffwechselerkrankungen	Hypercholesterinämie Hyperlipidämie Diabetes mellitus Hypo-/Hyperthyreose
Weitere Erkrankungen	Myoarthropathie der Kiefergelenke (Costen-Syndrom) HWS-Erkrankungen (Blockierungen, Osteochondrosen, muskuläre Verspannungen) Nahrungsmittelallergien

- Beim *kompensierten* Tinnitus wird der Patient durch seine Ohrgeräusche mehr oder weniger gestört, hat sich jedoch damit arrangiert.

Akuter Tinnitus sollte einer *Akuttherapie* (z. B. rheologische Maßnahmen, hyperbare Sauerstofftherapie) zugeführt werden. Bei allen Tinnituspatienten ist eine sorgfältige neurootologische Anamnese, Untersuchung und Diagnostik zum Ausschluß bzw. zur Erkennung eventueller therapierbarer Grund- und Begleiterkrankungen (Tabelle 2.7 bis 2.9) erforderlich. Patienten mit chronisch dekompensierten Tinnitus muß durch entsprechende therapeutische und rehabilitative Maßnahmen dazu verholfen werden, zumindest wieder das Stadium eines kompensierten Tinnitus zu erreichen.

2.7 Druckgefühl, Diplakusis, Hyperakusis

Druckgefühl. Einige Patienten mit Erkrankungen des Innenohres wie Hörsturz oder Morbus Menière berichten über ein Druckgefühl in der Region des Ohres, manchmal auch der ganzen betroffenen Seite des Kopfes. Manche beschreiben dieses Gefühl auch als dumpfe Kopfschmerzen. Morbus-Menière-Patienten haben fast alle ein entsprechendes Druckgefühl, das häufig auch während der Anfälle gesteigert ist. Es ist aber umgekehrt kein pathognomonischer Hinweis auf einen Morbus Menière, wenn ein Druckgefühl angegeben wird. Ein Hydrops im unteren Anteil des Labyrinthes (Sakkulus und Ductus cochlearis) ist möglicherweise das pathologisch anatomische Korrelat für das Druckgefühl.

Diplakusis. Einige Patienten mit neurootologischen Ohrerkrankungen berichten über eine unangenehme Diplakusis. Sie empfinden eine unangenehme Veränderung der Tonhöhenwahrnehmung, häufig hin zu höheren Tönen im erkrankten Ohr. Viele Betroffene beschreiben auch ein Gefühl, daß alles „hohl" klinge, wieder andere berichten über einen „metallischen", geschlossenen Klangcharakter.

Hyperakusis. Darunter versteht man eine Überempfindlichkeit gegen normale Geräusche der Umwelt. Bei dieser Hörstörung besteht eine Überempfindlichkeit gegen akustische Signale in normaler Lautstärke. Die Patienten können Geräusche nicht mehr ertragen, die normalerweise gut tolerierbar sind und die Normalhörige nicht als unangenehm empfinden. Dies deutet auf einen Verlust des Dynamikbereichs hin. Meistens haben Patienten mit einer Hyperakusis auch ein Ohrgeräusch.

Der Beginn einer Hyperakusis steht oft im Zusammenhang mit einer Lärmexposition. Möglicherweise ist eine Funktionsstörung der olivokochleären efferenten Fasern Ursache einer Hyperakusis. Eine Hyperakusis kann auch in Zusammenhang mit Tubenfunktionsstörungen, Fazialisparesen oder Erkrankungen des stomatognathen Systems auftreten.

2.8 Kopfschmerzen

Kopfschmerzen sind neben Schwindel die in der ärztlichen Praxis am häufigsten beklagte Befindensstörung überhaupt. Hinsichtlich Schmerzcharakter, Auftreten, Lokalisation und sonstiger Merkmale werden mit dem Begriff Kopfschmerzen die verschiedenartigsten, den Kopf betreffenden Mißempfindungen umschrieben. Entsprechend vielfältig sind die in Frage kommenden Ursachen.

Als *neurootologische Symptome* können solche Kopfschmerzformen betrachtet werden, die mit Schwindel, Hörminderung und Ohrgeräuschen einhergehen oder in deren Zusammenhang objektive Hör-, Vestibularis- und Augenbewegungsstörungen auftreten. Dazu gehören besonders jene Kopfschmerzen, die als Nebensymptom viele der schädelbasisnah lokalisierten Krankheitsprozesse begleiten.

Ältere Menschen leiden sehr oft an Kopfschmerzen mit Schwindel und Ohrensausen, die allgemeinen, unspezifizierten zerebralen Durchblutungsstörungen zugeschrieben werden. *Visusanomalien* können neben Schwindel auch Kopfschmerzen verursachen. Besonders bei Kindern ist das so häufig, daß nach Ausschluß einer Sinusitis als nächste Maßnahme immer eine ophthalmologische Untersuchung ratsam ist.

Funktionsbeeinträchtigungen des Bewegungsapparates, vor allem im Schulter- und HWS-Bereich, sollen zu den häufigsten Ursachen von Kopfschmerzen zählen. Eine orthopädische Untersuchung der HWS gehört daher zu den obligaten Maßnahmen bei unklaren Kopfschmerzen. Auch Stoffwechselstörungen, insbesondere Diabetes mellitus, können Kopfschmerzen verursachen, gelegentlich gemeinsam mit Schwindel.

Die häufigste Ursache von Kopfschmerzen in der HNO-Praxis sind *Sinusitiden*, sehr häufig auch mit unspezifischen Schwindelbeschwerden verbunden; früher war der Begriff „sinugener Schwindel" üblich. Bei dieser Kombination ist deshalb immer auch an das Vorliegen einer Sinusitis zu denken. Zudem treten Hörsturz und akuter Vestibularisausfall nicht selten bei oder nach Infekten der oberen Luftwege, besonders Sinusitiden, auf.

Verschiedene *Migräneformen* sind typischerweise durch Schwindel und Kopfschmerzen gemeinsam gekennzeichnet. Die Gewichtung von Schwindel und Kopfschmerzen kann dabei ganz verschieden sein. Bei der Basilarismigräne beispielsweise stehen Sehstörungen und Hirnstammsymptome, besonders Schwindel, im Vordergrund – bei nur geringen Kopfschmerzen. Ganz häufig ist Schwindel als Aura vor der typischen Kopfschmerzattacke. Bei wiederum anderen Formen treten isolierte Schwindelzustände im kopfschmerzfreien Intervall auf.

Auf einen möglichen Zusammenhang zwischen *Morbus Menière* und Migräne hatte schon Menière selbst hingewiesen. Inwieweit ein direkter pathogenetischer Zusammenhang besteht, ist unklar. Fest steht, daß der Morbus Menière oft mit Kopfschmerzen einhergeht, und zwar sowohl als regelrechte Aura Stunden vor dem Anfall als auch in den anfallfreien Intervallen.

Verschiedentlich finden sich Mitteilungen, daß Kopfschmerzen das erste subjektive Symptom bei einem *Akustikusneurinom* sein können. Schließlich sind Kopfschmerzen, meist als Kopfdruck, Kopfspannung und Benommenheitsgefühl, fast obligat bei den *situativen Schwindelzuständen* (Abschnitt 7.1): Bei den Betroffenen stellen sich Schwindel und Kopfschmerzen in Abhängigkeit von verschiedenen Situationen (große Plätze, Kaufhaus, sonstige Menschenansammlungen) ein. Nach dem paroxysmalen Lagerungsschwindel stellen diese – auch phobischer Schwindel genannten – Zustände die zweithäufigste Schwindelform überhaupt dar. Es handelt sich um *psychogenen* Schwindel, der initial aber oft durch eine echte Schwindelattacke, z. B. bei akutem Vestibularisausfall, in Gang gesetzt wird; offenkundig wird das Schwindelerlebnis anschließend fehlverarbeitet. Die mit dem Schwindel auftretenden Kopfdruck- und Spannungsgefühle überdauern diesen gewöhnlich und gehen oft in einen Stunden dauernden, lebhaften Kopfschmerz über.

Eine gesondert zu erwähnende Form von Gesichts-Kopf-Schmerzen sind die durch eine Myoarthropathie des Kiefergelenkes verursachten (*Costen-Syndrom*). Meist auf Okklusionsstörungen beruhend, gelegentlich aber alleine durch Verspannungszustände hervorgerufen, kommt es zu einer ganzen Reihe sich sukzessiv entwickelnder Beschwerden: Anfänglich treten im Ohr lokalisierte Schmerzen, teils einschießend, teils dauerhaft auf, die sich bis in die gesamte Ohrregion, dann in den Ober- und Unterkieferbereich sowie die Schläfe ausbreiten. Später können sich allgemeine Kopfschmerzen entwickeln, Schwindel und Ohrgeräusche entstehen in fortgeschrittenen Verläufen nicht selten. Typischerweise ist das Gelenk bei ausgeübtem Druck auffallend bewegungsschmerzhaft.

2.9 Otorrhö, Schwellungen, Ohrenschmerzen

Schwellungen. Eine Schwellung der Ohrmuschel, des Mastoids oder des Gehörgangs ist in den meisten Fällen Hinweis auf das Vorliegen einer entzündlichen Erkrankung. Gewöhnlich findet sich dann auch eine Überwärmung und eine Rötung. Manchmal besteht bei solchen Schwellungen eine Hörminderung im Sinne einer Schalleitungsschwerhörigkeit.

Otorrhö. Bei einer Sekretion von Flüssigkeit aus dem Gehörgang sollte abgeklärt werden, um welche Art von Flüssigkeit es sich handelt, woher die Flüssigkeit kommt und welcher pathologische Prozeß für die Otorrhö verantwortlich ist. Dabei spielen Unterschiede der Farbe, der Klarheit, der Viskosität und des Geruches wichtige Rollen. In der Hauptsache dürften Otorrhöen entzündliche Exsudate oder eitriges Sekret bei Gehörgangsentzündungen oder Entzündungen des Mittelohres darstellen. Daneben bestehen gelegentlich blutige Otorrhöen (Grippeotitis, Trauma, Tumor). In eher selteneren Fällen muß auch an das Vorliegen einer liquorhaltigen Ohrsekretion gedacht werden (Trauma, vorhergehende Operation).

Bei *eitriger Sekretion* können klinische Charakteristika bei der Auswahl der richtigen Therapie hilfreich sein. Ein fauliger Geruch spricht häufig für eine Mischinfektion unter Beteiligung von anaeroben Keimen. Eine grauschwarze Sekretion spricht für eine Pilzinfektion. Für die Initialtherapie sind solche klinische Beobachtungen wichtig.

Ohrenschmerzen. Sie können verschiedene Ursachen haben. In den meisten Fällen liegen sicherlich otologische Erkrankungen vor. Jedoch lassen sich Ohrenschmerzen durch Ausstrahlung auch bei entzündlichen oder tumorösen Erkrankungen des Pharynx beobachten – dann besonders als Schluckschmerzen. Gelegentlich kommen Ohrenschmerzen auch bei Neuralgien vor. Weitere Ursachen für Ohrenschmerzen können ins zahnärztliche (Zähne, Kiefergelenk) oder neurologische Fachgebiet fallen.

3 Anamnese und Untersuchung

3.1 Anamnese und HNO-Status

Die Erhebung der Krankengeschichte und die sorgfältige Untersuchung eines Patienten mit otologischen und neurootologischen Beschwerden erlauben häufig schon eine Diagnosestellung oder eine Einengung der Differentialdiagnosen, bevor weitere technische Untersuchungen angefordert werden müssen.

3.1.1 Anamnese

In der Anamnese sind die Beschwerden des Patienten Ausgangspunkt für die weitere Befragung. Nach der Erklärung der Symptome und der Krankheitsentwicklung durch den Patienten kann der Arzt präzisierende Fragen stellen. Dabei ist auch darauf zu achten, daß manche Patienten bestimmte Symptome vergessen oder für unwichtig halten. Neben der speziellen Anamnese wird auch die allgemeine Krankengeschichte erfragt. Dazu gehören auch die Frage nach Allergien, nach regelmäßig oder häufig eingenommenen Medikamenten und nach dem Gebrauch von Tabakprodukten, Koffein oder anderen Genußgiften. Wichtig ist weiterhin die Familienanamnese in bezug auf Ohrenerkrankungen, neurologische Erkrankungen, Stoffwechselerkrankungen und Herz-Kreislauf-Erkrankungen. Zudem wird nach vorausgegangenen Behandlungen oder Untersuchungen wegen derselben Krankheit gefragt.

Patienten mit Hörverlust oder Ohrgeräuschen

Patienten mit Hörverlust oder Ohrgeräuschen werden gefragt, ob die Symptome sich allmählich eingestellt haben oder zu einem bestimmten Zeitpunkt plötzlich auftraten. Es ist nach vorausgehenden Hör- und Gleichgewichtsstörungen zu fragen und festzustellen, ob die derzeitigen Probleme fluktuierend, langsam zunehmend (progressiv) oder gleichförmig sind und ob sie mit Drehschwindel oder Unsicherheitsgefühl verbunden sind. Gefragt werden sollte auch nach Begleitumständen wie Infektionen des oberen Aerodigestivtraktes, Verletzungen, Schlägereien, Lärm, Ohrenlaufen, Druckgefühl im Ohr, Ohrenschmerzen oder der Möglichkeit eines Barotraumas. Vor allem in endemischen Gebieten sollte auch die Frage nach einem Zeckenbiß in der Anamnese nicht fehlen.

Lärmempfindlichkeit, *Tullio-Phänomen* und *Diplakusis* stehen gewöhnlich im Zusammenhang mit kochleären Hörstörungen. Die Familienanamnese ist wichtig, da viele Hörstörungen erblich sind. Dabei ist auch auf kongenitale Störungen anderer Organsysteme einzugehen. Bedeutend ist weiterhin zu wissen, wie sehr die Kommunikationsfähigkeit durch das Hörproblem gestört wird und ob es Einfluß auf die berufliche Leistung, das soziale Umfeld oder das Familienleben des Patienten hat.

Patienten mit Schwindel

Bei Patienten mit Schwindel ist die Anamneseerhebung schwieriger. Da die Schwindeldefinition des Patienten nicht unbedingt mit der des Arztes übereinstimmt, sind die Angaben des Erkrankten sorgfältig zu analysieren. Dies erfordert Geduld und kann mit einem gewissen Zeitaufwand verbunden sein. Gefühle, die ein Patient als Schwindel beschreibt, müssen meistens durch Nachfragen genauer definiert werden. Manche Patienten verstehen unter „Schwindel" ein „Ziehen im Kopf", „eine Leere im Kopf oder ein „allgemeines Unsicherheitsgefühl". Andere Patienten beschreiben mit dem Wort „Schwindel" mehr „Gleichgewichtsstörungen".

Natürlich wird auch Schwindel, der mit dem illusorischen Gefühl einer Bewegung verbunden ist, als solcher bezeichnet. Dabei wird eine Eigenbewegung oder eine Bewegung der Umgebung beschrieben. Die eingebildete Bewegung kann eine Drehbewegung oder eine horizontale oder vertikale Translationsbewegung sein. Auch eine Verkippung der Umwelt oder des Körpers in der Umwelt werden angegeben. Die Art des Schwindelgefühles oder die Bedeutung des Begriffes Schwindel für den Patienten muß immer genau erfragt werden, da dieser Begriff in der deutschen Sprache nicht genauer definiert ist.

Wichtige Aufgabe der Schwindelanamnese ist es also festzustellen, ob es sich bei den Empfindungen des Patienten um

- weniger genau zu definierende Gefühle
- um Störungen der Gleichgewichtsregulation oder
- Schwindel mit Bewegungsillusionen handelt.

Aus der vergleichsweise geringen Ausprägung der Bahnverbindungen des peripher-vestibulären Systems zum Kortex resultiert, daß Patienten für die Beschreibung ihrer Beschwerden ein nicht so differenziertes Vokabular haben wie für auditorische oder visuelle Mißempfindungen. Hinzu kommt noch die Vermischung der vestibulären Information mit anderen somatischen Informationen im Kortex, die die Beschreibung der vestibulären Symptome weiter erschwert.

Die aktuelle Anamnese sollte eine Befragung beinhalten über:

- die Charakteristika des Schwindels
- den zeitlichen Verlauf mit eventuell auslösenden Faktoren
- begleitende otologische, neurologische und allgemeine Symptome.

Die *erste Schwindelepisode* ist häufig in guter Erinnerung und auch typisch für eine bestimmte Erkrankung. Im Laufe der Zeit kann eine typische Symptomatik durch adaptive und kompensatorische Mechanismen, die den Schwindelcharakter ändern, verschleiert werden. Daher ist es häufig sinnvoll, die erste Schwindelepisode genauer zu betrachten. Danach wird man sich auf den Verlauf vom ersten Auftreten bis zum Zeitpunkt der Untersuchung konzentrieren.

Bei *episodenhaftem Verlauf* werden Dauer, Schwere und Häufigkeit der Episoden registriert. Bei *anhaltendem Schwindel* ist zu ermitteln, ob die Symptomatik langsam schlimmer wird oder sich verbessert oder ob sie von Beginn an unverändert fortbesteht.

Weiterhin ist das Augenmerk auf *schwindelprovozierende oder -verschlimmernde Faktoren* zu richten, die oft für die Diagnose bedeutend sein können. Schwindel kann durch Hinlegen, Drehen im Bett, Kopf-in-den-Nacken-legen oder ähnliches ausgelöst werden. Gelegentlich tritt Schwindel beim Übergang vom Liegen zum Sitzen oder Stehen auf. Auch bestimmte Umgebungen oder soziale Situationen rufen bei manchen Patienten Schwindel hervor.

Otologische Symptome wie Hörverlust, Tinnitus, Druckgefühl oder Otorrhö können richtungsweisend sein. Da Schwindel auch bei Erkrankungen des zentralen Nervensystems auftritt, müssen auch *neurologische Symptome* erfragt werden:

- Sehstörungen sind unspezifisch und können durch pathologische Veränderungen im vestibulären, visuellen oder okulomotorischen System verursacht sein.
- Eine Sehstörung, die nur während oder direkt nach einer Kopfbewegung auftritt, kann auf eine vestibuläre Störung mit Pathologie der vestibulookulären Reflexe hinweisen.
- Doppelbilder weisen auf Veränderungen der Okulomotorik hin, können aber auch bei vestibulären Störungen vorhanden sein, besonders wenn sie während oder kurz nach Kopfbewegungen auftreten.

Weitere neurologische Störungen sind in Abschnitt 2.4 beschrieben.

Fragebögen können für die Anamneseerhebung hilfreich sein, da sie einerseits eine gewisse Systematik erlauben und andererseits dafür sorgen können, daß keine wichtigen anamnestischen Fragen vergessen oder ausgelassen werden. Sie können auch als Grundlage einer persönlichen Anamnese dienen, niemals dürfen sie aber ein ausführliches, persönliches Gespräch zur Anamneseerhebung ersetzen.

Nach Erhebung der Anamnese sollte in der Regel eine *Verdachtsdiagnose* bereits möglich sein und als Grundlage oder „Arbeitshypothese" für die weitere Diagnostik und erste therapeutische Überlegungen dienen. Diese Arbeitshypothese wird dann durch die nachgeschalteten Untersuchungen bestätigt oder zu einer anderen endgültigen Diagnose ausgearbeitet. Nur in wirklich nicht zu klärenden Fällen sollte am Ende bei der Diagnose ein „Verdacht auf..." bestehen bleiben.

3.1.2 Allgemeiner HNO-Status

Die allgemeine HNO-ärztliche Untersuchung bei Patienten mit neurootologischen Problemen besteht aus einer kompletten Befunderhebung mit Beurteilung von Nase und Nasennebenhöhlen, Naso-, Oro- und Hypopharynx sowie Larynx. Bei diesen Untersuchungen wird zum einen auf morphologische Veränderungen geachtet, zum anderen werden funktionelle Veränderungen beurteilt. Die Funktionsprüfungen einzelner Hirnnerven wie im folgenden beschrieben kann in diese Untersuchung leicht integriert werden.

Untersuchung des Ohres

Auf die Beurteilung des Ohres und der benachbarten Regionen wird besonderer Wert gelegt. Ohrmuschel sowie prä-, supra-, retro- und infraaurikuläre Region werden untersucht, und dabei wird auf Schwellungen, Hautverletzungen, Ausschläge, Fistelöffnungen, Anzeichen für Fehlbildungen, Verletzungsfolgen oder vorhergehende Operationen geachtet. Danach werden der äußere Gehörgang und das Trommelfell mikroskopisch untersucht. Im äußeren Gehörgang eventuell vorhandenes Zerumen wird sorgfältig entfernt. Es wird auf Exostosen, Entzündungszeichen und andere Hautveränderungen geachtet. Anschließend wird das Trommelfell beurteilt. Seine normale Farbe ist silbergrau, und es ist durchschimmernd. Hammergriff und Lichtreflex sind erkennbar. Veränderungen der Farbe, Trommelfellnarben, Perforationen, Tympanoskleroseplaques, Hinweise auf Otorrhö oder auf Cholesteatome und ähnliches werden beobachtet. Gelegentlich lassen sich auch Veränderungen hinter einem intakten Trommelfell, wie Paukenerguß, hochstehender Bulbus v.jugularis oder Glomustumoren erkennen. Bei längerer Beobachtung des Trommelfelles können auch atemsynchrone Trommelfellbewegungen als Hinweis auf eine klaffende Tube beobachtet werden. Bei Patienten mit knackenden oder klickartigen Ohrgeräuschen ist so gelegentlich eine unregelmäßige Bewegung des Trommelfelles wahrnehmbar, die auf Kontraktionen der Mittelohrmuskulatur zurückzuführen ist. Gelegentlich können kleine Fremdkörper wie auf dem Trommelfell liegende Härchen als banale Ursache von unregelmäßigen, reibenden oder klickenden Ohrgeräuschen entfernt werden. Bei sehr zarten Trommelfellen lassen sich sogar Teile der Gehörknöchelchenkette und die Farbe der Mittelohrschleimhaut beurteilen. An die Untersuchung des Ohres schließt sich die orientierende Untersuchung des Gehörs an.

3.2 Orientierende Untersuchung des Gehörs

3.2.1 Stimmgabeluntersuchung

Die Stimmgabeluntersuchung ist wichtiger Bestandteil der otologischen Beurteilung. Mit ihrer Hilfe läßt sich die Lautstärkeempfindung grob beurteilen und in der Regel eine Schalleitungsschwerhörigkeit von einer sensorineuralen Schwerhörigkeit unterscheiden.

Weber-Test. Der Weber-Versuch vergleicht die Knochenleitung *beider* Ohren miteinander. Er wird mit einer 512-Hz-Stimmgabel durchgeführt. Diese wird in der Mitte, auf dem Scheitel, aufgesetzt, hilfsweise auch über den Nasensteg oder den Schneidezähnen. Der Patient wird dann gebeten, den Ton zu lokalisieren und zu sagen ob, er ihn rechts, links oder in der Mitte bzw. beidseitig hört:

– Bei Patienten mit einer Schalleitungsschwerhörigkeit wird der Ton zur Seite der Schwerhörigkeit hin lateralisiert.
– Patienten mit einer sensorineuralen Schwerhörigkeit lateralisieren den Ton üblicherweise in das gesunde Ohr.
– Bei seitengleichem Gehör (Normalhörigkeit oder seitengleiche sensorineurale Schwerhörigkeit) wird die Stimmgabel in der Mitte des Kopfes oder diffus im Kopf lokalisiert.
– Bei kombinierten Schalleitungs- oder sensorineuralen Schwerhörigkeiten werden die Angaben häufig unsicher und sind diagnostisch weniger gut verwertbar.

Rinne-Versuch. Im Rinne-Versuch werden die Luft- und die Knochenleitungen eines *einzelnen* Ohres getestet. Hierzu wird die 512-Hz-Stimmgabel nach dem Anschlagen in Höhe des Antrums auf das Mastoid aufgesetzt (Knochenleitung). Der Patient vergleicht die Lautstärke dann mit der etwa 2 cm vor dem äußeren Gehörgang gehaltenen Stimmgabel (Luftleitung). Der Rinne-Versuch ist positiv, wenn der Patient über Luftleitung lauter hört als über Knochenleitung. Hört er jedoch über die Knochenleitung lauter als über die Luftleitung, ist der Rinne-Versuch negativ. In diesem Fall ist eine Schalleitungsschwerhörigkeit zu vermuten, die 20 dB oder mehr beträgt. Der Test kann zur Bestätigung mit einer 1024-Hz-Stimmgabel wiederholt werden.

Kann der Patient sich nicht klar entscheiden, ob er die Stimmgabel auf dem Mastoid oder vor dem Ohr lauter hört, ist der *verschärfte Rinne-Test* durchzuführen. Hierzu wird die Stimmgabel nach dem Anschlagen auf das Mastoid aufgesetzt und der Patient gibt an, wann er die Stimmgabel nicht mehr hört. Sie wird dann sogleich vor den Gehörgang gehalten. Hört der Patient die Stimmgabel nun wieder, ist der Rinne-Versuch positiv – hört er sie nicht, ist der Versuch negativ.

Die Stimmgabelversuche haben neben ihrem Einsatz für die orientierende Beurteilung des Gehörs auch eine Bedeutung für die Feststellung der Notwendigkeit einer Vertäubung in der Audiometrie, und sie können auch hilfreich bei der Identifizierung eines tauben Ohres oder für die Einschätzung der Richtigkeit des Tonaudiogramms sein.

3.2.2 Sprachabstandsprüfung

Die Sprachabstandsprüfung ist eine orientierende quantitative Untersuchung des Hörvermögens (der „Hörweite"). Die Ohren werden einzeln geprüft. Hierzu wird der Gehörgang des nicht geprüften Ohres mit einem Finger zugehalten. Beurteilt wird, in welchem Abstand zunächst in Flüstersprache, dann in Umgangssprache mehrsilbige Zahlwörter verstanden werden. Angegeben wird die Entfernung in Metern, aus der mindestens drei Zahlen nacheinander richtig verstanden werden. Für die Prüfung der Maximalentfernung sollte der Abstand mindestens 6 m betragen. Größere Abstände sind nicht erforderlich. Die Sprachabstandsprüfung kann Hinweise auf den Sitz einer Hörstörung liefern. Ein großer Unterschied in der Hörweite für Flüstersprache und Umgangssprache deutet auf sensorineurale Schwerhörigkeiten hin, während etwa gleiche Entfernungen eher als Hinweis für Schalleitungsschwerhörigkeiten gelten.

3.3 Funktion der Hirnnerven II – IV und VI

3.3.1 Nervus opticus (N. II)

Sehschärfe, Gesichtsfeld. Im Rahmen der neurootologischen Untersuchung wird die Funktion des N. opticus und des Auges untersucht, indem grob die Sehschärfe, möglichst mit Korrektur, abgeschätzt wird. Hierzu eignet sich eine einfache Sehtafel. Weiterhin wird das Gesichtsfeld orientierend untersucht. Hierzu wird der Finger des Untersuchers oder ein Kugelschreiber – für jedes Auge getrennt – von lateral, von medial, von oben und von unten langsam in das Gesichtsfeld eingeführt. Dabei hält der Untersuchte den Blick geradeaus. Er gibt an, wann der Finger oder Kugelschreiber für ihn sichtbar werden. Im Bedarfsfall ist zur genaueren Untersuchung der Sehschärfe, des Gesichtsfeldes und des Augenhintergrundes eine ophthalmologische Untersuchung zu veranlassen.

Pupillenreflex. Bei der neurootologischen Untersuchung wird weiterhin der Pupillenreflex überprüft, dessen afferenter Schenkel über den N. opticus verläuft. Hierzu werden die Augen einzeln geprüft: Mit einer kleinen Taschenlampe wird zunächst in ein Auge geleuchtet, dies sollte zu einer Pupillenverkleinerung in beiden Augen führen. Zieht der Lichteinfall in ein Auge keine Pupillenreaktion beider Augen nach sich, ist ein *afferentes* Problem des untersuchten Auges bzw. des betroffenen Sehnervs anzunehmen. Kommt es nur auf dem Gegenauge zu einer Lichtreaktion der Pupille, muß an eine *efferente* Störung des untersuchten Auges gedacht werden. Der efferente Schenkel des Pupillenreflexes läuft über den N. oculomotorius, so daß an eine Störung in diesem Bereich zu denken ist.

3.3.2 Nervi oculomotorius, trochlearis und abducens (Nn. III, IV und VI)

Bedeutung. Die orientierende Untersuchung von Auge und Augenmuskeln sowie deren Innervation ist einerseits notwendig für die *Abklärung eines eher unsystematischen Schwindelgefühles*, das durch eine Fehlsichtigkeit oder eine Gesichtsfeldeinschränkung oder auch Doppelbilder mit entsprechenden Fehlhaltungen des Kopfes begründet sein kann. Andererseits ist die Untersuchung wichtig, um *vor* Prüfung eines Nystagmus mit Frenzel-Brille oder Elektro- oder Videonystagmographie Bewegungsstörungen der Augen zu erkennen.

Durchführung. Eine orientierende Untersuchung der Funktion der extraokulären Muskeln kann ebenfalls mit Hilfe des Zeigefingers oder eines Kugelschreibers erfolgen, der Patient wird gebeten, ohne den Kopf zu bewegen, den Bewegungen der Finger- oder Kugelschreiberspitze zu folgen. Dabei wird der Gegenstand jeweils aus der Mitte nach medial, nach lateral, nach unten und nach oben bewegt. Störungen der Augenbeweglichkeit können dann vom Untersucher festgestellt werden, der die Bulbusbewegungen des Patienten verfolgt und dabei auch auf die parallele Bewegung beider Augen achtet. Der Patient wird gefragt, ob er in irgendeiner Blickrichtung Doppelbilder gesehen hat.

N. oculomotorius. Ein kompletter Funktionsverlust des N. oculomotorius führt zu einer Lähmung aller extraokulären Augenmuskeln mit Ausnahme des M. rectus lateralis und des M. obliquus superior. Betroffen ist auch der M. levator palpebrae, so daß das Oberlid hängt bzw. das Auge ganz geschlossen bleibt (*Ptosis*). Da auch die parasympathischen Fasern für den M. sphincter pupillae im N. oculomotorius verlaufen, kommt es weiterhin zu einer weiten, wie oben beschriebenen, nicht auf Licht reagierenden Pupille (*Mydriasis*). Das Vollbild einer Okulomotoriusparese (Abschnitt 2.2.1) ist also gekennzeichnet durch:

- ein hängendes Oberlid
- ein Abweichen des Auges nach lateral und unten sowie
- eine weite und lichtstarre Pupille.

Häufig kommen *Teilparesen* des N. oculomotorius vor, die schwerer zu diagnostizieren sind; in den meisten Fällen ist aber auch hier eine Ptosis ausgeprägt.

Bei einer Ptosis muß differentialdiagnostisch ein *Horner-Syndrom* in Erwägung gezogen werden. Hier liegt eine Störung der postganglionären sympathischen Nervenfasern aus dem Ganglion cervicale superior vor. Diese Fasern verlaufen mit der A. carotis interna zum Auge. Beim Horner-Syndrom besteht eine einseitige, eher schwach ausgeprägte Ptosis, mit etwas hochgezogenem Unterlid und dadurch bedingtem relativ kleinem Lidspalt. Außerdem bestehen eine Engstellung der Pupille (Myosis) und ein Enophthalmus.

N. trochlearis. Eine Lähmung des IV. Hirnnervs zieht eine Parese des M. obliquus superior nach sich. Da der Muskel den Bulbus nach medial und unten rollt, kommt es bei Geradeausstellung des Kopfes zu einer Augenstellung nach oben und nasal. Doppelbilder können besonders beim Blick nach unten und nasal provoziert werden, treten für den Patienten also besonders beim Lesen und Schreiben in Erscheinung. Zu ihrer Vermeidung wird häufig eine Kopfhaltung mit Neigung nach vorn und zur gesunden Seite eingenommen (Abschnitt 2.2.1).

N. abducens. Bei Störungen im Bereich des N. abducens kommt es zu einer Parese des M. rectus bulbi lateralis. Es ist der am häufigsten von Lähmungen betroffene Augenmuskelnerv. Das betroffene Auge kann nicht nach lateral geführt werden. Es steht mehr in medialer Position. Die Doppelbilder sind beim Blick zur gelähmten Seite hin am stärksten. Sie können durch eine Kopfbewegung zur kranken Seite kompensiert werden (Abschnitt 2.2.1).

3.4 Funktion der Hirnnerven I, V, VII, IX–XII

3.4.1 Fila olfactoria (N. I)

Die Prüfung des Geruchs- und Geschmackssinnes ist nicht obligater Bestandteil jeder neurootologischen Untersuchung. Sie wird nur bei Bedarf durchgeführt.
Störungen des Geruchsinnes können bedingt sein durch

- Obstruktion im Bereich der Nase
- Funktionsstörungen im Bereich der Riechschleimhaut und der sensorischen Rezeptoren
- Störungen der Übertragung zum Bulbus olfactorius sowie
- weiter zentral gelegene Läsionen.

Häufig wird von Patienten sowohl eine Geruchs- als auch eine Geschmacksstörung beklagt. Dies ist zu begründen durch die Tatsache, daß ein charakteristisches Aroma häufig durch Geschmacks- und Geruchsstoffe hervorgerufen wird, wobei die Geruchsstoffe die entscheidende Komponente darstellen.
Zur orientierenden Untersuchung des Geruchssinnes und zur Unterscheidung eines wahrschein-

lich normalen von einem nicht normalen, funktionell gestörten Geruchssinn kann ein einfacher Test ausreichen. Hierzu werden dem Patienten drei Fläschchen angeboten – das eine enthält Kaffee, das zweite ist leer, und das dritte enthält Ammoniak:

- Bei korrektem Erkennen des Inhaltes der Fläschchen liegt wahrscheinlich ein normaler Geruchssinn vor.
- Wird nur Ammoniak erkannt, ist eine Geruchsstörung anzunehmen.
- Werden alle drei Fläschchen nicht erkannt, ist eine funktionelle Geruchsstörung in Erwägung zu ziehen, da Ammoniak keinen Geruchsstoff, sondern einen Reizstoff für den V. Hirnnerv darstellt.

„Sniffin'-sticks-Test". Die weitere subjektive Testung des Geruchsvermögens erfolgt heute zweckmäßigerweise durch standardisierte Tests. Eine einfache Möglichkeit hierzu stellen „Sniffin'-sticks-Riechstifte" dar. Der Test wird in zwei Stufen durchgeführt. Stufe 1 beinhaltet eine Identifikationsprüfung, bei der acht bekannte Gerüche angeboten werden. Zusätzlich lassen sich die vier Geschmacksqualitäten, süß, sauer, salzig und bitter durch Aufsprühen auf die Zunge mit einem Schmeckstoffzerstäuber prüfen. Bei Bedarf wird der „Sniffin'-sticks-Test" Stufe 2 durchgeführt. Hier erfolgen – ebenfalls subjektiv – eine Schwellentestung, eine Prüfung der Diskriminationsfähigkeit und eine Testung der Identifikationsleistung.

Mit diesen Riechtests liegt eine praktische und aussagefähige Meßmethode zur Funktionsprüfung des N. olfactorius vor, die in Praxis und Klinik diagnostische und wissenschaftliche, auch gutachterliche Fragestellungen ausreichend beantworten kann. Die herkömmliche Riechkastenmethode hat demgegenüber nur die Qualität einer orientierenden Riechprüfung mit begrenzter Aussagekraft. Bei der Riechprüfung sollte bei Nichterkennen der Geruchsstoffe die Prüfung nach Abschwellen der Nase wiederholt werden. Auf diese Art und Weise lassen sich durch nasale Obstruktion bedingte Riechstörungen bereits erkennen, wenn nach dem Abschwellen Geruchswahrnehmungs- und Geruchserkennungsleistungen zunehmen.

Objektive Untersuchungen des Geruchssinnes sind zur Zeit noch mehr oder weniger im Experimentalstadium bzw. in der Erprobung ihres klinischen Einsatzes. Ein aufwendiger, aber vielversprechender Weg scheint hier die Messung von olfaktorisch evozierten Potentialen zu sein (Herberhold 1973, Kobal u. Hummel 1994, Doty 1995).

3.4.2 Nervus trigeminus (N. V)

Sensible Funktion

In den meisten Fällen ist nur die sensible Funktion des N. trigeminus betroffen, nur in wenigen Fällen auch die motorische. Eine Fehlfunktion des N. trigeminus kann durch pathologische Veränderungen in der mittleren Schädelgrube, im Kleinhirnbrückenwinkel und in den Nasennebenhöhlen bedingt sein.

Durchführung. Die sensible Funktion im Gesicht wird im Seitenvergleich und getrennt für die Hauptäste des Nervs in den verschiedenen Höhen des Gesichtes überprüft. Dabei werden das Innervationsgebiet des N. ophthalmicus, des N. maxillaris und des N. mandibularis getestet. Die Untersuchung erfolgt durch zufällige Berührung mit Wattestäbchen oder einem spitzen Gegenstand zur Unterscheidung zwischen Berührung und Schmerz. Das Temperaturgefühl wird durch Berührung mit einem erwärmten oder kalten Metallgegenstand, z. B. dem Stiel eines Kehlkopfspiegels, getestet.

Kornealreflex

Da der afferente Schenkel des Kornealreflexes über den N. trigeminus verläuft, ist auch die Untersuchung des Kornealreflexes Bestandteil einer ausführlichen neurootologischen Untersuchung. Normalerweise führt die Berührung der Hornhaut zu einem beidseitigen Augenschluß. Der motorische Anteil des sogenannten „Blinkreflexes" wird über den N. facialis weitergeleitet.

Durchführung: Der Patient wird gebeten, in die vom untersuchten Auge entgegengesetzte Richtung zu schauen. Das von der Seite herangeführte Wattestäbchen darf nicht ins Gesichtsfeld kommen und nicht die Augenlider oder Wimpern berühren. Zuerst wird nur die Sklera berührt, dabei sollte es nicht zum Augenschluß kommen. Bei der dann folgenden Berührung der Kornea sollte *beidseits* der Blinkreflex ausgelöst werden.

- Kommt es nicht auf beiden Seiten zum reflektorischen Augenschluß, ist ein Defekt im sensorischen Anteil des Reflexes, also im Bereich des N. trigeminus, zu vermuten.
- Kommt es nur zur Reflexauslösung auf dem Gegenauge oder nur am untersuchten Auge, liegt bei richtiger Ausführung der Untersuchung wahrscheinlich ein Fehler im motorischen, efferenten Schenkel des Reflexes, also im Bereich des N. facialis, vor.

Pathologische Befunde können Hinweise auf eine Schädigung im Verlauf der beteiligten Nerven oder in deren Kerngebieten sein. Sie können frühe Zeichen bei Läsionen des Zentralnervensystems und auch bei Kleinhirnbrückenwinkeltumoren sein. In der Neurologie werden die Blinkreflexe zur Beurteilung der Funktion auch quantitativ bewertet.

Motorische Funktion

Die motorische Funktion des N. trigeminus ist sehr viel seltener gestört. Nur bei gravierenden Störungen oder bereits eingestellten Muskelatrophien (M. temporalis, M. masseter) sind pathologische Ergebnisse zu erwarten. Bei Mundöffnung kommt es zur Abweichung des Unterkiefers in Richtung der erkrankten Seite, weil der Unterkiefer von der stärkeren Muskulatur zur Seite der schwächeren Muskulatur geschoben wird. Differentialdiagnostisch muß hier aber immer eine Erkrankung des Kiefergelenkes in Betracht gezogen werden, die sehr viel häufiger verantwortlich für eine Seitenabweichung bei Mundöffnung ist als eine Parese der Kaumuskulatur infolge einer Schädigung des motorischen Anteiles des N. trigeminus.

3.4.3 Nervus facialis (N. VII)

Entsprechend seiner Hauptfunktion und dem Hauptanteil der ihn bildenden Nervenfasern wird beim N. facialis vor allem die motorische Funktion getestet. Daneben werden im Bedarfsfall auch die sensiblen, sensorischen und parasympathischen Anteile untersucht (Abschnitt 1.3).

Motorische Funktion. Sie wird am einfachsten durch Überprüfung der Innervation der mimischen Muskulatur im frontalen, periorbitalen und perioralen Bereich getestet. Hierzu wird der Patient gebeten, die Stirn zu runzeln oder die Augenbrauen zu heben. Durch Festhalten der Haut in der Mitte mit dem Finger des Untersuchers lassen sich passive Mitbewegungen der paramedian gelegenen Hautanteile vermeiden. Die Innervation des M. orbicularis oculi wird geprüft, indem man den Patient bittet, die Augen zu schließen oder geschlossen zu halten – und zwar gegen den Widerstand des Fingers des Untersuchers, der versucht, das Oberlid nach oben zu ziehen. Weiterhin wird der Patient gebeten, die Nase zu rümpfen, zu lächeln oder die Zähne zu zeigen. Bei allen Untersuchungen wird vor allem auf Seitenunterschiede geachtet.

- Eine geringe einseitige Fazialisschwäche kann auch durch abwechselndes Zähnezeigen und Lippenspitzen erkennbar werden.
- Eine periphere Fazialisparese ist gekennzeichnet durch den Ausfall aller drei Etagen der mimischen Muskulatur.
- Bei der zentralen Fazialisparese ist die Stirnregion infolge der bilateralen, supranukleären Innervation meistens nicht betroffen.

Klassifikation. Fazialisparesen lassen sich nach verschiedenen Einteilungen klassifizieren. International durchgesetzt hat sich die von der „American Academy of Otolaryngology, Head and Neck Surgery" übernommene Einteilung nach House u. Brackmann (1985; Tabelle 3.**1**).

Als *Hitselberger-Zeichen* wird eine Sensibilitätsstörung am hinteren, oberen, äußeren Gehörgang, an der Ohrmuschel und eventuell am Tragus bezeichnet.

Die sensorischen Fasern im N. facialis, die mit der Chorda tympani verlaufen, beinhalten die *Geschmacksfasern* zu den vorderen zwei Dritteln der Zunge. Hier kann im Bedarfsfall durch Testung der Geschmacksqualitäten süß, salzig, sauer und bitter in verschiedenen Konzentrationen eine Geschmacksprüfung durchgeführt werden.

Die parasympathische Innervation der Tränendrüse läßt sich durch den Schirmer-Test überprüfen: 5 cm lange, 5 mm breite, 0,1 mm dicke Filterpapierstreifen werden in die Konjunktiva des Unterlides eingehängt, und nach 5 Minuten wird die Länge des feuchten Filterpapiers bestimmt. Eine verminderte *Tränensekretion* kann angenommen werden, wenn die befeuchtete Zone des Filterpapiers kürzer als 10 mm ist.

Die Untersuchungen der *parasympathischen, sensiblen und sensorischen Funktionen* des N. facialis dienen eher der Lokalisation einer Schädigung

Tabelle 3.1 Einteilungen von Fazialisparesen nach House u. Brackmann 1985

Parese-grad	Bezeichnung	Gesamteindruck	In Ruhe	Bewegung		
				Stirn	Auge	Mund
I	normal	alle Funktionen normal				
II	leichte Unterfunktion	geringe Schäden bei näherer Betrachtung, evtl. ganz geringe Synkinesien	normale Symmetrie und Tonus	gut bis kaum beeinträchtigt	kompletter Schluß mit minimaler Anstrengung	geringe Asymmetrie
III	mittelgradige Unterfunktion	deutliche, aber nicht entstellende Seitendifferenz; erkennbare, aber keine schweren Synkinesien und/oder hemifazialen Spasmen	normale Symmetrie und Tonus	kaum bis mittelmäßig beeinträchtigt	kompletter Schluß mit Anstrengung	geringe Schwäche bei maximaler Anstrengung
IV	mittelgradige bis schwere Unterfunktion	deutliche Schwäche und/oder entstellende Asymmetrie	normale Symmetrie und Tonus	keine	inkompletter Schluß	asymmetrisch bei maximaler Anstrengung
V	schwere Unterfunktion	kaum erkennbare Bewegung	Asymmetrie	keine	inkompletter Schluß	geringe Bewegung
VI	komplette Parese	←	keine Bewegung, kein Tonus			→

als einer Abschätzung des Grades, der Prognose oder des Verlaufs einer Fazialisparese, wie sie durch die Untersuchung der motorischen Funktion und insbesondere durch die in Abschnitt 4.1 beschriebene Funktionsdiagnostik des N. facialis möglich ist. Auch die Stapediusreflexprüfung (Abschnitt 4.3) hat mehr eine topodiagnostische Bedeutung, wenn sie im Rahmen der Abklärung einer Fazialisparese eingesetzt wird.

3.4.4 Nervi glossopharyngeus und vagus (Nn. IX, X)

Beide Nerven werden zusammen abgehandelt, da ihre motorischen Fasern gemeinsam aus dem Nucleus ambiguus im Hirnstamm entspringen und, nach getrennten Verlauf in der Schädelbasis, zusammen den Plexus pharyngeus bilden.

Motorische Prüfung

Die Prüfung der Funktion der motorischen Anteile beider Nerven beginnt mit der *Inspektion des Mund-Rachen-Raumes*, bei der auf die Stellung der Gaumenbögen und der Uvula geachtet wird. Die Gaumenbögen sollten symmetrisch sein, die Uvula in der Mitte liegen. Beim Sprechen eines „Aaaa" sollte es zu einer symmetrischen Anhebung des weichen Gaumens kommen, die Uvula sollte in der Mittellinie bleiben. Bei einseitiger Parese der Gaumenmuskulatur kommt es zu einer Abweichung der Uvula nach der gesunden Seite und zu einer asymmetrischen Verschiebung der Gaumenbögen, die als Kulissenphänomen bezeichnet wird. Ist zudem der M. constrictor pharyngis betroffen, kann auch das Schlucken gestört sein.

Speziell die motorische Funktion des N. vagus wird bei der *Kehlkopfspiegelung* untersucht, bei der die Stimmbandbeweglichkeit beurteilt wird. Linkes und rechtes Stimmband sollten bei Inspiration symmetrisch öffnen und bei Phonation symmetrisch schließen. Bei einer Rekurrensparese kommt es zu einer Immobilität des gleichseitigen Stimmbandes. Ist die Funktion der Gaumenmuskulatur intakt und liegt eine Rekurrensparese vor, befindet sich die Läsion distal des Plexus pharyngeus. Bei einer reinen Schädigung des N. laryngeus inferior ist der *Schluckakt* nicht betroffen. Sind jedoch die Nn. laryngeus inferior und superior sowie die pharyngealen Nerven betroffen, ist auch der Schluckakt gestört. Es kommt zu einer Dysphagie, eventuell mit Aspiration. Die Dysphagie ist durch eine Störung der Sensibilität bedingt.

Sensibel-sensorische Prüfung

Die sensiblen Fasern des N. glossopharyngeus lassen sich testen, indem der *Würgereflex* durch Berührung der Rachenhinterwand mit einem Gegenstand ausgelöst wird. Der Würgereflex kann nur auf der gesunden Seite ausgelöst werden. Symmetrische, auch sehr lebhafte oder hypoaktive Antworten sind klinisch nicht aussagefähig.

Die Überprüfung der *sensorischen Funktionen* des N. glossopharyngeus ist möglich durch die Untersuchung der vier Geschmacksqualitäten süß, salzig, sauer und bitter. Die technisch richtige Durchführung der Untersuchung ist jedoch schwierig, so daß ihre klinische Anwendung nicht sinnvoll ist (Mayo Clinic and Mayo Foundation 1996). Die Untersuchung der sekretorischen Fasern für die Glandula parotis, die über N. tympanicus, Plexus tympanicus und N. petrosus superficialis minor zum Ganglion oticum verlaufen, ist klinisch nicht durchführbar.

3.4.5 Nervus accessorius (N. XI)

Die Funktion dieses Nervs wird durch die Untersuchung des M. sternocleidomastoideus (SCM) und des M. trapezius geprüft. Die Funktionen des SCM wird getestet, indem der Patient den Kopf gegen den Widerstand der Hand des Untersuchers drehen soll. Bei einer Störung der Innervation des Muskels kommt es nicht zu einer sichtbaren Anspannung des gegenseitigen SCM. Bei einer Lähmung des M. trapezius kann die Schulter nicht gegen den Widerstand der Hand des Untersuchers gehoben werden, oder der Arm kann nicht gegen Widerstand über die Horizontale gehoben werden. In Ruhestellung hängt die Schulter nach unten.

3.4.6 Nervus hypoglossus (N. XII)

Wie der N. accessorius ist der Nervus hypoglossus ein rein motorischer Hirnnerv. Er innerviert die Zungenmuskulatur. Eine periphere Parese des Nervs bewirkt ein Abweichen der Zunge zur erkrankten Seite, da die Zunge zu der schwächeren Seite hin geschoben wird. Die Kraft der Zunge kann im Seitenvergleich geprüft werden, indem der Patient die Zunge gegen die Wangen preßt, während der Untersucher von außen dagegen drückt. Außerdem läßt sich die Beweglichkeit der Zunge durch Herausstrecken mit Auf- und Ab- sowie mit Seitwärtsbewegungen überprüfen. Eine einseitige Zungenatrophie kann Hinweis auf eine Hypoglossusparese sein.

3.5 Klinische Untersuchung des Gleichgewichtssinnes und der Koordination

3.5.1 Gleichgewichtsprüfungen

Spontannystagmus

Bereits bei der Prüfung der Funktion der Hirnnerven II–VI werden die Augen beobachtet. Hierbei wird auch auf einen eventuell vorliegenden Spontannystagmus oder andere pathologische Augenbewegungen geachtet.

Zur Unterdrückung der optischen Fixation muß dann noch die Untersuchung auf Spontannystagmus in den fünf Hauptblickrichtungen – geradeaus, nach oben, nach unten, nach links und nach rechts – mit der *Frenzel-Brille* erfolgen. Diese erlaubt durch ihre starke Vergrößerung für den Untersucher auch die Erkennung sehr feinschlägiger Nystagmen.

Verschiedene Blickrichtungen führen zu einer quantitativen Beeinflussung z. B. eines peripher-vestibulär verursachten Nystagmus.

– Als Spontannystagmus 1. Grades gilt ein Nystagmus, der nur beim Blick in die Richtung der schnellen Phase auftritt.
– Als Spontannystagmus 2. Grades wird der Nystagmus beschrieben, der zusätzlich auch beim Blick geradeaus vorhanden ist.
– Ein Spontannystagmus 3. Grades liegt vor, wenn der Nystagmus beim Blick in Richtung der schnellen Phase, beim Blick geradeaus und beim Blick in Richtung der langsamen Phase erkennbar ist.

Ein Spontannystagmus in einer bestimmten Blickrichtung muß von einem echten Blickrichtungsnystagmus (Abschnitt 2.5) unterschieden werden. Beobachtet werden neben den rein horizontalen Nystagmen auch die rein vertikalen oder rein rotierenden und diagonalen oder horizontalen Nystagmen mit rotierender Komponente. Die Dokumentation und *Aufzeichnung der Befunde* kann –

wie von uns bevorzugt – in Form eines kurzen Textes erfolgen. Sie kann auch durch die Anwendung des von Frenzel 1955 beschriebenen Sechseckschemas mit der von ihm festgelegten Zeichengebung eingetragen werden (Frenzel 1955).

Provozierte Nystagmen

Von gleicher pathologischer Bedeutung wie ein Spontannystagmus sind Nystagmen, die durch bestimmte Bewegungen provoziert werden. Durch Einnehmen bestimmter Lagen, durch Lagewechsel, durch Bücken oder durch Kopfschütteln beispielsweise kann ein *latent vorhandener Spontannystagmus* hervorgerufen werden. Im weiteren Untersuchungsgang wird dann zunächst die Lage- und Lagerungsprüfung zur Erkennung eines Lage- bzw. Lagerungsnystagmus durchgeführt, bevor zum Schluß weitere Lockerungsmaßnahmen für einen Spontannystagmus, wie Kopfschütteln oder Bücken mit Wiederaufrichten, ausgeführt werden. Nach Frenzel stehen die durch diese Lockerungsmaßnamen provozierten Nystagmen „unmittelbar an der Grenze zum experimentellen Nystagmus", da sie ja mit Dreherregung des Vestibularapparates einhergehen, die unter normalen Bedingungen nach Abschluß der Bewegungen keinen Nystagmus mehr hervorrufen.

Einnahme der Schwindellage durch den Patienten. Sie ist die einfachste der zu nennenden Prüfungen: Der Patient versucht, eigenständig jene Körper- und Kopfhaltung einzunehmen, die nach seiner Beobachtung den Schwindel hervorruft. Ist in dieser Stellung ein Nystagmus zu beobachten, so wird die Untersuchung zur Prüfung der Reproduzierbarkeit wiederholt. Sie hat ihre Bedeutung vor allem bei *HWS-bedingtem Schwindel* (Kapitel 6).

Lageprüfung. Sie dient der Erkennung von *richtungsbestimmtem oder richtungswechselndem Lagenystagmus*. Hierzu setzt sich der Patient auf eine Untersuchungsliege und wird nach Beobachtung des Nystagmus im Sitzen gebeten, sich hinzulegen. Dann wird der Nystagmus in Rückenlage beobachtet. Anschließend erfolgt eine langsame Drehung zur rechten Seitenlage, bei der der Untersucher mit seinen Händen den Kopf hält, um Bewegungen der Halswirbelsäule möglichst zu vermeiden. Nach Beobachtung des Nystagmus wird langsam in die Rückenlage zurückgekehrt und von hier aus eine langsame Drehung in die Linksseitenlage vorgenommen und dann auch hier der Nystagmus beobachtet. Anschließend erfolgt die Rückdrehung in die Rückenlage. Von dieser Rückenlage aus wird dann die Kopfhängelage eingenommen, und die Augen werden beobachtet. Bei unbeweglichen Patienten kann die Untersuchung auch nur mit Drehung des Kopfes vorgenommen werden. Hier ist dann aber zu berücksichtigen, daß Einflüsse der Halswirbelsäule eintreten können.

Lagerungsprüfung. Sie dient der Erkennung eines *Lagerungsnystagmus* und kann u. a. nach der klassischen *Methode von Dix und Hallpike* (1945) durchgeführt werden. Die Lagerungsprüfung ist eine Kombination aus provozierenden Kopf- und Körperhaltungen einerseits und Lageänderungen andererseits. Daher können mehrere Faktoren an pathologischen Ergebnissen beteiligt sein:

- vestibuläre Reize durch die schnellen Bewegungen
- Reizungen der Halswirbelsäule und
- Einwirkungen von intrakraniellen Massenverlagerungen durch Einwirkung der Schwerkraft.

Für die Untersuchung wird der Patient aus der sitzenden Haltung auf der Liege schnell in die gerade Kopfhängelage gebracht, um dort die Augen zu beobachten. Nach 5–10 s setzt der Patient sich schnell wieder hin, und es erfolgt erneut die Beobachtung der Augen. Die ganze Untersuchung wird dann noch einmal mit zunächst nach links und dann nach rechts gedrehtem Kopf wiederholt. Dabei bleibt der Kopf jeweils auch in der Kopfhängelage nach links bzw. nach rechts gedreht.

Eine einfachere Lagerungstechnik, die für den Nachweis des *benignen paroxysmalen Lagerungsschwindels* (BPLS) besonders geeignet ist und für andere Formen des Lagerungsschwindels und -nystagmus in der Regel ebenfalls ausreicht, hat *Cawthorne* (1956) beschrieben. Hierzu dreht der Patient in aufrechtsitzender Position mit normaler Kopfhaltung den Kopf um 45° nach links und wird dann mit Hilfe des Untersuchers schnell auf die rechte Seite gelegt. Dabei wird die Kopfhaltung beibehalten und der Nystagmus für etwa 20 s beobachtet. Anschließend erfolgt die Aufrichtung zum Sitzen. Für das linke Labyrinth wird die Untersuchung dann umgekehrt durchgeführt. Durch diese Lagerungstechnik wird der Bogengang ebenso wie bei der Lagerung mit zur Seite gedrehtem Kopf in Kopfhängelage in eine Stellung gebracht, in der ein BPLS auslösbar ist (Schmitt 1997).

Lockerungsmaßnahmen. Bei der Prüfung auf durch Lockerungsmaßnahmen provozierten Spontannystagmus (*Provokationsnystagmus*) wird der Patient gebeten, sich schnell zu bücken und wieder aufzurichten, oder es wird der *Kopfschüttelversuch* durchgeführt. Dabei wird der Kopf des Patienten etwa 10mal in einem Winkel von mindestens 120° hin- und herbewegt. Wenn der Patient den Kopf dabei etwas nach vorn beugt, kommen die lateralen Bogengänge in etwa in die Rotationsebene.

Bei normalen Individuen werden nach dem Kopfschütteln höchstens ein oder zwei Nystagmusschläge gesehen. Besteht ein Ungleichgewicht im vestibulären System, wird ein Nystagmus mit der schnellen Phase zur gesunden Seite hin ausgelöst – unter Umständen gefolgt von einer 2. Nystagmusphase umgekehrter Schlagrichtung. Auch bei zentralen Läsionen läßt sich ein Kopfschüttelnystagmus nach horizontalem Kopfschütteln auslösen, der dann auch in vertikaler Richtung schlagen kann. Klinisch ist von Bedeutung, daß ein vorliegender Kopfschüttelnystagmus ein Hinweis auf das Vorliegen eines Seitenunterschiedes im vestibulären System (zentral oder peripher) ist (Goebel u. Garcia 1992; Hain u. Spindler 1993). Die Untersuchung sollte bei Patienten mit Halswirbelsäulenproblemen nicht oder nur mit Vorsicht durchgeführt werden.

Untersuchung des pressorischen Fistelsymptomes. Auch dieser Test zählt zu den provokativen Maßnahmen. Die Prüfung des Fistelsymptomes dient vor allem der Erkennung von Fisteln des knöchernen Labyrinthes bei Patienten mit chronischer Otitis media epitympanalis mit Cholesteatom. Der Gehörgang wird mit einer Olive abgedichtet, auf die ein Politzer-Ballon aufgesetzt wird. Durch Kompression kommt es zu einer Erhöhung des Druckes im Gehörgang. Bei einer vorliegenden Fistel führt dies zu einer Endolymphströmung und zu einer Kupulaauslenkung und somit zu Schwindel und Nystagmus.

Bei einer Fistel des lateralen Bogenganges (häufigster Ort der Fistelbildung) kommt es bei Druck zu einem Nystagmus mit der schnellen Phase zur betroffenen Seite. Wird dagegen ein Unterdruck gebildet, kann eine umgekehrte Endolymphströmung und damit ein Nystagmus zum gesunden Ohr ausgelöst werden. Das pressorische Fistelsymptom kann auch bei intaktem Trommelfell positiv sein (*Hennebert-Zeichen*). In diesem Fall handelt es sich um ein *Pseudofistelsymptom*, wie es bei Lues, Morbus Menière, Perilymphfistel oder einem genuinen Cholesteatom vorkommen kann.

Auch durch eine bestimmte Lage oder durch einen Lagewechsel läßt sich bei einer Bogengang- oder Labyrinthfistel im Bereich der runden oder ovalen Nische ein Fistelsymptom im Form eines Nystagmus auslösen.

3.5.2 Koordinationsprüfungen

Koordinationsprüfungen dienen der Untersuchung der Funktionen des Zusammenspieles aller am Gleichgewichtssytem beteiligten Systeme.

Vestibulospinale Tests

Romberg-Versuch. Der Patient steht mit geschlossenen Augen und stellt die Füße parallel mit wenig Abstand. Dabei hebt er 1 Minute lang die Arme um 90° nach vorn an, die Handrücken zeigen nach oben. Geringe Schwankungen nach links und rechts sowie nach vorn und nach hinten, die bei geschlossenen Augen stärker werden, sind physiologisch. Der Test wird nur als pathologisch bewertet, wenn eine nicht kontrollierbare Fallneigung besteht. Dabei stehen richtungsbestimmte Fallneigungen eher im Zusammenhang mit peripher-vestibulären Störungen, während ungerichtete Fallneigungen auf zenral-vestibuläre Störungen hinweisen. Das Absinken der vorgehaltenen Arme während des Versuches ist ein Hinweis auf eine zentrale Parese.

Beim *verschärften Romberg-Test* werden die Füße „Fußspitze an Ferse" hintereinander gestellt, oder der Patient muß auf einem Bein stehen. Hierbei kommt es zu größeren Schwankungen. Ein Gesunder vermag auch in dieser Stellung wenigstens zeitweise das Gleichgewicht halten.

Unterberger-Versuch. Der Patient soll 1 Minute lang auf der Stelle gehen. Die Arme sind dabei wiederum vorgestreckt. Die Knie sollen wie beim Marschieren möglichst hoch gezogen werden. Um eine akustische Orientierung zu verhindern, sollte es ruhig im Untersuchungsraum sein. Mit dem Unterberger-Versuch werden Abweichreaktionen erfaßt. Physiologisch ist beim Rechtshänder eine Drehung bis 40° nach links und bis 60° nach rechts sowie bis zu 1 m nach vorn. Pathologisch sind größere Drehbewegungen, die dann immer zur Seite des geringeren vestibulären Tonus gehen, Abweichungen nach vorn größer als 1 m sowie Abweichungen nach hinten.

Blindgang. Der Patient geht mit geschlossenen Augen auf einer 4 m langen, auf dem Boden gezogenen Linie geradeaus. Jedes bogenförmige Abweichen von dieser Linie ist pathologisch, während ein einmaliges Abweichen bei einem Schritt nicht als pathologisch zu bewerten ist.

Zerebelläre Tests

Beim *Finger-Nase-Versuch* wird der ausgestreckte Arm mit dem Zeigefinger auf die Nasenspitze geführt. Der Vorgang wird mehrmals wiederholt. Die Bewegung sollte nicht zu langsam ausgeführt werden. Ein seitenbetontes Vorbeizeigen kann Hinweis auf eine peripher-vestibuläre Störung sein. Intentionstremor und Ataxie werden bei Schädigungen des Hirnstamms und des Kleinhirns gesehen.

Zur *Prüfung der Diadochokinese* wird beidarmig ein rasches Drehen der Hände aus dem Unterarm (Pro- und Supination) geprüft. Beim Knie-Versen-Versuch wird die Verse eines Fußes im Liegen auf das Knie der Gegenseite gesetzt und anschließend am Unterschenkel entlang zum Fußrücken geführt. Störungen dieser Abläufe weisen auf zentrale Koordinationsstörungen hin.

Zur *Prüfung des Reboundphänomens* soll der Patient den Arm gegen den Widerstand des Untersuchers beugen. Läßt der Untersucher plötzlich los, bleibt beim Gesunden der Unterarm schnell stehen. Kommt es zu einer mehr oder weniger ungebremsten Weiterbewegung des Unterarmes, ist das Reboundphänomen positiv. Dies gilt als relativ sicheres Zeichen für eine zerebelläre Störung.

3.6 Ablauf von Anamnese und Untersuchung

In der Praxis sollte am Anfang die *Anamneseerhebung* stehen, gefolgt von der HNO-ärztlichen Untersuchung, in die die Untersuchung der Hirnnerven I, V, VII und IX–XII integriert werden kann. Ebenso läßt sich die orientierende Untersuchung des Gehörs und die Funktion der Hirnnerven II–IV und VI im Rahmen dieser Untersuchung bereits durchführen.

Die *klinische Untersuchung des Gleichgewichtssinnes* kann je nach Beschwerdebild etwas variabel gestaltet werden. Stets ist hier auf Spontannystagmus, Blickrichtungsnystagmus und Provokationsnystagmus zu prüfen. Auch eine Lage-/Lagerungsprüfung gehört in jedem Fall dazu. Sie läßt sich aber je nach Beschwerdebild und Anamnese wie oben angegeben unterschiedlich durchführen. Die angegebene einfache Lagerungsprüfung ist in jedem Falle anzuwenden. Vestibulospinale und zerebelläre Tests sind je nach Beschwerdebild und Anamnese ebenfalls mehr oder weniger ausführlich durchzuführen. Romberg- und Unterberger-Versuch sowie die Prüfung der Diadochokinese und der Finger-Nase-Versuch haben immer zu erfolgen.

Die oft gestellte Frage nach dem möglichen Vorliegen eines otogenen Schwindels kann mit ausreichender Sicherheit verneint werden, wenn alle genannten Befunde einschließlich des Tonaudiogramms normal sind und kein anfallsartiger Schwindel (z. B. Morbus Menière, Kanalolithiasis) vorliegt. Durch eine Elektronystagmographie mit kalorischer Prüfung läßt sich die Aussage noch erhärten.

Tabelle 3.2 Neurootologischer Befund

Patient:	geb.:	Datum:
Okulomotorik (Hirnnerven II–IV, VI)	– Blickrichtungsnystagmus – Blickparesen – Blickfolge – Pupillomotorik	
Frenzel-Brille	– Spontannystagmus – HWS-Provokation – Lage-/Lagerungsprüfung – Fistelsymptomatik – Kopfschütteln	
Hirnnerven	– N. V – N. VII – N. IX – N. X – N. XI – N. XII	
Vestibulospinale Tests	– Romberg – Unterberger – Blindgang – verschärfter Romberg	
Zerebelläre Tests	– Finger-Nase-/Knie-Versen-Versuch – Diadochokinese	
Bewertung		

Die *Dokumentation* von Anamnese und Befund kann im freien Text erfolgen. Hierbei ist auf eine systematische Vorgehensweise und auf gut abgestimmte Begriffsdefinitionen zu achten, besonders dann, wenn – wie in einer Klinik – mehrere Untersucher beteiligt sind. Ein Fragebogen zur Orientierung über die vorliegende Erkrankung ist verwendbar, kann aber nur Anhaltspunkte geben und muß durch eine persönliche Anamnese unbedingt ergänzt werden. Die Dokumentation der neurootologischen Untersuchung läßt sich in einem Befundbogen wie in Tabelle 3.**2** zusammenfassen. Hier werden die routinemäßig in jedem Fall zu prüfenden Funktionen erfaßt. Darüber hinausgehende und abweichende Untersuchungen werden ergänzt.

4 Funktionsdiagnostik

4.1 Funktionsdiagnostik des Nervus facialis

In diesem Abschnitt werden die gebräuchlichsten elektrophysiologischen Untersuchungstechniken beschrieben und ihre Aussagemöglichkeiten bewertet. Die Elektrophysiologie soll neben einer einfachen Handhabung zum einen eine möglichst frühe Aussage über den Grad der Schädigung ermöglichen, zum anderen soll sie zuverlässige Angaben zur Prognose ermöglichen.

Nervenläsionen werden nach morphologischen Kriterien in Neurapraxie, Axonotmesis und Neurotmesis (Kellmann 1989) unterteilt. Zur Beurteilung der motorischen, parasympathischen und sensorischen Funktion stehen eine Reihe von Tests zur Verfügung (Tabelle 4.1 und 4.2).

4.1.1 Nerve-Excitability Test

Der Nerve-Excitability Test („Nervenerregungstest", NET) wurde in einfacher Form bereits im 19. Jahrhundert angewandt und war in den 70er Jahren des 20. Jahrhunderts die geläufigste Untersuchungsmethode der Fazialisfunktion. Der Nerv wird über dem Bereich seiner Bifurkation mit elektrischen Rechteckreizen kurzer Dauer stimuliert. Die Reizintensität wird langsam gesteigert, bis eine Muskelantwort in der Peripherie gerade eben sichtbar wird. Darüber hinaus können die peripheren Äste (Stirn-, Augen- und Mundast) einzeln gereizt werden.

Die Messung beginnt auf der gesunden Seite, die Resultate werden mit der paretischen Seite verglichen. Eine Muskelkontraktion wird bei durchschnittlich 6,5 mA Reizstärke erreicht, wobei der Seitenunterschied im Mittel 0,4 mA beträgt. Eine Seitendifferenz von >3,5 mA gilt als pathologisch. Folgende Aussagen sind nach Esslen (1977) möglich: Bei einer Seitendifferenz von:

– <3,5 mA ist eine vollständige Erholung der Nervenfunktion zu erwarten
– 3,5–20 mA ist von einer begrenzten Nervenfaserdegeneration auszugehen mit geringfügigen Sekundärdefekten
– >20 mA besteht eine ausgeprägte Nervenfaserdegeneration, und mit bleibenden Defekten (persistierende Lähmung, Kontrakturen, Synkinesien) ist zu rechnen.

Bei dieser Untersuchungsmethode ist in den ersten 3–4 Tagen nach Beginn der Lähmung keine zuverlässige Aussage über den Grad der Schädigung möglich, da die weiter proximal stattfindende Waller-Degeneration je nach dem Ort der Läsion mehrere Tage braucht, bis sie in die Peripherie fortgeschritten ist. Erst dann wird dieser Test eine Störung anzeigen. In Fällen leichter Läsionen kann der NET erst mit bis zu 2 Wochen Verzögerung pathologisch werden.

Bei allen elektrophysiologischen Untersuchungen, die zur Beurteilung die Verhältnisse der Gegenseite heranziehen, ist wichtig, daß eine eventuell vorliegende subklinische Läsion der Gegenseite das Ergebnis zu verfälschen vermag. Nach Esslen (1977) können bis zu 50% der Nervenfasern geblockt sein, ohne daß dieses klinisch in Erschei-

Tabelle 4.1 Tests für die motorischen Fazialisfunktionen

Nerve-Excitability Test (NET, Minimal-threshold Test)
Maximal-Stimulation-Test (MST)
Elektroneurographie (ENOG, Evoked Electromyography)
Elektromyographie (EMG)
Stapediusreflex
Trigeminofazialer Reflex (Blinkreflex)
Magnetstimulation
(Nervenleitgeschwindigkeit)

Tabelle 4.2 Tests für die parasympathischen und sensorischen Funktionen

Tränensekretionsprüfung (Schirmer-Test)
Salivationstest (Sialometrie)
Geschmacksprüfung (semiquantitativ und Elektrogustometrie)

nung treten muß. Meßergebnisse können so beeinflußt werden.

Werden höhere Reizintensitäten notwendig, können Schmerzsensationen auftreten, die zu Verkrampfungen führen und somit die Reizschwelle beeinflussen. Bei nicht „kooperativen Patienten" und Kindern kann die Beurteilung deutlich erschwert sein.

Vergleiche mit der Elektroneurographie (ENOG) haben gezeigt, daß dieser Test in einigen Fällen erst bei einer Degeneration von >60 % (Esslen 1977) positiv wird, so daß er für eine frühe Diagnose unbrauchbar ist. Ausmaß und Zeitpunkt der Reinnervation lassen sich nicht beurteilen. Es hat sich gezeigt, daß sich teilweise die Muskelfunktion bereits wieder gebessert hatte, wohingegen der NET noch unverändert pathologisch war. Die Ursache dafür scheint darin zu liegen, daß die regenerierte Nervenfaser in der Frühphase noch von geringerem Durchmesser und daher weniger erregbar ist.

4.1.2 Maximal-Stimulations-Test

Der Maximal-Stimulations-Test (MST) wurde als Modifikation des NET von May (1972) eingeführt. Die differente Elektrode wird mit einer Reizstärke von 5 mA, bzw. der höchsten tolerierten Reizstärke von der Schläfenregion nach kaudal geführt. Die Stärke der Muskelantwort wird quantitativ eingeteilt in „gleich", „schwach herabgesetzt", „stark herabgesetzt" und „fehlend". Auch der MST gestattet in den ersten 3–4 Tagen keine zuverlässigen Aussagen. Die qualitative Beurteilung der Muskelantwort durch verschiedene Untersucher erschwert die Vergleichbarkeit der Ergebnisse. Der Vergleich von NET und MST zeigt, daß die Anzahl falsch negativer Ergebnisse beim NET mit bis zu 50 % deutlich höher ist als beim MST mit ca.12 %. Nach Angaben von May (1972) wird der MST gerade bei gering ausgeprägten Läsionen früher pathologisch als der NET.

4.1.3 Elektroneurographie

Unter Elektroneurographie (ENOG, FNG) versteht man eine objektive elektrophysiologische Meßmethode zur Untersuchung der Leitfähigkeit der Motoneuronen des N. facialis. Als Reizantwort wird das Potential der zugehörigen Muskelgruppe abgeleitet. Das zu registrierende Potential ist ein Summenaktionspotential. Die Reizung erfolgt mit einer bipolaren Oberflächenelektrode über dem Stamm des N. facialis. Gereizt wird mit einem Rechteckimpuls von 0,2 ms Dauer mit einer Rate von 1/s (1 Hz). Als Ableitungsort hat sich die Region der Nasolabialfalte bewährt. Hier vereinigen sich mehrere mimische Muskeln, so daß es sich bei dem registrierten Muskelpotential um ein Summationspotential durch supramaximale Stimulation des Nervs handelt.

Das Potential ist typischerweise biphasisch; die übliche Ableitrichtung ist so gewählt, daß die initiale Auslenkung des Potentials positiv ist. Wichtig für die Reproduzierbarkeit der Ergebnisse ist die konstante Plazierung der Elektroden. Die Reizung erfolgt supramaximal, d.h. wenn eine Reizstärke erreicht ist, bei der die Amplitude konstant bleibt, muß die Reizintensität nochmals um 20 % gesteigert werden. Die Auswertung sollte erst nach dem 20. Reiz erfolgen, da sich zunächst die Amplitude noch ändert. Ursache hierfür scheinen der reduzierte Hautwiderstand sowie die zunehmende Synchronisation der motorischen Nervenfasern zu sein. Das zu registrierende Summationspotential hat eine durchschnittliche Amplitude (Esslen 1977) von 5,3 mV mit einer Standardabweichung von 1,2 mV.

Die Messung erfolgt im Seitenvergleich (Abb. 4.1). Die Höhe (Amplitude) des Potentials ist direkt proportional zu der Anzahl der noch intakten Axone. Nach Esslen liegt die Seitendifferenz

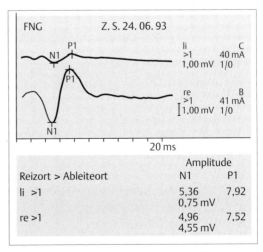

Abb. 4.1 Fazialisneurographie. Der linke N. facialis ist im Vergleich zum rechten um etwa 15 % degeneriert (Vergleich der Amplituden zwischen N1 und P1).

bei gesunden Normalpersonen im Mittel bei 3%. Zur Reproduzierbarkeit der Messungen gibt er einen Wert von 3% an, wobei er in der klinischen Routine Abweichungen von bis zu 10% für tolerabel hält.

Im *zeitlichen Verlauf* läßt sich mit der ENOG feststellen, welcher Anteil der Nervenfasern nur geblockt ist, d. h. sich im Stadium der Neuropraxie befindet, und wie groß der Anteil der degenerierten Nervenfasern ist (Smith et al. 1994). Bei einer Willkürinnervation sind beide Fasergruppen ausgefallen und zeigen somit das Bild der Parese. Nervenfasern, die nur geblockt sind, sind distal des Läsionsortes erregbar, so daß sich in der ENOG für beide Seiten ein gleich großes Potential ergibt. Erst wenn Nervenfasern in zunehmender Anzahl der Waller-Degeneration unterliegen (Axonotmesis oder Neurotmesis), reduziert sich die Amplitude der entsprechenden Seite.

Die Meßergebnisse lassen sich folgendermaßen interpretieren (Tabelle 4.3a und b):

Wie die anderen Stimulationstests gestattet auch die ENOG in den ersten 3–4 Tagen keine zuverlässigen Aussagen. Auch sie beruht auf dem Seitenvergleich der Amplituden, so daß subklinische Störungen der Gegenseite das Ergebnis verfälschen. Auch die ENOG erlaubt keine Unterscheidung zwischen Axonotmesis und Neurotmesis, so daß prognostische Angaben immer eingeschränkt gültig sind.

Tabelle 4.3a Abhängigkeit der Prognose vom Grad der Degeneration des Fazialisnervs (nach Esslen 1972)

Ausmaß der Nervendegeneration	Prognose
Bis 10% bis zum 10. Tag	gute Erholung innerhalb von 4 Wochen
Bis 50% am 10. Tag	gute Funktionswiederkehr in 4–6 Wochen
Bis 70% am 10. Tag	gute Funktionswiederkehr in 6–10 Wochen
Bis 90% am 10. Tag	gut, Funktionswiederkehr nach ca. 4 Monaten
Über 95%	Funktionswiederkehr nicht vor 6 Monaten, insgesamt unbefriedigendes Resultat in ca. 50% der Fälle

Tabelle 4.3b Zeitlicher Verlauf und Prognose bei Fazialisparesen nach ENOG. + = Prognose gut; (+) = wahrscheinlich gut; ? = zweifelhaft oder schlecht

Tag der Lähmung	4	6	8	10	12
Grad der Degeneration (%):					
30			+		
40		(+)	+		
50		?	(+)		
60			?	+	
70				(+)	
80				?	+
90				(+)	+
95				?	(+)
> 95					?

4.1.4 Elektromyographie

Die Elektromyographie (EMG) ist eine Methode zur Registrierung der *Muskelaktionspotentiale* (MAP) im ruhenden, willkürlich oder reflektorisch erregten Muskel. Die Registrierung der Potentiale erfolgt mittels Oberflächen- oder Nadelelektroden. Zur Ableitung des EMG der einzelnen Muskeln ist die genaue Kenntnis der Anatomie Voraussetzung. In aller Regel wird nach vorheriger Hautdesinfektion die Aktivität von M. frontalis, M. orbicularis oculi, M. levator labii, M. zygomaticus und M. orbicularis oris abgeleitet.

Die Dichte des Aktivitätsmusters wird im allgemeinen unterteilt in

– ein normales oder gelichtetes Interferenzmuster
– ein Übergangsmuster
– Einzelentladungsmuster (>5 MAP)
– Einzelentladungen (bis 5 MAP) und
– ein „Null-EMG".

Beurteilt werden Amplitude, Dauer und Potentialkonfiguration. Im willkürlich innervierten, intakten Muskel entstehen bei leichter Innervation zunächst Einzelentladungen. Bei stärkerer Innervation folgt ein Übergangsmuster, und bei maximaler Innervationsstärke ein Interferenzbild, bei dem die einzelnen Potentiale verschmelzen. In pathologischen Zuständen kommt es zu einer *Rarefizierung des Innervationsmusters*. Bei der inkompletten Fazialisparese finden sich Einzelentladungen bis hin zum Übergangsmuster. Bei zunehmender Läsion nehmen die Potentiale weiter ab.

Etwa 14 Tage nach Degeneration der Nervenfaser stellt sich eine elektromyographisch registrierbare Spontanaktivität in Form von Fibrillationen ein. Im weiteren Verlauf der *Regeneration* des Nervs treten polyphasische Potentiale auf, sogenannte Reinnervationspotentiale mit niedriger Amplitude. Dauer und Amplitude dieser Potentiale nehmen als Zeichen der fortschreitenden Reinnervation weiterer Muskelfasern zu.

Der Stellenwert der EMG in der Fazialisdiagnostik wird heute unterschiedlich beurteilt. Positiv ist zu vermerken:

- Die EMG bietet die Möglichkeit, *zu jedem Zeitpunkt eine komplette Parese von einer inkompletten zu unterscheiden*. Auch bei einer hochgradigen Schädigung des Nervs, der etwa in der ENOG kein registrierbares Potential mehr erkennen läßt, sind mit der EMG noch einzelne funktionstüchtige motorische Einheiten nachweisbar und zeigen somit, daß die Schädigung noch nicht den gesamten Nerv erfaßt hat.
- Die EMG erlaubt bereits den Nachweis einer beginnenden Reinnervation, wenn klinisch unverändert eine Parese vorliegt (Huges 1989).
- Sie ist darüber hinaus eine wichtige Methode für *das intraoperative Monitoring* des N. facialis.

4.1.5 Weitere Testmöglichkeiten

Magnetstimulation. Die Magnetstimulation ist ein neues Verfahren, das es ermöglicht, nicht-invasiv kortikal zu reizen und somit den gesamten Verlauf des Nervs zu beurteilen. Die Reizapplikation erfolgt von extrakraniell mit einer Spule, die einen Induktionsstrom erzeugt. Je nach Position ist es möglich, von kontralateral die kortikalen Strukturen zu erfassen oder von ipsilateral den zisternalen oder extratemporalen Verlauf zu beurteilen.

Die Ableitung erfolgt mit Nadel- oder Oberflächenelektroden. Es werden Normwerte für die kortikale Reizung von 8–15 ms, nach zisternaler Reizung von 4–6 ms angegeben. Mit dieser Methode ist es möglich, proximal von einer Läsion zu reizen und distal davon abzuleiten. Zur Zeit liegen noch keine ausreichenden klinischen Erfahrungen vor, dennoch sind die ersten Ergebnisse vielversprechend (Hoehmann et al. 1994, Parisi et al. 1994).

Die weiteren Tests der Fazialisfunktion (Tabelle 4.1), wie der *trigeminofaziale Reflex* (Blinkreflex, Abschnitt 3.4.2) und *Stapediusreflexe* (Abschnitt 4.3.1), können bei bestimmten Fragestellungen zusätzliche Informationen ergeben oder zur Lokalisation (Topodiagnostik) der Schädigung im Nervenverlauf beitragen. Für die Topodiagnostik stehen die Stapediusreflexe, der *Schirmer-Test* (Abschnitt 3.4.2) und die Gustometrie zur Verfügung. Zur Beurteilung des Schädigungsgrades des N. facialis sind sie weniger geeignet.

4.2 Subjektive audiologische Untersuchungsverfahren

Die subjektiven Verfahren der Audiologie sind die Tonaudiometrie und die Sprachaudiometrie. Die *Tonaudiometrie* ist heute vor allem ein Verfahren zur Ermittlung der Hörschwelle für Sinustöne und zur Erkennung von Schalleitungs-, sensorineuralen oder kombinierten Schwerhörigkeiten. Die Bedeutung der verschiedenen Testmethoden zur Unterscheidung sensorischer und neuraler Schwerhörigkeiten ist seit Einführung der Impedanzaudiometrie, der Messung akustisch evozierter Hirnstammpotentiale und otoakustischer Emissionen als objektive Prüfmethoden deutlich zurückgegangen.

Die *sprachaudiometrischen* Untersuchungen dienen der Ermittlung der Sprachverständlichkeitsschwelle, des überschwelligen Sprachverstehens und des Sprachverstehens unter besonderen Bedingungen wie im Lärm oder bei Hörgeräteträgern.

Im Rahmen dieses Kapitels kann nur auf die gebräuchlichsten Anwendungen von Ton- und Sprachaudiometrie eingegangen werden, die auch für die neurootologische Differentialdiagnostik wichtig sind. Für weitergehende Ausführungen muß auf die audiologische Literatur verwiesen werden.

4.2.1 Tonaudiometrie

Hörempfindlichkeit

Ein *Audiometer* ist ein Gerät zur Prüfung der Hör-/Lautstärkeempfindung in Abhängigkeit von Schalldruck und Schallfrequenz.

Das menschliche Ohr ist in der Lage, im empfindlichsten Frequenzbereich einen *Schalldruck* von 20 µPa wahrzunehmen (Hörschwelle). Eine

Schmerzempfindung tritt erst bei 200 Pa ein. Um diesen enormen Bereich von sieben Zehnerpotenzen einfacher zu handhaben, wurde unter Bezug auf einen Referenzwert und Logarithmierung die Pseudoeinheit *Dezibel* (dB) eingeführt. Das Nachstellen der Abkürzung SPL (Sound Pressure Level) kennzeichnet die Hörschwelle als Bezugswert.

Die Schallempfindung des Ohres hängt aber nicht nur vom Schallpegel, sondern auch von der *Frequenz* ab. Töne gleichen Schalldrucks, jedoch unterschiedlicher Frequenz, werden nicht gleich laut wahrgenommen. Bei tiefen und hohen Frequenzen und geringen Schalldruckpegeln ist die Empfindlichkeit des Ohres geringer (frequenzabhängiges, subjektives Lautstärkeempfinden).

Die Einheit der Lautstärke ist das *Phon*. Unter einer Lautstärke von z. B. 80 Phon versteht man einen Schall beliebiger Frequenz, der genauso laut empfunden wird wie ein 1-kHz-Sinuston mit einem Schalldruckpegel von 80 dB (Abb. 4.2).

Bezugspunkt in der Audiologie ist die *Hörschwelle für 1000 Hz*. Der Schalldruck für die schwellenhafte Hörbarkeit bei dieser Frequenz beträgt 20 μPa. Dies ist die physikalische Bemessung der Hörschwelle in dB SPL. Zur Erstellung routinemäßiger audiometrischer Hörschwellenbestimmungen hat sich das Diagramm wie in Abb. 4.2 nicht bewährt, denn:

- ein Hörverlust würde sich optisch über der Hörschwelle eines Normalhörenden darstellen
- der gekrümmte Kurvenverlauf ist für die Routinedarstellung unübersichtlich.

Einfacher für die Darstellung der Hörschwellenkurve für Töne ist der Umgang mit einer flach verlaufenden Normallinie. Deshalb wurde die Hörschwellenkurve „rechnerisch" begradigt. In der Praxis geschieht dies, indem Audiometer so geeicht werden, daß für alle Frequenzen beim Überschreiten einer geraden Nullinie die Hörschwelle erreicht wird. Für tiefe und hohe Frequenzen müssen dafür höhere Schalldruckpegel eingestellt werden. Die *begradigte Hörschwellenkurve* erhält die Bezeichnung 0 dB HL (Hearing Level). Sie erscheint in der Routinedarstellung der Ergebnisse von Hörschwellenprüfungen oben (Abb. 4.3). Der Hörverlust wird nach unten angegeben, die y-Achse hat die Bezeichnung dB HL. Je größer der Hörverlust, desto weiter unten liegt die Hörschwelle. Abb. 4.3 zeigt links ein Audiogramm mit der „unbegradigten" Hörschwelle in dB SPL und rechts ein Audiogramm in der üblichen Darstellungsweise mit der begradigten Hörschwelle in dB HL.

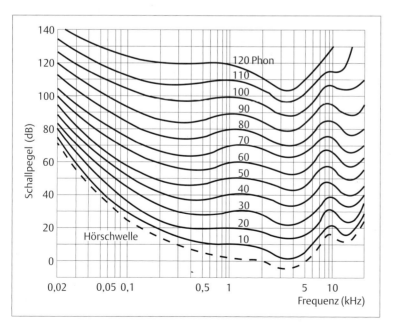

Abb. 4.2 Darstellung der Hörschwelle und der Kurven gleicher Lautstärke (Isophone) in Abhängigkeit von der Frequenz. Töne, die auf einer Isophone liegen, werden gleich laut empfunden.

4.2 Subjektive audiologische Untersuchungsverfahren

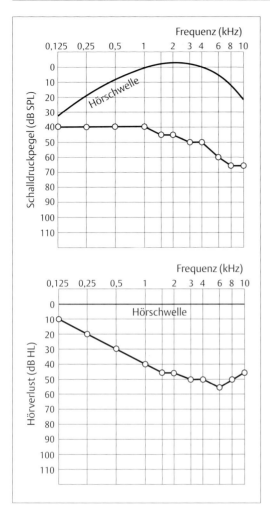

Abb. 4.3 Audiogramm links mit der unbegradigten Hörschwelle in dB SPL, rechts gleicher Hörverlust in der üblichen Darstellungsweise mit rechnerisch begradigter Hörschwelle in dB HL.

Hörschwellenbestimmung

Im normalen Tonaudiogramm wird der Frequenzbereich zwischen 0,125 und 8 kHz untersucht und hierfür die Hörschwelle für Luft- und Knochenleitung (0,25–6 kHz) ermittelt. Zum Ausschluß von Störschall ist die Hörprüfung in schallgedämpften Räumen durchzuführen, die je nach Qualitätsanforderungen entsprechende Normen erfüllen müssen. Vor der eigentlichen Messung sollte mit jedem Patienten ein Übungsdurchgang gemacht werden.

Für die Prüfung der Luftleitungshörschwelle werden Kopfhörer verwendet. Die Knochenleitung wird mit Knochenleitungshörern bestimmt, die möglichst am Mastoid aufgesetzt werden. Sie versetzen sowohl Schädelknochen als auch die Weichteile in Schwingungen. Hierdurch kommt es zu einer Schallübertragung auf das Innenohr.

Ablauf. Bei der Hörschwellenbestimmung wird mit der Luftleitungshörschwelle des *besseren* Ohres begonnen. Dann wird die Luftleitung des schlechteren Ohres geprüft. Die Hörschwellen für Knochenleitungen werden im Anschluß entsprechend ermittelt. Die Dauer der Prüftöne soll zwischen 0,5 und 3 s liegen. Anschließend läßt sich der Hörschwellenpegel für die einzelnen Frequenzen durch die „Eingabelungsmethode" oder die „aufsteigende Methode" ermitteln und wird in das Audiogrammformular eingetragen. Hierfür sind festgelegte Symbole zu verwenden.

Überhören. Zu beachten ist, daß bei seitenunterschiedlichen Hörstörungen unter bestimmten Voraussetzungen bei der Prüfung des schlechteren Ohres über die Knochenleitung ein „Überhören" in das bessere Ohr möglich ist. Das Überhören verfälscht das Ergebnis der Tonaudiometrie. Das Überhören von Knochenleitung ist mit einem Verlust von ca. 10 dB verbunden. Luftleitung geht mit einem Verlust von etwa 40 dB in Knochenleitung über, so daß Überhören von Luftleitung mit einem Verlust von ca. 50 dB auftritt.

Vertäubung. Eine akustische Ausschaltung (Vertäubung) kann dem Überhören vorbeugen. Vertäubt wird,

- wenn auf dem gemessenen Ohr eine Differenz zwischen Knochenleitung und Luftleitung von 15 dB und mehr besteht und wenn die Knochenleitung auf diesem Ohr nicht die deutlich bessere ist (Lenhardt 1987);
- wenn die Luftleitung des geprüften Ohres um mehr als 50 dB unter der Knochenleitung des Gegenohres liegt.

Zweckmäßigerweise wird bei der Vertäubung mit Schmalbandrauschen und der gleitenden Methode gearbeitet.

Durch das Tonaudiogramm kann festgestellt werden, ob eine Normalhörigkeit oder eine Schwerhörigkeit vorliegt. Außerdem ist eine Unterscheidung von Schalleitungsschwerhörigkeit und sensorineuraler Schwerhörigkeit möglich.

Dadurch kommt der Tonaudiometrie bereits eine topodiagnostische Bedeutung zu (Abb. 4.**4** bis 4.**6**).

Subjektive Tinnitusbestimmung

Die subjektive Tinnitusbestimmung dient der Feststellung der subjektiv durch den Patienten empfundenen Lautstärke eines Ohrgeräusches und dessen Zuordnung zu einer Frequenz bzw. einem Frequenzband. Hierbei werden Tonhöhe und Lautheitsempfindung mit Hilfe des betroffenen Ohres bestimmt. Nur bei Ohrgeräuschen in tauben Ohren wird das nicht taube Ohr als Vergleichsohr benutzt.

Es ist nicht immer möglich, den Ohrgeräuschen eine bestimmte Frequenz, ein Schmalbandrauschen oder ein Breitbandrauschen zuzuordnen. Für die Bestimmung werden dem Patienten Töne unterschiedlicher Frequenzen in verschiedenen Lautstärken angeboten. Dieser gibt dann an, welcher Ton am ehesten seiner Tonhöhenempfindung entspricht und mit welcher Lautstärke er ihn wahrnimmt. Häufig werden bei wiederholten Untersuchungen widersprüchliche Angaben bezüglich Lautstärke und auch Tonhöhe gemacht. Die Untersuchung ist eine rein subjektive Untersuchung. Topodiagnostische Folgerungen lassen sich nicht ableiten. Sicherlich ist diese Untersuchung auch kein geeignetes Mittel zur Therapieverlaufskontrolle. Es kann lediglich die zum Zeitpunkt der Untersuchung bestehende subjektive Empfindung des Patienten festgestellt werden.

Sprachaudiometrie

Im Vordergrund steht bei der Sprachaudiometrie die Sprachverständlichkeit, die z.B. durch eine hörverbessernde Operation oder eine Hörgeräteversorgung beeinflußt wird. Außerdem kann durch die Sprachaudiometrie eine relativ genaue quantitative Bewertung des Hörvermögens für Begutachtungsfragen erreicht werden.

Freiburger Sprachtest

Der Freiburger Sprachtest wird in der Routineaudiometrie am häufigsten verwendet und beschreibt zwei Eigenschaften des Sprachgehörs:

- den **Hörverlust für Sprache.**
  Dabei wird ermittelt, um wieviel lauter als beim Normalhörenden Sprache angeboten werden muß, damit sie verstanden werden kann. Es wird also die *Sprachverständlichkeitsschwelle* ermittelt. Der Hörverlust für Zahlen (Sprache) ist definiert als Differenz zwischen dem Lautstärkepegel, bei dem der Patient 50% der angebotenen Zahlen versteht, und dem entsprechenden Pegel beim Normalhörenden (Abb. 4.**4** bis 4.**6**).
- die **Sprachverständlichkeit** bzw. das **Diskriminationsvermögen**.
  - Die Sprach- oder *Einsilberverständlichkeit* wird mit Gruppen zu je 20 einsilbigen Worten getestet. Hierzu wird in verschiedenen Lautstärken geprüft, wieviel Prozent der angebotenen Einsilber richtig verstanden werden; dabei entspricht ein einsilbiges Wort 5%. Die Lautstärke wird solange erhöht, bis bei einem Schallpegel 100% Einsilberverständnis erreicht wird oder bis trotz Erhöhung des Schallpegels keine bessere Verständlichkeit mehr erzielt werden kann. Die Anzahl der richtig wiederholten Wörter multipliziert mit 5 ergibt die Sprachverständlichkeit beim jeweils geprüften Sprachschallpegel.
  - Umgekehrt gibt der *Diskriminationsverlust* den Prozentsatz der falsch angegebenen Wörter an. Bei einem bestimmten Prüfpegel ergeben Sprachverständlichkeit und Diskriminationsverlust zusammen 100%. Ein Normalhörender versteht bei einem Sprachschallpegel von 30 dB 50% der einsilbigen Worte und bei 50 dB 100%, er hat also keinen Diskriminationsverlust (Abb. 4.**4b**, rechtes Ohr).

Die Sprachaudiometrie läßt sich auch mittels Knochenleitungshörer durchführen. Dies kann bei der *Abklärung von Schalleitungsschwerhörigkeiten* sinnvoll sein. Hier ergibt die Differenz des Hörverlustes für Sprache zwischen Luft- und Knochenleitung die im Tonaudiogramm ermittelte Schalleitungsschwerhörigkeit. Bei reinen Schalleitungsschwerhörigkeiten wird immer eine Einsilberverständlichkeit von 100% erreicht. Außerdem kann die Sprachverständlichkeit im freien Schallfeld (über Lautsprecher) durchgeführt werden; dabei werden beide Ohren zusammen geprüft. Diese Form der Sprachaudiometrie wird bei der *Hörgeräteanpassung* eingesetzt.

Bei der sensorischen Schwerhörigkeit muß unterschieden werden zwischen:

4.2 Subjektive audiologische Untersuchungsverfahren

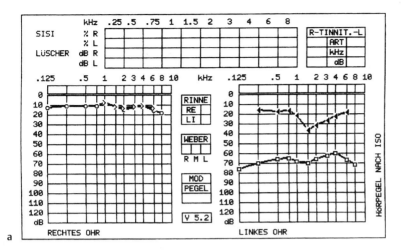

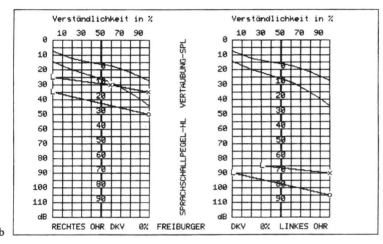

Abb. 4.4 Tonaudiogramm (a) und Sprachaudiogramm (b) einer rechts normalhörenden Patientin mit kombinierter Schwerhörigkeit links.
a Rechts verlaufen die Kurven für Knochen- und Luftleitung annähernd deckungsgleich bei Werten um 10 dB. Links verläuft die Kurve für Knochenleitung im Tonaudiogramm zwischen 0,25 und 1 kHz knapp unter 20 dB, fällt bis 1,5 kHz auf 40 dB ab und steigt dann bis 6 KHz wieder auf 20 dB an. Die Luftleitungskurve verläuft zwischen 0,125 und 8 kHz bei Werten zwischen 75 und 60 dB.
b Der Hörverlust für Sprache beträgt rechts 10 dB, die Einsilberverständlichkeit (Sprachverständlichkeit) bei einem Sprachschallpegel von 30 dB beträgt 50%, bei 50 dB 100%. Links beträgt der Hörverlust für Sprache 70 dB, bei einem Sprachschallpegel von 97 dB werden 50% Einsilberverständlichkeit und bei 110 dB 100% erreicht.

– *pankochleärer Schwerhörigkeit*: hier ist der mehr vom Tieftongehör abhängige Hörverlust für Zahlen relativ groß, die Einsilberkurve verläuft nicht so steil wie normal und erreicht häufig nicht 100%, so daß ein Diskriminationsverlust vorliegt.
– *Hochtonabfall*: hier liegt der Hörverlust für Zahlen noch eher im Normbereich, während das Einsilberverstehen schlechter ist. Es bestehen relativ feste Beziehungen zwischen dem Einsilberverstehen bei 65 dB und dem Beginn des Hochtonabfalls im Tonaudiogramm (Battmer u. Lenhardt 1984; Tabelle 4.4).
– *Tieftonschwerhörigkeit*.

Neurale Schwerhörigkeiten (bei Akustikusneurinom, Multiple Sklerose) können im Sprachaudiogramm durch eine deutliche Diskrepanz zwischen Hörverlust für Zahlen und Einsilberverstehen imponieren. Dies ist jedoch auch bei einer Hochtonschwerhörigkeit verbunden mit Hörresten im Tieftonbereich möglich.

Tabelle 4.4 Beziehungen zwischen Einsilberverstehen und Hörverlust im Tonaudiogramm

Frequenz, bei der Hörverlust >40 dB	Einsilberverstehen bei 65 dB
3 kHz	<70%
2 kHz	70–30%
1 kHz	<30%

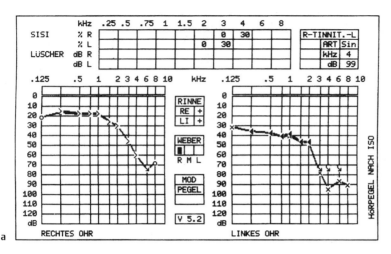
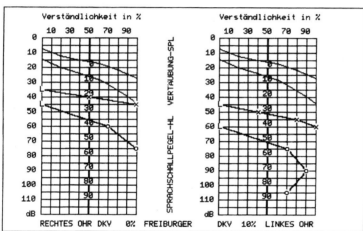

Abb. 4.5 Tonaudiogramm (**a**) und Sprachaudiogramm (**b**) eines Patienten mit einer beidseitigen, linksbetonten sensorineuralen Schwerhörigkeit.
a Die Kurven für Luft- und Knochenleitung verlaufen beidseits annähernd deckungsgleich. Der Hörverlust liegt rechts bis 1 kHz um 20 dB, danach schräger Abfall der Kurve bis maximal 75 dB bei 6 kHz. Links verläuft die Kurve zwischen 0,125 und 2 kHz zwischen 30 und 40 dB, danach ebenfalls schräger Abfall bis 95 dB bei 4 kHz (Knochenleitung bei höheren Frequenzen nicht zu ermitteln).
b Rechts liegt der Hörverlust für Sprache bei 20 dB, bei 55 dB wird eine Einsilberverständlichkeit von 40 %, bei 75 dB von 100 % erreicht. Links besteht ein Hörverlust für Sprache von 32 dB. Um eine Einsilberverständlichkeit von 50 bzw. 90 % zu erreichen, wird eine Verstärkung von 70 bzw. 90 dB benötigt. Bei weiterer Verstärkung nimmt die Sprachverständlichkeit wieder ab.

4.3 Objektive audiologische Untersuchungsverfahren

4.3.1 Impedanzaudiometrie

Ein wichtiger Fortschritt für die Differentialdiagnose von Erkrankungen des Ohres und neurootologischen Erkrankungen war die Einführung der Messung der Impedanz des Trommelfells. Es handelt sich hierbei um eine objektive Messung, die nicht der aktiven Mitarbeit des Patienten bedarf. Daher ist die Impedanzaudiometrie auch bei Kleinkindern durchführbar. Die in der klinischen Diagnostik wichtigsten Verfahren der Impedanzaudiometrie sind die Tympanometrie und die Stapediusreflexprüfung.

Tympanometrie

Grundlagen und Meßprinzipien. In der Tympanometrie wird die *akustische Impedanz* (akustischer Widerstand) des Trommelfells in Abhängigkeit vom Druck im äußeren Gehörgang registriert. Unter normalen Bedingungen entspricht der Druck im Mittelohr dem Druck im äußeren Gehörgang und damit dem Umgebungsdruck. Bei diesen Verhältnissen hat das Trommelfell seine größte Nachgiebigkeit (*Compliance*) und damit die geringste akustische Impedanz. Voraussetzung für die Impedanzmessung ist ein geschlossenes Trommelfell.

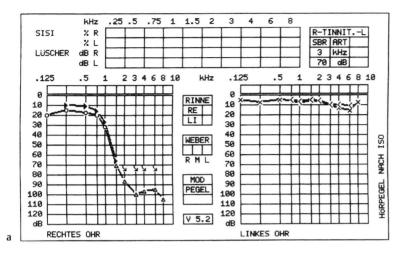
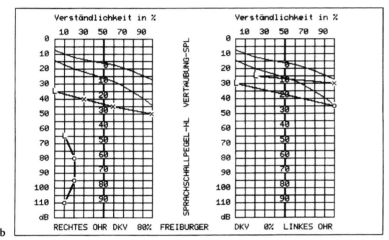

Abb. 4.6 Tonaudiogramm (a) und Sprachaudiogramm (b) eines Patienten mit sensorineuraler Schwerhörigkeit bei Akustikusneurinom rechts, links Normalhörigkeit.
a Rechts annähernd deckungsgleiche Kurven für Luft- und Knochenleitung mit Steilabfall der Hörkurve ab 0,75 kHz bis 80 dB bei 2 kHz, bei höheren Frequenzen nur noch Fühlkurve. Links im Tonaudiogramm deckungsgleiche Knochenleitungs- und Luftleitungskurven mit Werten um 10 dB.
b Der Hörverlust für Zahlen (Sprache) beträgt rechts knapp 30 dB. Die Sprachverständlichkeit erreicht bei Verstärkung zwischen 80 und 100 dB maximal 20%. Der Diskriminationsverlust beträgt 80%. Diese rechtsseitige Diskrepanz zwischen Hörverlust für Sprache und Sprachverständlichkeit weist auf eine retrokochleäre Hörstörung hin. Links Hörverlust für Sprache 12 dB, 50% Sprachverständlichkeit bei einer Verstärkung von 22 dB, 100% bei 45 dB.

Vorgehensweise. Zunächst wird die akustische Impedanz des Trommelfells bei Umgebungsdruck im äußeren Gehörgang bestimmt. Danach wird die Compliance-Kurve des Trommelfells bei Änderung des Drucks im Gehörgang registriert (Abb. 4.7). Hierzu wird der Druck im äußeren Gehörgang zunächst auf plus 300 (plus 200) mmWS (Millimeter Wassersäule) eingestellt und dann kontinuierlich auf –300 (–200) mmWS abgesenkt. Das Maximum der Compliance des Trommelfells wird bei Druckgleichheit zwischen Mittelohr und äußerem Gehörgang durchlaufen. Hier liegt der Umschlagpunkt der auf dem Schreiber aufgezeichneten Kurve.

Auswertung. Die normale Impedanzkurve ist spitzgipflig, mit dem Umschlagpunkt (maximale Compliance, minimale Impedanz) zwischen 0 und –100 mmWS (Abb. 4.7, Kurve a). Befindet sich der Gipfel unter –100 mmWS, so herrscht im Mittelohr ein Unterdruck (Kurve b). Überdruck im Mittelohr ist sehr selten. Ist die Kurve abgeflacht (niedrige Compliance), weist dies auf ein flüssigkeitsgefülltes Mittelohr hin, wie es beim Paukenerguß vorliegt (Kurve d). Hier wird die Schwingungsfähigkeit des Trommelfells durch Dämpfung reduziert. Eine überhöhte Compliance (Kurve c) mit nach oben offenem Gipfel kann auf atrophische Narben im Trommelfell oder auf eine Unterbrechung der Gehörknöchelchenkette hinweisen. Bei atemsynchronen Ausschlägen der Complian-

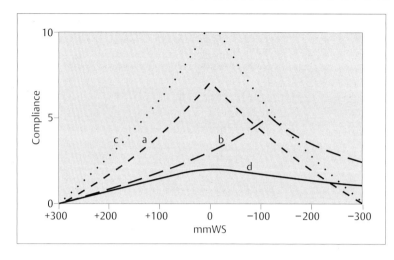

Abb. 4.7 Verschiedene typische Tympanogrammformen. **a** Normales Tympanogramm mit maximaler Compliance bei 0 mmWS im Gehörgang. **b** Tympanogramm mit maximaler Compliance bei –100 mmWS als Hinweis auf Unterdruck im Mittelohr. **c** Compliance-Kurve nach oben offen (es wird kein Maximum erreicht) als Hinweis auf atrophische Narben im Trommelfell oder Kettendefekt. **d** Flaches Tympanogramm ohne Maximum als Hinweis auf Flüssigkeit hinter dem Trommelfell.

ce-Kurve kann eine klaffende Tube vorliegen. Eine pulssynchrone Kurve findet sich bei hochstehendem Bulbus v. jugularis oder bei Glomustumoren.

Akustischer Stapediusreflex

Grundlagen und Prinzipien

Durch die Übertragung der Bewegung des Stapes auf Amboß und Hammer und damit auf das Trommelfell kommt es zu einer Impedanzänderung. Die Messung des Stapediusreflexes beruht auf der Registrierung von *Impedanzänderungen der Trommfellebene*, hervorgerufen durch Kontraktion des M. stapedius bei lauten Geräuschen. Da die reflexhafte Kontraktion des M. stapedius bilateral erfolgt, läßt sich der Reflex auf der Seite des Stimulus (ipsilateral) oder auf der nicht stimulierten Seite (kontralateral) registrieren. Gemessen wird mit der gleichen Ausstattung wie bei der Tympanometrie. Der Druck im äußeren Gehörgang wird hierzu auf das Compliance-Maximum eingestellt. Der Reflex wird mit Tonimpulsen von 1–2 s Dauer bei 500, 1000, 2000 und 4000 Hz ausgelöst.

Der akustische Stapediusreflex ist ein *akustikofazialer Reflex*, dessen afferenter Schenkel vom auditiven System gebildet wird und dessen efferenter Schenkel über den N. facialis verläuft (Abb. 4.**8**).

Ein funktionierender Stapediusreflex setzt also auf der *afferenten Seite* ein intaktes Trommelfell, ein intaktes Mittelohr, eine funktionierende Kochlea mit nachgeschaltetem N. statoacusticus sowie die ungestörte Reizweiterleitung im Hirnstamm zum Nucleus cochlearis und zum oberen Olivenkomplex voraus. Am *efferenten Schenkel* (ipsi- oder kontralateral) muß die Übertragung auf den und vom Nucleus facialis sowie die Weiterleitung über den N. facialis bis zum M. stapedius intakt sein. Der M. stapedius selbst sowie die restlichen Strukturen des Mittelohres einschließlich Trommelfell müssen ebenso funktionstüchtig sein.

Aus der Vielzahl der beteiligten Strukturen ergeben sich Überlegungen, welche Pathologie einem nicht meßbaren, nicht auslösbaren oder nur mit erhöhter Schwelle auslösbaren Stapediusreflex zugrunde liegen kann. Der Stapediusreflex kann beispielsweise auslösbar, aber nicht meßbar sein bei:

- fixiertem Stapes und ansonsten intaktem Mittelohr (Otosklerose)
- Unterbrechung der Gehörknöchelchenkette oder
- bei bei einem Trommelfelldefekt.

Klinische Relevanz

Eine kochleäre Hörstörung führt *erst ab Hörverlusten um etwa 50 dB* zu einem Ansteigen der Stapediusreflexschwelle, die bis dahin wie beim Normalhörigen zwischen 70 und 90 dB HL liegt. Bei neuralen Schwerhörigkeiten ist die Reflexschwelle in 80% gegenüber der Norm zuverlässig angehoben oder durch die Störung der afferenten Bahn kontra- und ipsilateral ganz ausgefallen. Außer-

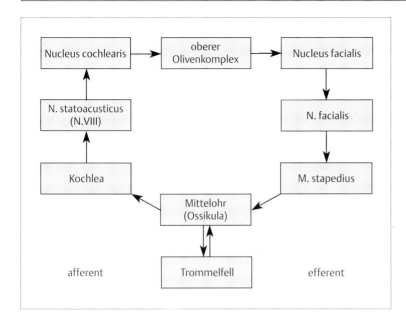

Abb. 4.8 Schematische Darstellung des afferenten und efferenten Schenkels des akustikofazialen Stapediusreflexes. Dessen gemeinsame Anfangs- und Endstrecke bilden das Mittelohr mit seinem Ossikula und das Trommelfell.

dem läßt sich hier bei der *Prüfung des Reflexdecay* ein frühes Absinken des Reflexes und eventuell eine verlängerte Latenz beobachten.

Die Zuverlässigkeit dieser Tests ist aber sicherlich deutlich geringer als die der akustisch evozierten Hirnstammpotentiale. Insgesamt gilt, daß bei Mittelohrschwerhörigkeiten in der Regel die Registrierbarkeit des Reflexes auf der betroffenen Seite fehlt. Bei kochleären und neuralen Schwerhörigkeiten muß die Auslösbarkeit des Reflexes überprüft werden.

Bei Patienten mit Fazialisparese gibt die Auslösbarkeit des Stapediusreflexes Auskunft über den möglichen Sitz der Störung proximal oder distal des Abganges des N. stapedius.

Immer muß die Stapediusreflexaudiometrie im Kontext mit den anderen neurootologischen Untersuchungen gesehen werden und erst die Beurteilung der Ergebnisse mit Berücksichtigung auch der audiologischen Untersuchungen und den Überlegungen über die Bedeutung des ipsi- und kontralateralen Vorhandenseins oder Ausfalls des Stapediusrefexes erlaubt eine im Einzelfall sinnvolle Interpretation der Ergebnisse.

4.3.2 Otoakustische Emissionen (OAE)

Entdeckungsgeschichte

Die Frequenzkodierung innerhalb der Kochlea war und ist ein Thema, mit dem sich die Hörforschung schon seit langer Zeit beschäftigt. 1961 wurde Bèkèsy für seine *Wanderwellentheorie* mit dem Nobelpreis ausgezeichnet (Bèkèsy 1970). Diese beruht auf experimentellen Arbeiten, die auf Beobachtungen von Helmholtz zurückgingen. Sie besagt, daß als Antwort auf Schallwellen in der Kochlea eine sogenannte Wanderwelle entsteht, die sich entlang der Basilarmembran ausbreitet. Wie Bèkèsys Arbeiten zeigten, ist die Sensitivität der Kochlea für niedrige Frequenzen im apikalen Bereich höher, weil die Basilarmembran dort elastischer ist und mehr Masse hat. Die höheren Töne führen mehr zu einer Erregung im basalen (stapesnahen) Bereich der Kochlea; hier ist die Basilarmembran steifer und hat weniger Masse. Dadurch kommt es für jede Frequenz an einem anderen Punkt zu einer maximalen Bewegung an der Basilarmembran (*tonotopische Organisation der Kochlea*).

Gold (1948) beschrieb Basilarmembranvibrationen bei lebenden Tieren, die deutlich über das Maß einer allein mechanisch ausgelösten Vibration hinausgingen. Er wies auch darauf hin, daß die Wanderwellentheorie nicht die sehr feine Sensitivität des auditorischen Systems für Frequenz- und Intensitätsunterschiede zu erklären vermochte. Gold postulierte einen *aktiven, energieverbrauchenden Resonanzmechanismus* innerhalb der Kochlea, der die Vibration der Basilarmembran auf einem sehr begrenzten Abschnitt für eine bestimmte Frequenz erhöht. Er sagte auch voraus, daß es möglich sein müsse, mit einem sehr empfindlichen Mikrophon im Gehörgang Schallwellen nachzuweisen, die in der Kochlea entstehen.

Golds Theorien wurden später durch verschiedene Experimente bestätigt (Selik et al. 1959, Kemp 1978, Kkanna u. Leonard 1982). Wie Kemp zeigte, lassen sich mit Hilfe von empfindlichen Mikrophonen akustische Signale als Antwort auf Klickreize messen; ihm gelang auch der Nachweis, daß diese Schallwellen aus der Kochlea stammen. Durch Arbeiten von Brownell (1983, 1990) sowie durch weitere direkte und indirekte Hinweise wurden die äußeren Haarzellen dann als Generator solcher *Kemp-Echos* oder *otoakustischen Emissionen* (OAE) beschrieben und als anatomisches Korrelat des „kochleären Verstärkers" identifiziert.

Kemp demonstrierte, daß die aktive Antwort auf einen Klick aus der Kochlea kein passives Echo ist, sondern eine aktive, physiologische und beeinflußbare Antwort, die bei normal hörenden Ohren nachweisbar ist und sich durch Lärm oder ototoxische Substanzen unterdrücken läßt. In der Kochlea wird also nicht nur Schall aufgenommen und in Nervenimpulse umgewandelt. Als Nebenprodukt der aktiven Schallverarbeitung wird auch Schall erzeugt, der sich im Gehörgang messen läßt und sich als *Indikator einer normalen Funktion der Kochlea* eignet. Die otoakustischen Emissionen bieten damit eine Möglichkeit, objektiv und nichtinvasiv die Funktion der Kochlea (genauer: der äußeren Haarzellen) zu überprüfen.

In den folgenden Abschnitten werden die beiden wichtigsten Arten von otoakustischen Emissionen, die spontanen und die evozierten, ihre Messung und ihre klinische Bedeutung besprochen.

Spontane OAE

Spontane otoakustische Emissionen (SOAE) ohne äußere Stimulation kommen bei etwa 50% der normal hörenden Bevölkerung vor. Ihr Vorhandensein sagt nichts aus über eventuelle pathologische Veränderungen. Daher haben sie für die Klinik keine Bedeutung. Es besteht auch keinerlei Beziehung zwischen spontanen OAE und Tinnitus, wie anfänglich angenommen wurde. Die Anwesenheit von spontanen OAE bei bestimmten Frequenzen legt die Annahme nahe, daß die äußeren Haarzellen des betroffenen Basilarmembranabschnittes gesund, aber überaktiv sind, während otogener Tinnitus ein Hinweis auf eine Hörstörung aufgrund von Haarzellschäden ist (Abb. 4.**9**).

Evozierte OAE

Evozierte otoakustische Emissionen sind bei fast allen gesunden Ohren als Antwort auf eine externe

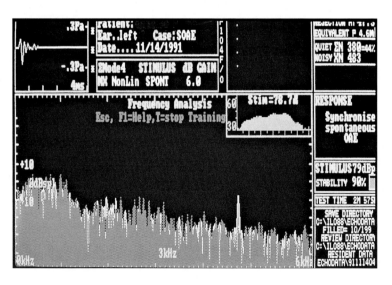

Abb. 4.**9** Messung spontaner otoakustischer Emissionen bei einem Neugeborenen. Bei 4,8 kHz ist ein Peak ganz deutlich aus dem Untergrundrauschen hervorgehoben zu erkennen.

Tabelle 4.5 Arten otoakustischer Emissionen

Spontane (SOAE)

Evozierte OAE
- transitorisch evoziert (TEOAE)
- Stimulusfrequenz-OAE (SFOAE)
- Distorsionsprodukte von OAE (DPOAE)

akustische Stimulation nachweisbar. Drei Arten von evozierten OAE lassen sich unterscheiden (Tabelle 4.5).

Transitorisch evozierte OAE

Transitorisch evozierte OAE entstehen als Antwort auf einen Klick oder einen Ton-Burst und können in fast allen normal hörenden Ohren nachgewiesen werden. Sie werden unmittelbar im Anschluß an den Stimulus erzeugt, lassen sich wegen Interferenzen mit dem Stimulus jedoch erst ab einem Zeitraum von 2,5 ms danach sicher nachweisen. Gewöhnlich beträgt ihre Dauer ca. 20 ms. Sie können aber auch mehrere hundert Millisekunden andauern.

In ihrer Frequenz spiegeln die TEOAE die Frequenzen des Stimulus wieder (Abb. 4.10). In den meisten Fällen werden sie nach einem Klickstimulus gemessen. Viele Ohren zeigen an verschiedenen Stellen der Basilarmembran im Spektrum der OAE *dominante Frequenzen*. Diese sind für jedes Ohr unterschiedlich und bleiben im Laufe der Zeit stabil. TEOAE sind im Tonaudiogramm bis zu einer Hörschwelle von etwa 30 dB nachweisbar. Sind sie nicht nachweisbar, so liegt gewöhnlich ein Hörverlust größer als 30 dB vor.

Distorsionsprodukte von OAE

Distorsionsprodukte von OAE sind Töne, die das Ohr als Antwort auf die kontinuierliche, simultane Stimulation mit zwei Tönen produziert. Diese werden als Primärtöne (F1 und F2) bezeichnet. Die Distorsionsprodukte sind bei Normalhörigen während der Stimulation im äußeren Gehörgang meßbar. Ihre Frequenzen stehen mit denen der Primärtöne in festen mathematischen Relationen. Das größte und am besten untersuchte Distorsionsprodukt ist das Distorsionsprodukt bei 2 F1–F2. Mit Hilfe der Distorsionsprodukte sind *fre-*

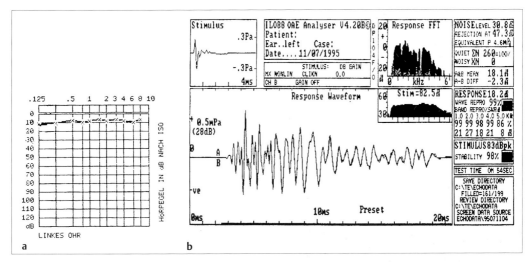

Abb. 4.10 Tonaudiogramm (**a**) und TEOAE (**b**) eines Normalhörenden. **b** Im linken oberen Fenster Darstellung des Stimulus, rechts daneben Patientendaten. Rechts neben den Patientendaten Powerspektrum der gemessenen akustischen Energie im Gehörgang. Die TEOAE sind schwarz, die übrigen Geräusche im Gehörgang grau dargestellt; darunter das Powerspektrum des Stimulus. Im rechten oberen Zahlenfeld Angaben zum Geräuschpegel im Gehörgang und zum Stimulus, darunter Angaben zur Reproduzierbarkeit der Emissionen insgesamt und für einzelne Frequenzbänder. Im großen Fenster unten links ist die Amplitude der im Gehörgang gemessenen akustischen Energie im Zeitraum von 2,5–20 ms nach Stimulation dargestellt. Die Kurven A und B repräsentieren Mittelungen der in den beiden Speichern gespeicherten Antworten – im Regelfall sind dies je 130. In diesem Beispiel sind die beiden Kurven fast identisch, was zu einer hohen Reproduzierbarkeit der Messungen – wie rechts angegeben – führt.

quenzspezifische Untersuchungen möglich (Abb. **4.11a**). Wenn eine Serie von Distorsionsprodukten zwischen 0,5 und 6 kHz gemessen wird, kann eine Aussage über die für die Kommunikation wichtigsten Frequenzen gemacht werden.

Durch eine solche Serienmessung mit verschiedenen Frequenzpaaren für F1 und F2 entsteht ein *DP-Gram* (Abb. **4.11b**). Dieses hat Ähnlichkeit mit einem Tonaudiogramm, die Aussage ist aber nicht vergleichbar. Während im Tonaudiogramm die subjektive Hörschwelle für verschiedene Töne nachgewiesen wird, ist im DP-Gram zu ersehen, bei welchen Frequenzen und mit welcher Amplitude DPOAE auftreten. Ein Rückschluß auf die Hörschwelle aus der Form der Kurve ist nicht erlaubt, auch wenn in vielen Fällen ein ähnlicher Kurvenverlauf zu finden ist. Nachweisbare DPOAE erlauben den Schluß, daß die Hörschwelle besser als 50 dB ist. Bei nicht nachweisbaren DPOAE liegt die Hörschwelle für die betroffene Frequenz gewöhnlich bei mehr als 50 dB. Gelegentlich sind Distorsionsprodukte aber auch schon bei Hörverlusten um 20 dB nicht mehr nachweisbar. Die Messung von DPOAE ist frequenzspezifischer als die von klickevozierten TEOAE. Distorsionsprodukte sollten auch immer dann geprüft werden, wenn TEOAE nicht meßbar waren.

DPOAE lassen sich auch in den verschiedenen Frequenzen durch die Messung ihrer Eingangs-/Ausgangsfunktion bei einer bestimmten Frequenz

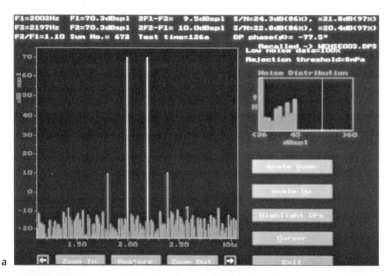

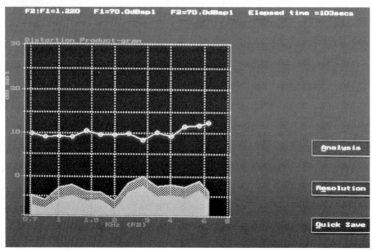

Abb. 4.11 Ableitung von Distorsionsprodukten otoakustischer Emissionen.
a Einzelableitung für ein Frequenzpaar F1 und F2. Da die beiden Töne gleichzeitig mit der Messung appliziert werden, sind sie auch in der Messung erkennbar (die beiden hohen Säulen). Links und rechts daneben die Säulen für die Distorsionsprodukte 2 F1 – F2 und 2 F2 – F1. Weitere Distorsionsprodukte sind zu erahnen, ihre Amplitude hebt sich jedoch nicht deutlich vom Untergrundrauschen ab.
b DP-Gram. Hier wird die Amplitude des gemessenen Distorsionsproduktes bei 2 F1 – F2 für verschiedene Frequenzpaare jeweils gegen die Frequenz von F2 aufgetragen.

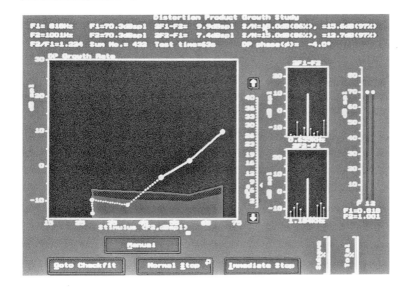

Abb. 4.12 Darstellung der Wachstumskurve der DPOAE für verschiedene Lautstärken ein und desselben Frequenzpaares. Die DPOAE werden hier erst ab Lautstärken der beiden Primärtöne zwischen 40 und 50 dB nachweisbar.

charakterisieren. Hierzu ermittelt man DPOAE-Amplituden als Antwort auf verschiedene Lautstärken der beiden Primärtöne (Abb. 4.12).

Stimulusfrequenz-OAE

Stimulusfrequenz-OAE werden als Antwort auf einen von niedrigen zu hohen Frequenzen wechselnden Ton gemessen. Da sie gleichzeitig mit dem Stimulus gemessen werden müssen und sich nur in der Phase von diesem unterscheiden, sind sie schwieriger zu erfassen als TEOAE und geben keine Informationen, die über die aus der TEOAE-Messung hinausgehen. Sie haben keinerlei klinische Bedeutung.

Geräte zur OAE-Messung

Prinzipiell sind zwei Arten von kommerziell erwerblichen OAE-Geräten zu unterscheiden: Geräte zur Messung von Distorsionsprodukten von OAE und spontanen Emissionen sowie ein Gerät, mit dem sich SOAE, TEOAE und Distorsionsprodukte von OAE messen lassen. Die Geräte unterscheiden sich vor allem in der Art der Stimuluspräsentation, die zur Erzeugung von kochleären Antworten benötigt wird. TEOAE werden in der Regel durch akustische „Klicks" als Stimulus erzeugt, sie können aber auch durch „Ton-Bursts" generiert werden.

Ein Klickgeräusch hat ein breites, flaches akustisches Spektrum und stimuliert daher einen Großteil der Basilarmembran gleichzeitig, ähnlich wie bei Hirnstammpotentialen. Daher sind klickevozierte TEOAE durch einen nicht frequenzspezifischen Stimulus hervorgerufen, der in der Lage ist, frequenzspezifische Antworten der Kochlea hervorzurufen. Der Stimulus wird in der Regel 260mal wiederholt, und die im Gehörgang meßbaren kochleären Antworten werden ähnlich wie bei der Hirnstammaudiometrie verstärkt, gemittelt und durch Fast-Fourier-Transformation (FFT) in ihrem Frequenzspektrum analysiert. Durch Kreuzkorrelation und andere Rechenoperationen sowie durch Begrenzung des Lärmes im äußeren Gehörgang wird die Validität der gemessenen kochleären Antwort bestimmt. Abb 4.13 zeigt ein Schema der für die Messung von TEOAE benötigten Geräte.

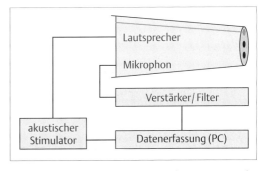

Abb. 4.13 Geräteanordnung für die Messung der TEOAE.

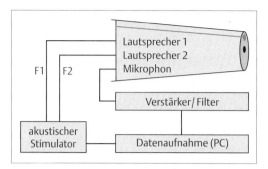

Abb. 4.**14** Geräteanordnung für die Messung von DPOAE.

Für die Generierung von DPOAE werden zwei Stimulustöne (Primärtöne) gleichzeitig präsentiert, die eine sofortige Antwort der Kochlea provozieren. Sie lassen sich für alle Frequenzen zwischen 100 und 8000 Hz (eventuell auch höher) erzeugen, und ihre Verläßlichkeit für höhere Frequenzen ist besser als die der TEOAE (Lonsberry-Martin 1990, Robinette 1992, Owens 1993). Abb. 4.**14** zeigt die zur Messung von DPOAE nötige apparative Ausrüstung. Da DPOAE sich bis zu einem Hörverlust von 50 dB messen lassen, sind sie vor allem für Screeninguntersuchungen zur Entdeckung eines Hörverlustes nicht so geeignet wie TEOAE. Ihr Informationsgehalt bezüglich niedriger Frequenzen ist geringer als der von TEOAE.

Störfaktoren

Verschiedene Faktoren stören die Messung von OAE: Stimuluspräsentation, Umgebungsgeräusche und intern (vom Patienten) erzeugte Geräusche. Daher ist es wichtig, den Sitz der Gehörgangssonde zu überprüfen und zu kontrollieren. Die meisten Geräte bieten hierzu Kontrollmöglichkeiten, die meist mit der Darstellung des „Powerspektrums", des Stimulus und der Messung der im Gehörang wahrnehmbaren externen und internen Geräusche verbunden sind. Umgebungslärm läßt sich durch Messung in schallgeschützten Räumen vermindern. DPOAE sind gegenüber Umweltgeräuschen weniger empfindlich als TEOAE. Kaugeräusche und andere interne Geräusche (wie durch Atmung, Schlucken, Blutzirkulation in großen Gefäßen), die in den Gehörgang übertragen werden, erschweren die Messung von OAE und können dazu führen, daß sie mehr Zeit in Anspruch nehmen. Häufig ist durch Mitarbeit des Patienten eine Verbesserung des Geräuschpegels im Gehörgang erreichbar (Dholen et al. 1991, Baer u. Hall 1992).

OAE in der neurootologischen Differentialdiagnose

Eine regelrechte Funktion der äußeren Haarzellen scheint Vorbedingung für eine normale kochleäre Schallaufnahme und die mechanoelektrische Transduktion zum zentralen Nervensystem zu sein. Die Messung von OAE erlaubt eine objektive Überprüfung von Hörstörungen durch eine *von Hörnerv und Hörbahn relativ unabhängige Beurteilung* der Funktion der Kochlea. Allgemein wird angenommen, daß die Funktion der Kochlea in den Frequenzen, in denen OAE nachweisbar sind, normal oder fast normal ist. Nur in sehr seltenen Fällen von kochleärer Dysfunktion, die nicht mit einer Fehlfunktion der äußeren Haarzellen verbunden ist (z.B. isolierter Funktionsverlust der inneren Haarzellen), gibt es ein theoretisches Risiko, irrtümlich eine normale Funktion der Kochlea anzunehmen, wenn in solchen Fällen OAE nachweisbar wären.

Da der Verlust der OAE mit einer gestörten Funktion der Kochlea (genauer: der äußeren Haarzellen) einhergeht, darf bei einem sensorineuralen Hörverlust von mehr als 30–50 dB und nachweisbaren TEOAE oder DPOAE eine *retrokochleäre Hörstörung* vermutet werden: Die Ursache des Hörverlustes liegt dann zentraler als die äußeren Haarzellen in der Kochlea. Auf diese Art und Weise können OAE zur Topodiagnostik von Hörstörungen beitragen (siehe weiter unten).

Das efferente kochleäre System kontrolliert die Sensitivität und die Frequenzspezifität der Kochlea durch Modulation ihrer mechanischen Verformung nach akustischer Stimulation über die äußeren Haarzellen. Eine Amplitudenreduktion der TEOAE während kontralateraler akustischer Stimulation wurde bei Normalhörenden auf den Einfluß der gekreuzten olivokochleären Fasern zurückgeführt, deren periphere Endigungen die efferente Innervation der äußeren Haarzellen bilden (Collet et al. 1990, Maurer et al. 1992). Daher kann auch die Messung der OAE während kontralateraler Beschallung als *Überprüfung der efferenten Innervation* wertvoll für die Topodiagnostik und neurootologische Differentialdiagnostik sein.

OAE bei Normalhörenden

Die Generierung von TEOAE und DPOAE in der Kochlea zeigt einige Unterschiede. DPOAE sind frequenzspezifischer. Beide Arten von OAE sind wichtig für die Einschätzung der kochleären Funktion. Die kurze Untersuchungszeit für die TEOAE spricht für ihre Anwendung als Screeningtest, wohingegen sich die etwas zeitaufwendigere Messung von DPOAE für klinische und experimentelle Fragestellungen anbietet. Für klinische Fragestellungen liefern beide Arten von OAE einander ergänzende Informationen (Probst u. Harris 1993, Popelka et al. 1993).

TEOAE

Die Inzidenz von TEOAE bei Normalhörenden beträgt fast 100%. Bei klinischen Untersuchungen gibt es für Fehlmessungen fast immer Erklärungen (beispielsweise besondere anatomische Bedingungen im Gehörgang oder im Mittelohr, nicht erkannte Gerätefehler, zu hoher Geräuschpegel oder unkooperativer Patient). Die Inzidenzrate wird möglicherweise auch durch die Kriterien beeinflußt, die das Vorhandensein von TEOAE definieren. Obwohl es signifikante Unterschiede zwischen verschiedenen Altersgruppen gibt, scheint kein direkter Einfluß des Alters auf die OAE zu bestehen. Das Vorhandensein oder Nichtvorhandensein von OAE ist vielmehr abhängig von der Hörschwelle.

Für klinische Zwecke werden TEOAE im Zeitraum von 2,5–20 ms nach einem Stimulus gemessen. Das Frequenzspektrum der Emissionen ist abhängig von der Frequenz bzw. den Frequenzen des Stimulus und den dominanten Emissionsfrequenzen, die für jedes individuelle Ohr charakteristisch sind (Abb. 4.22). Fraglich ist, ob frequenzspezifische TEOAE wirklich evozierbar sind. Die Latenz ist abhängig von der Frequenz der Emissionen, dabei haben höhere Frequenzen kürzere Latenzzeiten als tiefere. Klinisch werden Latenzmessungen von TEOAE nicht verwendet. Ihre Nachweisbarkeitsschwelle lag bei unter 30jährigen bei –5 dB HL, bei 40jährigen etwa bei 0 dB HL. Mit zunehmender Hörschwelle nimmt auch die Schwelle der TEOAE im Alter zu (Bonfils et al 1988, Maurer u. Lotsch 1998). Die Messung von TEOAE läßt keinen Rückschluß auf die individuelle psychoakustische Hörschwelle zu. Die Amplitude der TEOAE ist abhängig von der Intensität des Stimulus und der Anzahl und den Frequenzen von eventuell vorhandenen dominanten Emissionsfrequenzen. Ab Stimulationsfrequenzen von 30 dB HL besteht eine nichtlineare Wachstumsfunktion, die für die TEOAE charakteristisch ist. Bei einer Hörschwelle schlechter als 25–30 dB HL sind TEOAE in aller Regel nicht mehr nachweisbar.

DPOAE

Die Inzidenz von DPOAE bei Normalhörenden wurde ebenfalls mit fast 100% beschrieben. DPOAE sind in Frequenzen zwischen 0,5 und 8, sogar bis zu 12 kHz, meßbar. Ihre Amplitude hängt von Lautstärke und Frequenz der Primärtöne (F1 und F2), dem Verhältnis der Primärtöne und vom individuell gemessenen Ohr ab. Beim menschlichen Ohr ist die Amplitude der DPOAE ungefähr 60 dB kleiner als die Amplitude der Primärtöne. Für ein Frequenzverhältnis F2 zu F1 zwischen 1,1 und 1,25 ist die Amplitude am größten. Das deutlichste und klinisch fast immer verwendete Distorsionsprodukt beim Menschen und anderen Säugetieren liegt bei 2F1–F2 für Primärtöne F1<F2. Die Intensität der Primärtöne (L1 und L2) ist entweder gleich, oder L2 ist etwas leiser als L1. Beim Menschen wurde eine Zunahme der Lautstärke der DPOAE von etwa 1 dB pro dB Stimulusintensität festgestellt, wenn L1 = L2 und F2 : F1 = 1,22 ist. Die Latenz der Distorsionsprodukte läßt sich nur über Phasenmessungen ermitteln. Zwischen der Phase und dem Verhältnis F2 : F1 besteht eine systematische Beziehung. Die Latenz wird kürzer für größere Verhältnisse.

OAE bei Schalleitungsschwerhörigkeit

Durch pathologische Prozesse im äußeren Gehörgang und im Mittelohr ist die Schallübertragung zum Innenohr behindert. Ein durch den äußeren Gehörgang eingehender akustischer Stimulus könnte durch eine Mittelohrpathologie abgeschwächt werden. Umgekehrt kann natürlich auch die Rückwärtsübertragung der Echos (OAE) aus dem Innenohr durch eine Pathologie des Mittelohres verändert werden. Zudem ist das Mittelohr in der Schalltransmission nicht für alle Frequenzen gleich effizient (Kapitel 1).

Systematische Änderung des Atmosphärendrucks beeinflußt die spontanen OAE, die transitorisch evozierten OAE und Distorsionprodukte von OAE in gleicher Weise. Es wurde eine Verringerung der Amplitude festgestellt, die bei höheren Frequenzen kleiner war. Ein Unterdruck im Mittelohr kann die Amplitude der TEOAE reduzieren (Hauser et al. 1993). OAE lassen sich nur bei einem kleinen Teil der Kinder mit Paukenerguß und flachem Tympanogramm messen. Ist das Tympanogramm normal und besteht ein Unterdruck im Mittelohr, sind OAE mit verringerter Amplitude nachweisbar. Nach einer Parazentese oder dem Einsetzen eines Paukenröhrchens werden OAE gewöhnlich meßbar oder zeigen größere Amplituden als präoperativ (Abb. 4.**15**).

Bei der Beurteilung von Hörverlusten darf eine normale Innenohrfunktion angenommen werden, wenn OAE nachweisbar sind. Im Regelfall ist keine weitere Untersuchung zur Evaluierung der Innenohrfunktion nötig. Besteht ein Paukenerguß und sind OAE nicht nachweisbar, so ist die Funktion der Kochlea nicht zu beurteilen. Sind in einem solchen Fall OAE nach einer Parazentese oder Paukendrainage nachweisbar, kann man auch hier eine normale Innenohrfunktion vermuten. Bei auch sonst normalen Untersuchungsbefunden lassen sich dann weitere, kompliziertere, zeitraubende und teure Untersuchungen vermeiden. Nach unserer Erfahrung gelingt der Nachweis von OAE nach der Behandlung eines Paukenergusses durch Parazentese oder Paukendrainage ab dem 2. postoperativen Tag. Gleichzeitig mit dem Nachweis einer intakten Innenohrfunktion ist die Messung der OAE dann auch noch eine Erfolgskontrolle für die Operation. Sind OAE postoperativ zu messen und werden dann wieder nicht mehr nachweisbar, liegt die Annahme eines Rezidiv, Sero- oder Mukotympanons nahe (Amedee 1995, Jemma u. Maurer 1997).

OAE bei sensorineuraler Schwerhörigkeit

TEOAE sind bei sensorineuralen Hörverlusten von mehr als 40 dB bei 1 kHz und mehr als 35 dB im Durchschnitt von 0,5, 1, 2 und 4 kHz nicht mehr nachweisbar. Bei der Betrachtung dieser Werte muß bedacht werden, daß sie von verschiedenen Parametern abhängen. Dazu gehören die Definition und Art der Feststellung der psychoakustischen Hörschwelle, die Definition für das Vorhandensein oder Fehlen von TEOAE und technische Details bei der Messung selbst. Die Identifikation

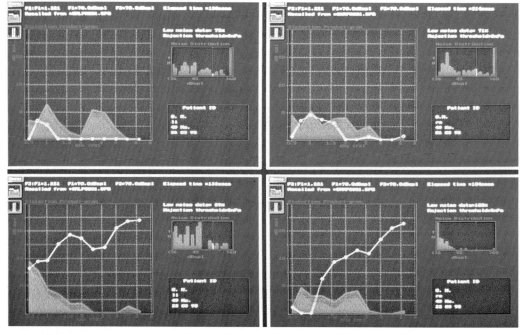

Abb. 4.**15** Die oberen Diagramme zeigen ein DP-Gram des linken und rechten Ohres eines Kindes mit Paukenerguß vor Parazentese, die unteren Diagramme einige Tage nach Parazentese. Durch die Schalleitungsblockierung im Mittelohr kam es nicht zur retrograden Übertragung der OAE, bzw. sie wurden durch die Schalleitung gar nicht erst hervorgerufen.

von TEOAE basiert auf der visuellen Betrachtung der Wellenform sowie auf von den Meßgeräten erfaßtem und berechnetem Zahlenmaterial und damit von der Reproduzierbarkeit und der Intensität der gemessenen Antworten.

Bisher gibt es noch keine ganz klare Unterscheidung für Messungen mit noch vorhandenen oder gerade nicht mehr vorhandenen Emissionen. Bei nachweisbaren TEOAE darf eine Hörschwelle von besser als 30 dB HL angenommen werden für die Frequenzen, in denen TEOAE nachweisbar sind. Generell sind TEOAE für Frequenzen zwischen 0 und 6 kHz nachweisbar. Sowohl durch klick- wie durch Ton-Burst-evozierte OAE lassen sich Ohren mit Hörverlusten im höheren Frequenzbereich von normal hörenden Ohren unterscheiden (Abb. 4.16). Es gibt eine signifikante Korrelation zwischen dem Audiogramm und dem Frequenzspektrum der TEOAE. Klick- und Ton-Burstevozierte TEOAE zeigen keine Unterschiede bezüglich Intensität, Signal-Rausch-Abstand und Reproduzierbarkeit. Frequenzspezifische Analysen haben gezeigt, daß Hörverluste zwischen 2 und 4 kHz am besten identifiziert werden und Hörverluste um 1 kHz etwas schlechter. Kaum eine Unterscheidung zwischen Normalhörigkeit und Schwerhörigkeit ist bei Hörverlusten um 500 Hz möglich (Prieve et al. 1993).

Bei Patienten mit *Morbus Menière* sind die Veränderungen der OAE abhängig vom Stadium der Erkrankung und damit vom Hörverlust. Bei einigen Patienten konnte gezeigt werden, daß TEOAE auch noch bei Hörverlusten über 25 dB HL nachweisbar waren (Harris u. Probst 1992). Es muß noch untersucht werden, ob TEOAE oder DPOAE bei Patienten mit Morbus Menière zusätzliche diagnostische oder prognostische Informationen liefern können. Kommt es bei Ohren mit sensorineuralen Hörverlusten zu einer Besserung der Hörschwelle im Tonaudiogramm, werden auch die OAE häufig in ihrer Amplitude besser oder überhaupt meßbar. Ein solcher Befund zeigt die Erholung der Funktion der äußeren Haarzellen an.

Die aus den Distorsionsprodukten gewonnenen Informationen sind frequenzspezifischer für die kochleäre Funktion. Ihre Amplitude verringert sich bei Hörverlusten ab 15 dB HL, und sie sind generell nicht mehr nachweisbar, wenn der Hörverlust 50 dB HL übersteigt. DPOAE erlauben eine Unterscheidung zwischen normal hörenden und schwerhörigen Ohren, und zwar besser im hochfrequenten Bereich zwischen 4 und 8 kHz als im Bereich von Frequenzen unter 2 kHz. Bei 500 Hz lassen sich mit DPOAE normalhörende Ohren von Ohren mit Hörverlusten nicht mehr unterscheiden (Gorga et al. 1993). Es besteht eine Beziehung zwischen der Schwelle im Tonaudiogramm und den Amplituden der DPOAE. Bei reduzierter Amplitude der DPOAE besteht eine hohe Wahrscheinlichkeit, daß die Hörschwelle in den betroffenen

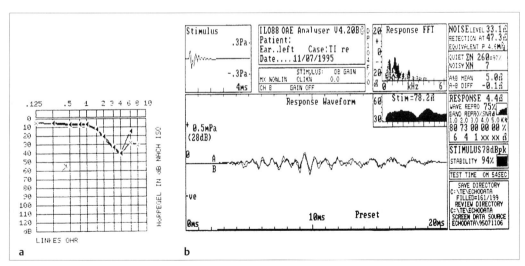

Abb. 4.16 Tonaudiogramm (**a**) und TEOAE-Messung (**b**) eines Patienten mit Hochtonsenke bei 4 kHz.
b Deutlich ist in der Ableitung der OAE im Powerspektrum das Fehlen von OAE im oberen Frequenzbereich erkennbar. Gute Reproduzierbarkeiten sind nur in den Frequenzbändern um 1 und 2 kHz zu erzielen.

Frequenzen schlechter als 15 dB HL ist. Eine feste mathematische Beziehung zwischen den Hörverlusten zwischen 20 und 50 dB HL und der Verminderung der Amplitude der DPOAE war bisher nicht klar nachweisbar. Es steht jedoch fest, daß nicht direkt von der im DP-Gram ermittelten Amplitude der DPOAE auf die Schwelle im Tonaudiogramm zurückgeschlossen werden kann. DPOAE können bei Hörverlusten von mehr als 40–50 dB HL nicht mehr nachgewiesen werden (Abb. 4.**17** und 4.**18**).

Die individuelle Variabilität von OAE-Messungen bei Normalhörenden ist noch ein Problem für die Interpretation der Messungen. Wahrscheinlich gibt es Unterschiede in den Mechanismen der Generierung von Distorsionsprodukten, die mit höheren und niedrigeren Lautstärken evoziert werden. Die mit höheren Lautstärken evozierten Emissionen korrespondieren wahrscheinlich schlechter mit der Hörschwelle als die mit niedrigeren Stimuluslautstärken evozierten. Möglicherweise ist es sinnvoller, ihre Auslösbarkeitsschwelle zu bestimmen als ihre Amplitude bei feststehender Stimuluslautstärke zu messen.

OAE beim Neugeborenen-Screening

Eine frühe Erkennung von Hörstörungen bei Kindern ist sehr wichtig, weil zu spät erkannte Hörstörungen zu irreversiblen Verlusten auditorischer und kognitiver Fähigkeiten führen können. Daher hat die Früherkennung eines Hörverlustes große Bedeutung für die soziale und intellektuelle Entwicklung des Kindes. Deshalb wurden immer wieder Anstrengungen unternommen, Screeningtests zur Erkennung von Hörschäden mit verschiedenen Untersuchungstechniken durchzuführen. Ein für ein solches Screening geeignetes Untersuchungsverfahren sollte nicht-invasiv, schnell, leicht durchzuführen und objektiv beurteilbar sein. Außerdem muß eine solche Untersuchung sehr sensitiv und hoch spezifisch sein, um möglichst wenige falsch negative und falsch positive Ergebnisse zu liefern. Die Untersuchung der TEOAE erfüllt diese Kriterien:

- Die Messung kann innerhalb von wenigen Minuten erfolgen.
- Sie ist bereits in der 1. Lebenswoche möglich.
- Sie zeigt hohe Reproduzierbarkeit der Ergebnisse, wenn die Funktion des Mittel- und des äußeren Ohres normal ist.
- Die Ergebnisse sind bei wachen, sedierten, anästhesierten oder schlafenden Patienten ähnlich.
- Falsch positive Resultate lassen sich deutlich reduzieren, wenn vor der Untersuchung eine Otoskopie durchgeführt wird, bei der der Gehörgang gereinigt und das Trommelfell beurteilt wird (Zorowka et al. 1993).

Die Inzidenz von TEOAE bei Neugeborenen ist die gleiche wie bei Erwachsenen. Das Frequenzspektrum ist breiter und die Amplitude größer als bei Erwachsenen. Ansonsten ist das Verhalten ähnlich wie bei Erwachsenen. Auch bei Neugeborenen be-

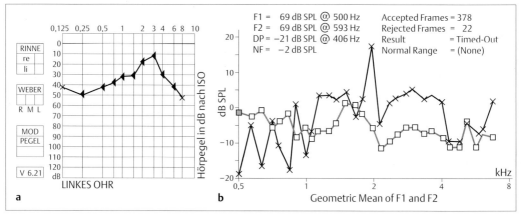

Abb. 4.17 Die Abbildung zeigt das Tonaudiogramm (**a**) und das DP-Gram (**b**) einer Patientin mit Tief- und Hochtonschwerhörigkeit. **b** Im DP-Gram sind Distorsionsprodukte nur in Frequenzen zwischen 1,8 und 4 kHz sicher nachweisbar. Ansonsten liegt die Kurve der Amplitude der DPOAE deutlich unterhalb der Normkurve (viereckige Symbole).

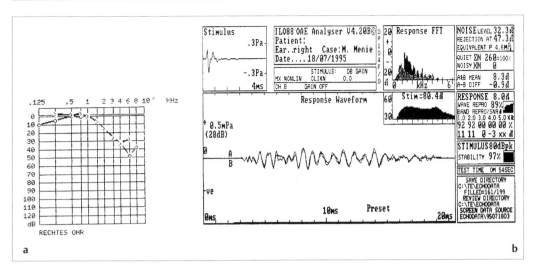

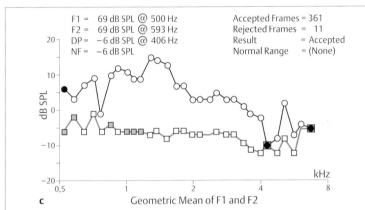

Abb. 4.18 Tonaudiogramm (a) und Messung von TEOAE (b) sowie DPOAE (c) einer Patientin mit einer bei 1 kHz beginnenden Hochtonschwerhörigkeit mit Schrägabfall der Hörkurve. TEOAEs sind nur im Frequenzbereich zwischen 1 und 2 kHz nachweisbar, während DPOAE bis 4 kHz mit Amplituden deutlich über der Normkurve (viereckige Symbole) nachweisbar sind.

steht eine große interindividuelle und interaurale Variabilität der Wellenformen, wobei eine gute Reproduzierbarkeit bei wiederholten Messungen desselben Ohres besteht. Durch die Messung von OAE ist ein Hörverlust nur feststellbar, nicht quantifizierbar.

Moderne Screeningprogramme für Neugeborene und Säuglinge beinhalten deshalb die Messung von TEOAE. Sind TEOAE nachweisbar und das Tympanogramm und die Stapediusreflexe sowie die Verhaltensaudiometrie sind normal, darf eine ungestörte Hörfunktion angenommen werden. Sind TEOAE registrierbar und die psychoakustischen Tests weichen von der Norm ab, sollten alle Untersuchungen in den folgenden Monaten mehrere Male wiederholt werden. Bleibt eine Untersuchung negativ, ist ein Hirnstammaudiometrie anzustreben. Auch bei wiederholt nicht normalen TEOAE ist eine Hirnstammaudiometrie anzuschließen. Bei Ohren von Kindern mit pathologischem Tympanogramm oder anderen Anzeichen eines Sero- oder Mukotympanons sollten Audiometrie und/oder Parazentese mit oder ohne Paukendrainage durchgeführt werden. Sind auch danach keine Emissionen meßbar, ist die Hirnstammaudiometrie indiziert.

TEOAE sollten bei Kindern mit bestimmten Risikofaktoren gemessen werden (Tabelle 4.6). Die Diskussion über die generelle Messung von TEOAE bei allen Neugeborenen als Screeninguntersuchung auf eine normale Hörfunktion ist noch nicht abgeschlossen.

Tabelle 4.6 Risikofaktoren als Indikation für eine Untersuchung der TEOAE

- Verdacht auf Hörverlust
- Sprachentwicklungsverzögerung
- Familienanamnese mit Hörstörung
- Kongenitale oder perinatale Infektion
- Anatomische Fehlbildung des Kopfes oder Halses
- Geburtsgewicht unter 0,5 kg
- Hyperbilirubinämie
- Erhöhter Apgar-Index

OAE zum Monitoring der Hörfunktion bei Behandlung mit ototoxischen Substanzen

Die hohe Reproduzierbarkeit der Messung von TEOAE und DPOAE erlaubt ihre Benutzung zur Messung dynamischer Veränderungen der Hörfunktion. Bei verschiedenen Formen kochleärer Fehlfunktion, die bekanntermaßen mit Schädigungen äußerer Haarzellen einhergehen (akuter und chronischer Lärmschaden, ototoxische Nebenwirkungen), haben sich diese Messungen als sehr nützlich und sensitiv erwiesen. Beide Arten von Emissionen können normale von nicht normalen Ohren unterscheiden. Bei Patienten, die mit ototoxischen Medikamenten wie Cis-Platin oder Aminoglykosiden behandelt werden, können solche Nebenwirkungen auftreten. Wie verschiedene Untersuchungen mit der Tonschwellen- oder Hochfrequenzaudiometrie gezeigt haben, sind solche Nebenwirkungen dosisabhängig. In weiteren tierexperimentellen Untersuchungen konnte demonstriert werden, daß die toxischen Wirkungen dieser Substanzen auf einer direkten oder indirekten Schädigung der äußeren Haarzellfunktion beruhen. Da die OAE gerade die Funktion der äußeren Haarzellen überprüfen, bietet sich ihre Verwendung zur Überwachung der ototoxischen Nebenwirkungen bei der Behandlung mit solchen Substanzen an.

In klinischen Untersuchungen konnte der ototoxische Effekt von *Cis-Platin* durch die Messung von TEOAE dokumentiert werden. Ihre Amplituden nehmen mit steigender Gesamtdosis ab. Außerdem ließ sich zeigen, daß meßbare Veränderungen der Amplituden früher auftraten als zuverlässige Verschlechterungen der Hörschwelle im Tonaudiogramm (Maurer et al. 1992). Ähnliche dosisabhängige Veränderungen der OAE wurden auch unter antibiotischer Therapie mit *Aminoglykosiden* wie Amikacin und Gentamycin beobachtet. Diese Befunde sind von besonderer Bedeutung für Kinder und Erwachsene, die eine Langzeittherapie mit ototoxischen Antibiotika oder eine antineoplastische Therapie mit Cis-Platin erhalten (Hotz 1991, Zorowka et al. 1993, Fürst et al. 1995). Besonders bei unkooperativen Kindern scheint die Messung der OAE als Monitoring unter ototoxischer Therapie die Methode der Wahl, da bei Kindern OAE *immer* nachweisbar sind. Bei Erwachsenen sind OAE zum Monitoring unter ototoxischer Therapie nur dann verwendbar, wenn sie vor der Therapie sicher nachweisbar waren.

Durch Messung der OAE können subklinische Veränderungen in der Funktion des Corti-Organes (der äußeren Haarzellen) aufgedeckt werden, aber es ist nicht möglich, die Funktionseinbuße zu quantifizieren oder vorherzusagen, ob oder wann klinisch ein Hörverlust auftreten wird. In Zukunft wird die Messung von OAE bei höheren Frequenzen genauere Informationen über die Haarzellfunktion in der Basalschneckenwindung geben, und damit werden audiometrische Daten und Daten aus Messungen von OAE besser vergleichbar werden. In weiteren Untersuchungen müssen auch Kriterien für die Vorhersagbarkeit eines klinisch relevanten Hörverlustes gefunden werden. Wenn bei der Messung von OAE eine Amplitudenreduktion im Verlauf einer ototoxischen Therapie auftritt, ist eine sorgfältige Beobachtung des Patienten auch mit Hochfrequenzaudiometrie und/oder Elektronystagmographie angebracht. Falls möglich, sollte eine Änderung der ototoxischen Medikamentation vorgenommen werden.

OAE bei Patienten mit retrokochleären Hörstörungen

Retrokochleäre Läsionen wie Akustikusneurinome können kombiniert retrokochleäre und kochleäre sensorineurale Hörminderungen einerseits oder rein retrokochleäre Hörminderungen andererseits bedingen. OAE waren in 30–50% der Ohren mit Akustikusneurinomen meßbar (Bonfils u. Uziel 1988, Cane et al. 1994, Maurer et al. 1995). Allgemein ist bei Ohren ohne meßbare OAE die Hörschwelle schlechter und bei den meisten dieser Ohren ohne OAE beruht der Verlust der OAE auf einer Schädigung der Kochlea, die möglicherweise im Zusammenhang mit der Durchblutung der Kochlea steht. Bei einigen dieser Ohren waren trotz eines ausgeprägten Hörverlustes TEOAE nachweisbar. Dies wurde als Anzeichen einer eher retrokochleären Ätiologie des Hörverlustes gewertet. Daher darf angenommen werden, daß *meßbare OAE bei Ohren mit Hörverlusten von mehr als 25–30 dB HL* Anzeichen einer retrokochleären Genese der Hörstörung sind. In diesen Fällen kann also die einfache Messung der OAE zusammen mit den audiometrischen Daten wertvolle differential- und topodiagnostische Informationen liefern.

Bei Ohren mit Akustikusneurinomen kommen TEOAE bei relativ guten präoperativen Hörschwellen vor, aber es gibt keinen Zusammenhang zwischen Tumorgröße und Nachweisbarkeit von Emissionen. Die Amplitude der OAE der Tumorseite ist im Vergleich zum normalen Ohr häufig verringert. Abb. 4.19 zeigt Tonaudiogramm, akustisch evozierte Hirnstammpotentiale und TEOAE eines Patienten mit Akustikusneurinom, bei dem – trotz deutlichen Hörverlustes der betroffenen Seite – TEOAE als Hinweis auf eine retrokochleäre Läsion nachweisbar sind.

OAE und akustisch evozierte Hirnstammpotentiale – Untersuchung der efferenten kochleären Innervation

Die Untersuchung der akustisch evozierten Hirnstammpotentiale zusammen mit den evozierten kortikalen Potentialen und der Elektrokochleographie sind die am meisten gebräuchlichen Typen der *elektrischen Reaktionsaudiometrie*. Bei allen Formen der elektrischen Reaktionsaudiometrie werden, wie schon erwähnt, elektrische Potentiale gemessen, die im auditorischen System als Antwort auf eine akustische Stimulation generiert werden. Im Gegensatz dazu wird mit Hilfe der OAE akustische Energie gemessen, die in der Kochlea während ihrer Funktion als mechanoelektrischer Wandler erzeugt wird und dann retrograd in den Gehörgang weitergeleitet wird.

Die OAE sind also als Nebenprodukt der aktiven, energieverbrauchenden Schallverarbeitungsvorgänge in der Kochlea zu betrachten, als deren

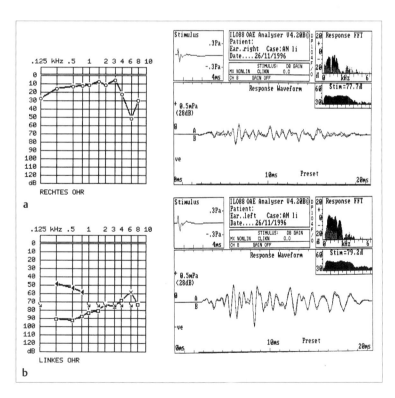

Abb. 4.**19** Tonaudiogramm (**a**) und TEOAE (**b**) eines 46jährigen Patienten mit einem Akustikusneurinom links. Trotz des großen Hörverlustes auf der linken Seite sind im Bereich zwischen 0,5 und 2 kHz links und 0,5 und 2,5 rechts TEOAE deutlich nachweisbar. Dies ist als Hinweis auf die rein retrokochleär bedingte Hörstörung links zu werten.

Effektor heute die äußeren Haarzellen angesehen werden. Dabei geben die spontanen otoakustischen Informationen Auskunft über die Aktivität äußerer Haarzellen *ohne* akustische Stimulation, die Distorsionsprodukte von OAE und die Stimulusfrequenz-OAE über die Aktivität äußerer Haarzellen *während* akustischer Stimulation und die TEOAE über ihre Aktivität *nach* akustischer Stimulation.

Mit Hilfe von Hirnstammpotentialen und Elektrokochleographie kann objektiv die Hörschwelle für Klicks und für Töne bestimmt werden, zumindest für Frequenzen ab 2 kHz aufwärts. Mit der Messung von OAE ist eine Hörschwelle nicht bestimmbar. Ihre Meßbarkeit erlaubt dem Untersucher, zwischen normal oder fast normalhörenden Ohren und solchen mit einem Hörverlust zu unterscheiden. Kontralaterale akustische Stimulation während der Messung der OAE auf der ipsilateralen Seite reduzierte die Amplituden der OAE (TEOAE und DPOAE), was auf die Wirkung der efferenten kochleären Innervation zurückgeführt wird (Collet et al. 1990, Moulin et al. 1993, Berlin 1993).

Die efferente Innervation steuert wahrscheinlich die Funktion der äußeren Haarzellen (an denen 95 % der efferenten Nervenfasern zur Kochlea enden) und dadurch die Schallverarbeitung in der Kochlea. Einige Untersuchungen haben gezeigt, daß diese „Steuerungsfunktion" verstärkt, abgeschwächt oder ganz ausgefallen sein kann, wenn unterschiedliche pathologische Veränderungen die Funktion des efferenten olivokochleären Systems beeinflussen (Akustikusneurinome, Zustand nach Vestibularisneurektomie, Hörsturz) (Williams 1993; Maurer et al. 1992, 1995; Gunzenhäuser et al. 1994). Weitere Untersuchungen zur Rolle der Messung von OAE in Kombination mit kontralateraler, akustischer Stimulation bei pathologischen Prozessen des Kleinhirnbrückenwinkels und des Hirnstammes werden noch benötigt.

OAE und intraoperatives Monitoring

Intraoperatives Monitoring mit OAE befindet sich noch in der Erprobung. Auf der einen Seite bieten OAE eine einzigartige Möglichkeit der Kontrolle der kochleären Funktion während chirurgischer Eingriffe an der lateralen Schädelbasis und im Kleinhirnbrückenwinkel. Auf der anderen Seite gibt es einige Faktoren, die einen negativen Einfluß auf die Messung von OAE im Operationssaal haben. Vor allem der im Gehörgang des Patienten noch vorhandene Lärm durch Geräte, Beatmung, operative Manipulationen und das Personal beeinflußt die Qualität der Messung der OAE negativ. Der Einfluß einer kontinuierlichen Stimulation, die für ein solches Monitoring gebraucht wird, ist noch nicht bekannt. Bisher gibt es auch kaum Daten über den Einfluß typischer operativer Manipulationen auf die OAE. Bei Kaninchen reduzierten sich die Amplituden der OAE innerhalb 25 s nach einem Verschluß der A. cochlearis und erholten sich wieder nach Öffnung des Verschlusses (Widick et al. 1994).

OAE bei psychischen Hörstörungen und bei Aggravation

Aus den bisherigen Ausführungen ergibt sich, daß es möglich ist, mit Hilfe der OAE normal bzw. fast normal hörende Ohren sicher zu erkennen. Sind TEOAE meßbar, darf geschlossen werden, daß die Hörschwelle im Tonaudiogramm in den Frequenzen, in denen TEOAE nachweisbar sind, nicht schlechter als 25 – 30 dB HL ist. Außer in den seltenen Fällen eines rein retrokochleären Hörverlustes oder eines kochleären Hörverlustes mit normalen äußeren Haarzellen darf dann eine Normalhörigkeit angenommen werden. Sind TEOAE nicht meßbar, Distorsionsprodukte von OAE aber meßbar, so darf vermutet werden, daß die Hörschwelle in den betroffenen Frequenzen zwischen 30 und 50 dB liegt. Auf diese Art und Weise ist es leicht möglich, eine Aggravation oder eventuell einen psychisch bedingten Hörverlust festzustellen. Mit der Messung von OAE können solche Patienten dann häufig in kurzer Zeit dazu gebracht werden, ihre Hörschwelle richtig anzugeben (Abb. 4.**20**).

Schwieriger wird die Frage, wenn ein Hörverlust tatsächlich über 50 dB liegt, weil ab hier OAE generell nicht mehr nachweisbar sind und damit auch die Fragestellung nach einer Aggravation oder einer psychischen Hörstörung nicht mehr beantwortet werden kann. Die Meßbarkeit von OAE bei Patienten mit Hörstörungen zeigt auf jeden Fall an, daß es sich höchstens um einen leicht- bis mittelgradigen Hörverlust handeln kann.

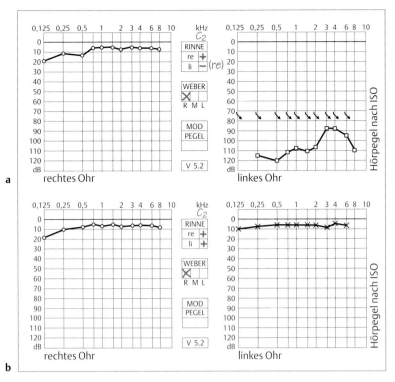
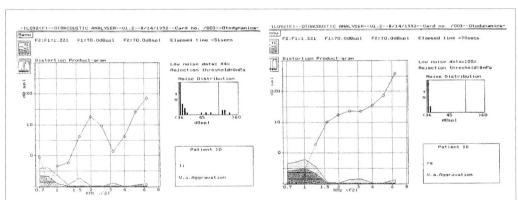

Abb. **4.20** Patientin mit psychischer Hörstörung. Tonaudiogram vor (**a**) und nach Ableitung der DPOAE (**b**).
c DPOAE beider Ohren zum Zeitpunkt des oberen Tonaudiogramms. Die Patientin konnte mit Hilfe der Messung des DP-Grams leicht davon überzeugt werden, daß das linke Ohr nicht taub war.

4.3.3 Akustisch evozierte Potentiale

Grundlagen und Einteilung

Nach akustischer Stimulation kommt es zu einer Veränderung der ständig vorhandenen Spontanaktivität des Gehirns. Dabei treten in bestimmten Abschnitten der peripheren zentralen Hörbahnen zeitlich synchronisierte bioelektrische Aktivitäten auf, die durch Anlage von Elektroden an der Körperoberfläche meßbar sind (Picton et al. 1974, Davis 1976). Die im Verlauf der Hörbahn entstehenden 25–30 Wellen treten innerhalb gewisser Grenzen mit bestimmten Latenzzeiten auf und lassen sich bestimmten anatomischen Strukturen zuordnen (Tabelle 4.**7** und 4.**8**).

Die verschiedenen Arten der Untersuchung der akustisch evozierten Potentiale unterscheiden sich bezüglich ihrer Beeinflussung durch Medikamente oder die Vigilanz des Patienten. Durch die

Tabelle 4.7 Einteilung der akustische evozierten Potentiale bzw. elektrischen Reaktionsaudiometrieverfahren (AEP bzw. ERA). Die abgekürzten Synonyme sind in Tabelle 4.8 erklärt

Typ (Synonyme)	Bestandteile	Latenz (ms)	Entstehungsort
ECoG (elektrokochleographische Potentiale)	C (kochleäre Mikrophonpotentiale) SP (Summationspotentiale) SAP [CAP] (Summenaktionspotentiale)	0–2	Kochlea, Hörnerv
FAEP (frühe akustische evozierte Potentiale) (BAEP, ABR, BERA, AEHP)	Wellen Jewett 1–5 (7)	1–8	Hörnerv, Hirnstamm, Zwischenhirn
MAEP (mittlere akustisch evozierte Potentiale) (MCR, Fast CERA)	N0, P0, Na, Pa, Nb, Pb, Nc, Pc	8–60	Thalamus, Hörstrahlung, Hechl-Windung (primärer auditorischer Kortex)
SAEP (späte akustisch evozierte Potentiale) (LAEP, Slow CERA)			sekundärer und tertiärer auditorischer Kortex, auditorische Assoziationsfelder
	P1, N1, P2, N2	60–250	
	P300 = Verarbeitungspotentiale CNV = Erwartungswelle (Continous Negative Potential) PNG = perstimulatorisches negatives Gleichspannungspotential	>250	

Tabelle 4.8 Erklärung der Abkürzungen der synonymen Begriffe aus Tabelle 4.7. Die auf „EP" (evozierte Potentiale) endenden Abkürzungen beziehen sich auf die Art der Potentiale, die auf „RA" (Reaktionsaudiometrie) endenden auf die Methode der Ableitung

Akronym	Erklärung
AEP	akustisch evozierte Potentiale, acoustically evoked potentials
ERA	elektrische Reaktionsaudiometrie, electric response audiometry
ECoG	Elektrokochleographie
FAEP – BAEP – ABR – BERA – AEHP	frühe akustisch evozierte Potentiale brainstem evoked auditory potentials auditory brainstem responses brainstem evoked response audiometry auditorisch evozierte Hirnstammpotentiale
MAEP – MLR – MAEP – Fast CERA	mittlere akustisch evozierte Potentiale middle latency responses middle latency auditory evoked potentials fast cortical evoced response audiometry
SAEP – LAEP – Slow CERA	späte akustisch evozierte Potentiale long latency auditory evoked responses slow cortical evoked response audiometry

Vigilanz und pharmakologisch nur unwesentlich zu beeinflussen sind die elektrokochleographischen Potentiale (ECoG [oder ECochG]) sowie die frühen akustisch evozierten Potentiale (FAEP). Entsprechend ihres kortikalen Ursprunges werden die mittleren und späten akustisch evozierten Potentiale (MAEP und SAEP) immer mehr durch den Wachheitszustand und diesen beeinflussende Medikamente verändert. Da MAEP und SAEP vom Kortex abgeleitet werden, sind sie relativ leicht frequenzspezifisch zu messen, während eine frequenzspezifische Messung bei den ECoG und bei den FAEP schwieriger ist.

Aus den genannten Eigenschaften ergeben sich die Einsatzgebiete und Indikationen für die verschiedenen Formen der Ableitung akustisch evozierter Potentiale (Tabelle 4.9). Im Bereich der Neurootologie kommen zur Differentialdiagnostik bzw. zur Topodiagnostik vor allem die Ableitungen der ECoG und der FAEP zum Einsatz. Ziel ist hier hauptsächlich, kochleäre, retrokochleäre und zentrale Hörstörungen zu unterscheiden. Beide Methoden können auch für eine objektive Hörschwellenbestimmung, sowohl im Erwachsenen- als auch im Kindesalter, eingesetzt werden. Vor allem im unteren Frequenzbereich, unterhalb 2 kHz, ist dabei allerdings die Frequenzspezifität einge-

Tabelle 4.9 Anwendungsbereiche verschiedener AEP-Arten

Art	Anwendungsbereiche	Klick	Frequenzspezifität
ECoG	neurootologische Diagnostik	+	
	objektive Hörschwelle bei Erwachsenen	+	(+)
	objektive Hörschwelle bei Kindern	+	(+)
	intraoperatives Monitoring	+	
FAEP	neurootologische Topodiagnostik	+	
	objektive Hörschwelle bei Erwachsenen	+	(+)
	objektive Hörschwelle bei Kindern	+	(+)
	neurologische Topodiagnostik	+	
	intraoperatives Monitoring	+	
MAEP	objektive Hörschwelle bei Erwachsenen	+	+
	neurologische Topodiagnostik	+	
SAEP	objektive Hörschwelle		
	neurologische, neurophysiologische, psychiatrische Diagnostik	+ (u. a. Stimuli)	

schränkt, und es bedarf besonderer Maßnahmen, um auch in diesem Bereich die Frequenzspezifität der ECoG und der Hirnstammaudiometrie zu verbessern.

Frequenzspezifische Hörschwellenbestimmungen sind mit Hilfe der MAEP und SAEP möglich. Diese haben jedoch ihre Haupteinsatzgebiete bei neurologischen, neuropsychologischen und psychiatrischen Fragestellungen. Die ECoG und die Hirnstammaudiometrie werden bei Innenohroperationen und bei Operationen des Kleinhirnbrückenwinkels auch noch zum intraoperativen Monitoring der auditorischen Funktion verwendet.

Für neurootologische Fragestellungen wichtig sind die Methoden der Hirnstammaudiometrie, einmal zur Festellung einer objektiven, klickevozierten Hörschwelle und zum anderen zum Ausschluß bzw. zum Nachweis pathologischer Prozesse im Verlauf der Hörbahn, vor allem im Bereich des Kleinhirnbrückenwinkels. Die ECoG wird angewandt zur Ergänzung der Hirnstammaudiometrie, wenn in der BERA eine Welle I nicht nachweisbar und somit eine zuverlässige Auswertung unmöglich ist. Sie erlaubt darüber hinaus die Erkennung eines endolymphatischen Hydrops. Daher wird sie auch in der Differentialdiagnostik des Morbus Menière eingesetzt.

Frühe akustisch evozierte Potentiale (FAEP)

(Klickevozierte) FAEP werden für neurootologische Zwecke abgeleitet. Die Reizrate sollte zwischen 10 und 20 Hz liegen, die Reizdauer zwischen 100 und 300 ms. Die obere Grenzfrequenz des Tiefpaßfilters sollte zwischen 1,5 und 3 kHz eingestellt sein, die untere Grenzfrequenz des Hochpaßfilters zwischen 20 und 200 Hz. Das gemessene Zeitfenster sollte 10–20 ms nach dem Stimulus betragen. Ein Meßdurchgang umfaßt 2000 Mittelungen.

Vor der Untersuchung werden die Patienten möglichst liegend oder halbsitzend gelagert. Eine Sedierung ist bei erwachsenen Patienten in der Regel nicht nötig, kann bei Bedarf jedoch durchgeführt werden (z. B. Diazepam 5–10 mg p. o.). Der Patient darf dann nach der Untersuchung nicht mehr allein am Straßenverkehr teilnehmen oder gefährliche Tätigkeiten ausführen. Im Regelfall wird die Untersuchung in einer schalldichten Kabine oder in einem schallgedämpften Raum durchgeführt. Erfahrungen auf Intensivstationen und im OP beim intraoperativen Monitoring zeigen aber, daß die Messung der Hirnstammpotentiale auch unter schlechteren Bedingungen noch brauchbare Ergebnisse liefert.

Da die Übergangswiderstände von der Haut zur Elektrode für den Erfolg der Untersuchung sehr wichtig sind, ist auf eine sorgfältige Vorbehandlung der Haut durch fettlösende und aufrauhende, im Handel befindliche Hautvorbereitungspasten zu achten. Die Ableitelektrode wird ipsilateral am Mastoid angebracht, die Referenzelektrode am kontralateralen Mastoid und die Neutralelektrode am Vertex. Nach anbringen der Elektroden werden ihre Widerstände gemessen. Werte zwischen 3 und 5 kOhm gelten als ideal.

Eine *Vertäubung* kann auch bei der Hirnstammaudiomerie notwendig werden. Je nach Art des verwendeten Kopfhörers wird über Knochenleitung das gegenseitige Innenohr mit einem Pegel mitstimuliert, der etwa 50 dB unter dem des Reizpegels liegt. Für die Vertäubung verwendet man in der Regel ein weißes Rauschen. Der Vertäubungspegel ist 50 dB leiser als der Reizpegel. Eine eventuelle Mittelohrschwerhörigkeit des zu vertäubenden Ohres muß noch addiert werden, so daß als Regel gelten kann: Vertäubungspegel = Reizpegel − 50 dB + Schalleitungsschwerhörigkeit des Vertäubungsohrs. Diese Regel läßt sich im allgemeinen gut einhalten, da bei den meisten Untersuchungen im neurootologischen Bereich die audiometrischen Daten bekannt sind. Bei Klickreizen ist die Gefahr einer Übervertäubung kaum relevant.

Üblicherweise beginnen wir die Ableitung mit alternierenden Klicks. Wenn hiermit keine befriedigenden Meßkurven zu gewinnen sind, ist zusätzlich mit Druck und Sog („condensation" und „rarefaction") abzuleiten. Zunächst wird überschwellig mit 70, 80 oder 90 dB HL stimuliert. Stimulationen mit 100 dB HL oder mehr sollten die Ausnahme bleiben, insbesondere wenn eine frische Innenohrschädigung vorliegt oder anzunehmen ist (Maier u. Löhle 1994).

Nach der Messung ist die Ableitung von elektrischen Potentialen zunächst dahingehend zu prüfen, ob sie reproduzierbare akustisch evozierte Potentiale beinhaltet. In einer guten Ableitung lassen sich während der ersten Millisekunden nach einer Stimulation mit mittlerer Intensität sieben Wellen darstellen, von denen nur die ersten fünf von klinischer Bedeutung sind, und nur diese ersten fünf Wellen lassen sich wirklich dem Hirnstamm zuordnen. Die zur Zeit angenommene Zuordnung beruht auf Modellrechnungen (Scherg 1991). Die Potentiale werden mit J1–J7 bzw. mit I–VII bezeichnet. Die vermuteten Enstehungsorte der Wellen J1–J5 gibt Tabelle 4.**10** wieder.

Auch bei Normalhörenden treten alle bekannten Potentialkomponenten erst ab relativ hohen Reizpegeln auf (Abb. 4.**21 a**), bei Normalhörenden sind J1 und J3 erst 50 bzw. 30 dB über der Hörschwelle nachweisbar, die Potentiale J6 und J7 sind eher inkonstant. Nur das Potential J5 ist bis kurz oberhalb der Hörschwelle nachweisbar. Daher dient zur *Schwellenbestimmung* auch die Nachweisbarkeit bzw. die Gerade-nicht-mehr-Nachweisbarkeit des Potentials J5. Die Latenz der Wellen nimmt mit steigender Intensität des Stimulus ab, die Amplitude nimmt bei steigender Intensität des Stimulus zu (Abb. 4.**21 b**).

Die Latenzen zwischen den Peaks sind aber unabhängig vom Reizpegel. Da sie zudem auch interindividuell noch eine relativ geringe Standardabweichung aufweisen, werden die *Interpeaklatenzen* (IPL) zur Funktionsbeurteilung des Hörnervs und der Hörbahn herangezogen. Aufgrund der größeren interindividuellen Unterschiede können die Absolutwerte der Amplituden nicht als diagnostisches Kriterium bei der Auswertung der FAEP herangezogen werden. Bedingt durch die Reifung der Hörbahn sind die FAEP in ihrer Ausprägung und den Latenzen erst ab dem 3. Lebensjahr in ihrem Muster und in ihren absoluten Interpeaklatenzen mit denen Erwachsener zu vergleichen.

Tabelle 4.**10** Entstehungsorte der FAEP-Wellen

FAEP-Welle	Vermuteter Ursprung
J1	Initialsegment des Hörnervs (identisch mit CAP der ECoG)
J2	Übergang Hörnerv–Hirnstamm
J3	Hirnstamm (Nucleus cochlearis)
J4	Hirnstamm (ipsilaterale obere Olive oder Lemniscus lateralis)
J5	Hirnstamm (kontralaterale obere Olive, Lemniscus lateralis oder Colliculus inferior)

Objektive Schwellenbestimmung der FAEP (Hörschwellenbestimmung)

Eine objektive Hörschwellenbestimmung mit Hilfe der FAEP ist dann indiziert, wenn Patienten keine Angaben zu ihrem Hörvermögen machen können (Neugeborene, Kleinkinder, Erwachsene mit Aggravationstendenzen, Verdacht auf psychogene Hörstörungen oder Behinderungen). Für die Ermittlung der Hörschwelle werden die AEP mit in Zehnerschritten absteigenden Stimulusintensitäten abgeleitet. Als Potentialschwelle wird dann die Intensität angenommen, bei der das Potential gerade noch bzw. gerade nicht mehr nachweisbar ist (Abb. 4.**21 b** und 4.**22**). Bei der Schwellenbestimmung muß immer jeweils auch noch 10 und 20 dB unterhalb der zunächst vermuteten Potentialschwelle abgeleitet werden. Wie schon erwähnt, gilt die Nachweisbarkeit der Welle V, die allein bis

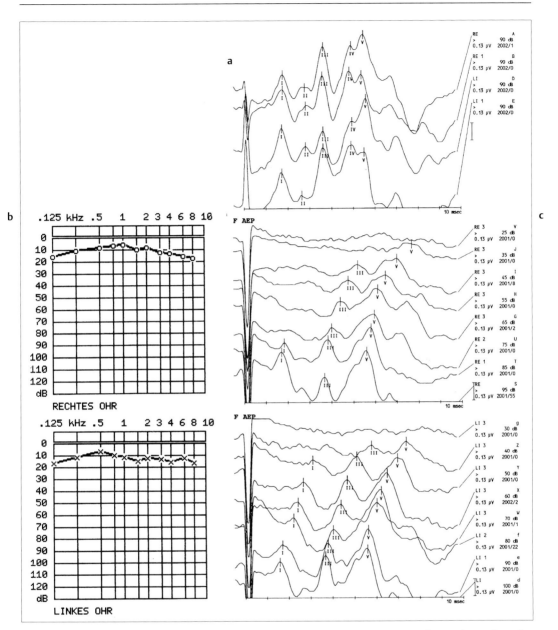

Abb. 4.21 Objektive Hörschwellenbestimmung bei Normalhörenden. **a** Abbildung normaler FAEP bei einem normalhörenden Proband. Alle fünf Wellen sind beidseits gut zu identifizieren. Die entsprechenden Latenzen und Interpeaklatenzzeiten können an der x-Achse bestimmt werden (dB-Angaben in dB SPL). (**b**) Tonaudiogramm und Hörschwellenbestimmung mittels FAEP (**c**) einer normalhörenden Patientin. Welle I rechts nachweisbar bis 75 dB SPL, Welle III bis 45 dB SPL, Welle V bis 35 dB SPL (links I, III und V bis 40 dB SPL). Die Hörschwelle für den Bereich des Klicks um 2 kHz kann damit auf etwa 5–15 dB HL beidseits geschätzt werden. Dies entspricht den Werten des Tonaudiogrammes.

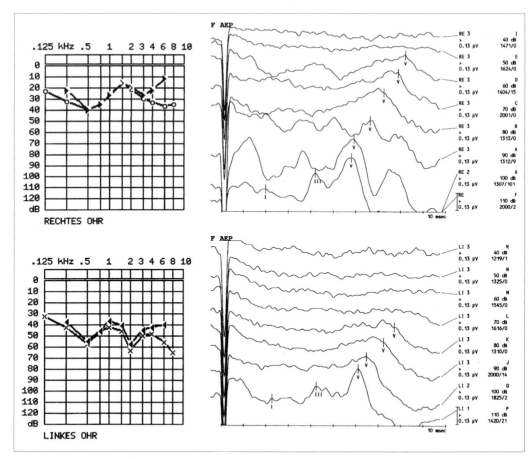

Abb. 4.22 Patient mit beidseitiger, pankochleärer sensorineuraler Schwerhörigkeit, Zustand nach Hörsturz beidseits, wechselnde Angaben im Tonaudiogramm. Schwellenbestimmung der FAEP: Auf der rechten Seite (oberes Diagramm) Reproduzierbarkeit der Welle V bis 50 dB SPL, linksseitig Reproduzierbarkeit der Welle V bis 80 dB SPL. Damit beträgt die durch Klickreize ermittelte Hörschwelle etwa 20 dB HL rechts und 50 dB HL links. Dies entspricht dem Tonaudiogramm.

in die Nähe der Hörschwelle erkennbar ist, als Kriterium für die Bestimmung der Potentialschwelle.

Aus der Bestimmung dieser Potentialschwelle läßt sich mit einiger Wahrscheinlichkeit auf die tatsächliche Hörschwelle rückschließen. Allerdings ist zu berücksichtigen, daß Abweichungen bis zu 30 dB vorkommen. Daher kann die Hörschwelle durch Nachweis der Potentialschwelle nicht mit absoluter Sicherheit festgelegt werden. Wegen des breiten Frequenzspektrums des Klicks, des Übertragungsmaximums der Kopfhörer im Bereich zwischen 1 und 4 kHz und der Resonanzen in Gehörgang, Mittel- und Innenohr werden durch die klickevozierten AEP vor allem die Kochleaabschnitte zwischen 2 und 4 kHz untersucht. Verschiedene Techniken zur Erhöhung der Frequenzspezifität bei der Untersuchung der FAEP werden verwendet (siehe weiter unten).

Einfluß verschiedener Hörstörungen auf die FAEP und Topodiagnostik

Pathologische Veränderungen mit Auswirkungen auf das Hörvermögen vom äußeren Ohr über das Mittelohr und das Innenohr bis zur Hörbahn beeinflussen die FAEP unterschiedlich. Dabei ist es eigentlich nicht das Hauptanliegen der Untersuchung, Schalleitungsstörungen von sensorineuralen Hörstörungen oder Hochtonschwerhörigkeiten von Tieftonschwerhörigkeiten und pankochleären Schwerhörigkeiten zu unterscheiden. Da diese aber die Amplituden und Latenzen der FAEP je nach Ausprägung unterschiedlich stark beeinflussen können, ist eine gewisse Kenntnis der Auswirkungen solcher Hörstörungen auf die hirnstammaudiometrischen Kurven erforderlich. Die durch die verschiedenen Hörstörungen entstehenden Veränderungen der FAEP sind in Tabelle 4.**11** zusammengefaßt.

Zur Korrektur der durch höhergradige Schalleitungsstörungen oder kochleäre Hörstörungen verursachten Latenzverzögerungen der Welle V können bei Hörverlusten größer als 50 dB pro 10 dB Hörverlust bei 4 kHz, also ab 60 dB, 0,1 ms von der Latenz der Welle V abgezogen werden, wenn mit einem Standardklick von 80 dB nHL (110 SPL) abgeleitet wird. Dadurch lassen sich in der Topodiagnostik falsch positive Befunde vermeiden. Beispiele für die Ableitungen von FAEP bei verschiedenen Schwerhörigkeitsformen zeigen die Abb. 4.**23** bis 4.**25**.

Wichtigstes und Haupteinsatzgebiet der FAEP in der neurootologischen Diagnosekette ist die Topodiagnostik zur *Unterscheidung retrokochleärer von kochleären sensorineuralen Hörstörungen*. Für diese Anwendungen der FAEP werden die Latenzen der Wellen J1–J5 jeweils für das linke und das rechte Ohr bestimmt sowie die Interpeaklatenzen J1–J3, J3–J5 und J1–J5 berechnet. Außerdem werden die interauralen Latenzdifferenzen der Wellen J5 und der J1–J5-Interpeaklatenzen (Intervallzeiten) bestimmt. Als *Kriterium für die Annahme einer retrokochleären Hörstörung* wird eine über die Norm hinausgehende Latenzverzögerung der Wellen III und V und/oder der Interpeaklatenzzeiten sowie eine interaurale Latenzdifferenz der Welle V von >0,3 ms angesehen.

Tabelle 4.**11** Einfluß von Hörstörungen auf die FAEP (IPL = Interpeaklatenzen)

Art der Hörstörung	Wirkung auf die FAEP
Schalleitungsstörungen	Amplitudenreduktion I–V IPL normal leichte Latenzverzögerung
Hochtonschwerhörigkeit	>4000 Hz: keine Auswirkung <3000 Hz: Verzögerung von I, III; relative „Verkürzung" der I–V IPL
Tieftonschwerhörigkeit	keine Auswirkungen, wenn <1500 Hz bei Klickreizen
pankochleär >40 dB	zunehmende Amplitudenreduktion Latenzverzögerungen aller Wellen mit „Rechtsverschiebung" ab 70 dB keine Wellen

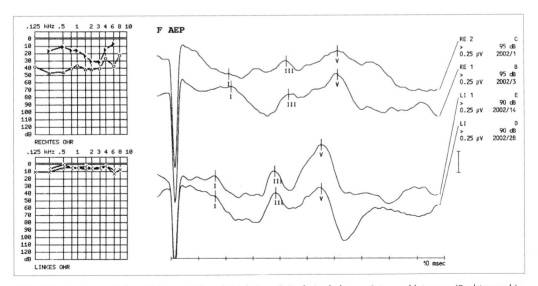

Abb. 4.**23** Patient mit kombinierter Schwerhörigkeit rechts. Verlängerte absolute Latenzen auf der rechten Seite bei erhaltenen Interpeaklatenzen (Rechtsverschiebung) links normale Latenzen und Interpeaklatenzen.

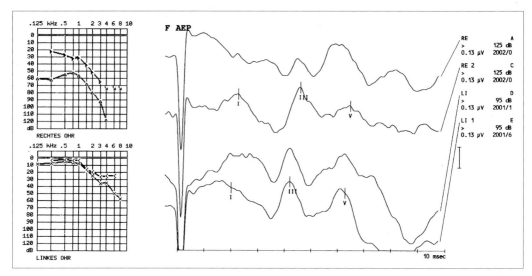

Abb. 4.**24** Patient mit zunehmender Hörminderung, rechts mehr als links. Im Audiogramm rechts kombinierte hochtonbetonte Schwerhörigkeit, links sensorineurale Schwerhörigkeit mit Schrägabfall der Hörkurve. Im AEP Wellen I, III und V reproduzierbar, rechtsseitig alle Wellen verzögert bei erhaltenen Interpeaklatenzen (Rechtsverschiebung). Linksseitig absolute Latenzen noch in der Norm bei normalen Interpeaklatenzen. Neben der Schallleitungskomponente spricht der Befund am ehesten für eine kochleäre beidseitige Störung.

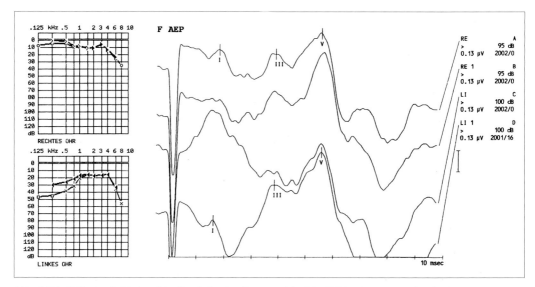

Abb. 4.**25** Patient mit Morbus Menière links. Im Tonaudiogramm beidseits Hörverlust im Hochtonbereich, linksseitig deutliche Hörminderung auch im Tieftonbereich. Die FAEP zeigen normale absolute Latenzwerte und Interpeaklatenzen.

4.3 Objektive audiologische Untersuchungsverfahren

Tabelle 4.12 Typische Veränderungen der FAEP bei retrokochleärer Hörstörung

Latenz der Welle I in der Norm oder diskret verzögert
Latenzverzögerung der Wellen später als I (V!)
Verlängerung der IPL I–V und/oder I–III
Interaurikuläre Differenzen pathologisch, für Hirnstammwellen zunehmend
Ausfall der Welle I, Verzögerung der Wellen III, IV und V

Tabelle 4.13 Normwerte für Latenzen (I, III, V), Interpeaklatenzen (IPL) und interaurale Latenzdifferenzen (IAD) der im elektrophysiologischen Labor der Universitätsklinik Mainz gemessenen FAEP

Meßgröße	Normwert (ms)
I	<1,92
III	<4,2
V	<6,2
IPL I–III	<2,4
IPL III–V	<2,1
IPL I–V	<4,4
IAD V	<0,3
IAD I–III	<0,3
IAD III–V	<0,3
IAD I–V	<0,3

Eine Übersicht über typische Veränderungen der FAEP bei retrokochleärer Läsion ist in Tabelle 4.**12** dargestellt.

Die in unserem Labor üblichen Normwerte finden sich in Tabelle 4.**13**. Zu beachten ist, daß jedes AEP-Labor anhand eines Normalkollektives in der Regel eigene Normwerte berechnen sollte. Vielfach wird dies bereits durch die Hersteller der Soft- und Hardware vorgenommen. Dabei bleiben aber die speziellen Rahmenbedingungen eines spezifischen Labors unberücksichtigt. Klinische Beispiele mit typischen Zeichen von retrokochleären Hörstörungen finden sich in den Abb. 4.**26** bis 4.**28**.

Über Jahre galt die Ableitung von AEP als sehr sichere Methode zum Ausschluß bzw. zur Erkennung einer retrokochleären Läsion. Es wurde ihr eine Sensitivität von 95–100% zugeschrieben (Brackmann u. Selters 1979, Brackmann u. Arriaga 1986, Brackmann u. Kwartlar 1990). In den letzten Jahren haben sich aber Berichte gehäuft, in denen die Sensitivität vor allem für kleinere Akustikusneurinome, die ja einen Großteil der retrokochleären Hörstörungen bedingen, nur noch 80% oder

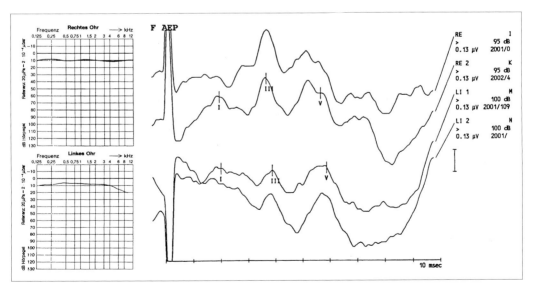

Abb. 4.26 Tonaudiogramm und FAEP eines Patienten mit intrameatalem Akustikusneurinom links. Einziger Hinweis auf das Vorliegen einer Störung ist die schlecht reproduzierbare Welle I auf der linken Seite. Im ENG zeigte sich ein pathologischer Lagerungsnystagmus, daher wurde ein MRT veranlaßt.

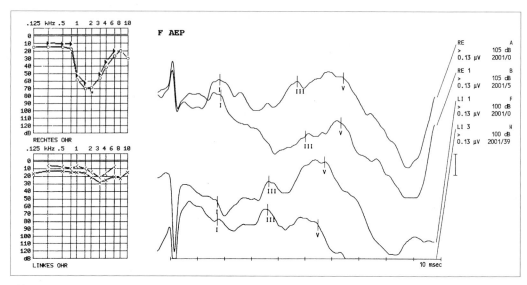

Abb. 4.**27** Patient mit sensorineuraler Schwerhörigkeit rechts, bei Zustand nach Hörsturz rechts. Im AEP Welle I beidseits mit normaler Latenz, Welle III und V rechts mit verzögerter absoluter Latenz sowie pathologischer Interpeaklatenz I–III und I–V als deutlicher Hinweis auf eine retrokochleäre Läsion (dB Angaben in dB SPL).

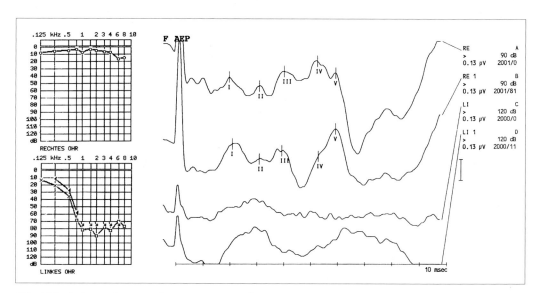

Abb. 4.**28** Patient mit progredienter sensorineuraler Schwerhörigkeit links bei intra- und extrameatalem Akustikusneurinom links. In der Ableitung der FAEP zeigen sich rechts sehr gut ableitbare Wellen I–V, während links überhaupt keine Wellen reproduzierbar sind (dB Angaben in dB SPL).

weniger erreicht (Kotlarz 1992, Selesnick 1993, Höhmann u. Dornhöfer 1994, Gosepath et al. 1995, Chandrasekhar et al. 1995). Zur Zeit kann die *Ausschlußdiagnostik von Akustikusneurinomen* mit Hilfe der FAEP alleine nicht als sicher angenommen werden, wenn ihre Sensitivität im Bereich von 80% oder weniger liegt. Nur durch den Einsatz einer Testbatterie neurootologischer Untersuchungen, bestehend aus Anamnese, HNO-ärztlicher Untersuchung auch mit der Frenzel-Brille und Lagerungsprüfung, Audiometrie, Ableitung von AEP und Elektronystagmographie, kann die Sensitivität nach unseren Erfahrungen auf 94% gesteigert werden. Auch wenn trotzdem bei einer Reihe von Patienten noch die Indikation zur Kernspintomographie gegeben ist, ergibt sich bei negativen Befunden in allen genannten Untersuchungen eine größere Sicherheit für den Ausschluß einer retrokochleären Läsion als bei Anwendung der AEP alleine, und es liegen wichtige Informationen über den Funktionszustand des Hör- und Gleichgewichtssystemes vor. Bei Vorliegen unklarer, persistierender neurootologischer Symptomatik oder beim Auftreten von Rezidivhörstürzen besteht aber nach unserer Ansicht eine klare Indikation zur Kernspintomographie. Im folgenden Abschnitt werden Methoden zur Erhöhung der Frequenzspezifität bei der Untersuchung der FAEP sowie Methoden zur Verbesserung der Sensitivität für kleinere retrokochleäre Läsionen der FAEP kurz vorgestellt.

Spezielle Probleme und Techniken der Ableitung von FAEP

Frequenzspezifität

Wie schon erwähnt, fehlt bei den FAEP, vor allem im Bereich unterhalb 2 kHz, die Möglichkeit, frequenzspezifische Antworten zu ermitteln. Eine Reihe von mehr oder weniger aufwendigen und komplizierten Verfahren tragen zur Verbesserung dieses Problems bei.

Durch *frequenzspezifische Maskierung mit Rauschen*, das nur bestimmte Abschnitte der Basilarmembran „abdeckt", läßt sich erreichen, daß die AEP nur noch durch die Haarzellen des nicht durch das Rauschen verdeckten Abschnittes der Basilarmembran erzeugt werden. Dies erlaubt sowohl vom unteren wie auch vom oberen Frequenzbereich her Potentiale aus den verschiedenen Bereichen der Kochlea abzuleiten. Bildet man nacheinander die Differenzen zwischen Potentialableitungen mit Geräuschen verschiedener Grenzfrequenzen, können nach Don u. Eggermont (1978) die sogenannten „derived responses" abgeleitet werden. Auf diese Art und Weise lassen sich verschiedene Frequenzbereiche und Abschnitte der Basilarmembran untersuchen.

Zanten u. Brocaar (1984) erarbeiteten eine Methode, mit der innerhalb eines weißen Rauschens durch ein Kerbfilter ein bestimmter Frequenzbereich ausgelassen wird. Die Messung frequenzspezifischer FAEP ist mit dieser *Notched-noise-Methode* ohne Differenzbildung aus den verschiedenen Ableitungen möglich. Weitere Verfahren zur frequenzspezifischen Ableitung von FAEP wurden von Pantev et al. 1990, Hoke et al. 1991 und Schneider 1991 vorgestellt. Nachteil aller genannten Methoden ist der mit der frequenzspezifischen Untersuchung verbundene hohe Zeitaufwand.

Zuverlässigkeit der FAEP beim Ausschluß bzw. bei der Erkennung von Kleinhirnbrückenwinkeltumoren

Zur Zeit erfüllen die AEP nicht die Anforderungen, die an eine Screeningmethode zum Ausschluß bestimmter Erkrankungen gestellt werden. Kleine Akustikusneurinome werden bei Anwendung der bisher üblichen Auswertungs- und Beurteilungsparameter in bis zu 25% der Fälle nicht erkannt. Dies hat naturgemäß zu einer großen Verunsicherung und zu einer steigenden Anzahl von Untersuchungen mit bildgebenden Verfahren geführt, wobei die Kernspintomographie (MRT) eine Sensitivität und eine Spezifität von nahzu 100% aufweist. Die Zuverlässigkeit funktioneller elektrophysiologischer Verfahren scheint aber durch Anwendung bestimmter Techniken deutlich zu verbessern zu sein. Unter Berücksichtigung der Variabilität der Amplituden bei Ableitungen mit der „Derived-Band-Methode" haben Don et al. (1997) eine neue Methode entwickelt, die die Detektionsrate kleiner Tumoren des Kleinhirnbrückenwinkels durch die Hirnstammpotentiale wieder in die Nähe der 100% Marke rücken soll.

Elektrokochleographie

Mit Hilfe der Elektrokochleographie (ECoG) werden die frühesten elektrischen Aktivitäten während des Hörvorganges gemessen. Die besten ECoG-Ableitungen gelingen mit einer transtympanalen Nadelelektrode. Die ECoG kann aber auch mit einer extratympanalen Gehörgangselektrode vorgenommen werden. Bei der transtympanalen Methode, sind die Potentiale durch ein besseres Signal-Rausch-Verhältnis deutlicher und haben eine größere Amplitude. Bei der Plazierung der Nadelelektrode soll versucht werden, ihre Spitze auf dem Promotorium möglichst nah am runden Fenster anzubringen.

Die Indikation zur ECoG kann gestellt werden, wenn bei der Ableitung der FAEP eine Welle I nicht nachweisbar wird und somit deren Auswertung erschwert ist. Hauptindikation der ECoG in der neurootologischen Diagnostik ist jedoch die *Differentialdiagnose des Morbus Menière*. Dabei gelten bestimmte Veränderungen der ECoG-Potentiale als Bestätigung eines bei einem Morbus-Menière-Patienten vermuteten Endolymphhydrops. Mit Hilfe der ECoG lassen sich im wesentlichen drei Potentiale messen:

- Mikrophonpotentiale (cochlear microphonics, CM),
- das Summationspotential (SP) und
- das Summenaktionspotential (SAP, Compound Action Potential CAP).

Mikrophonpotentiale. Sie sind Spiegelbild der elektrischen Aktivität der äußeren Haarzellen. Ihre Form entspricht der des Reizes, sie treten ohne Latenz zum Stimulus auf und halten über die Dauer des Reizes unverändert an. Ihre klinische Bedeutung ist derzeit noch nicht bekannt. Möglicherweise sind die Mikrophonpotentiale das elektrische Äquivalent von OAE. Dabei handelt es sich trotzdem um zwei ganz verschiedene (elektrische und akustische) Aktivitäten im Gefolge einer Stimulation der Kochlea.

Summationspotential. Das Summationspotential (SP) ist ein reizsynchrones Potential, das sich in einer Verschiebung der elektrischen Nullinie während der Reizeinwirkung zeigt. Außer einer asymmetrischen, nicht-linearen Auslenkung der Basilarmembran mit Verschiebung des Ruhepotentiales zwischen Scala media und Scala tympani werden aktive Prozesse der äußeren Haarzellen während der Schallverarbeitung als Auslöser diskutiert. Das SP ist nur mit überschwelligen Reizen (>60 dB nHL) zu registrieren und ist meist ein negatives Gleichspannungspotential. Beim Endolymphhydrops kommt es zu einer Vergrößerung der Amplitude des SP, was durch eine vergrößerte Dehnung der Basilarmembran zur Scala tympani hin verursacht werden soll (Karplan et al. 1988). Je nach Lage der Nadel ist die Polarität des SP meist negativ. Normalerweise ist das Verhältnis von SP zu CAP (Summationspotential zu Summenaktionspotential) <0,4. Steigt es auf höhere Werte an, so spricht dies für das Vorliegen eines endolymphatischen Hydrops.

Summenaktionspotential. Das CAP spiegelt die synchrone Erregung der markhaltigen Nervenfasern des 1. auditorischen Neurons wieder. Amplitude und Latenz des CAP sind abhängig vom Reizpegel. Die Amplitude nimmt mit steigendem Reizpegel zu, während sich dabei die Latenz verkürzt.

Als pathognomonisches elektrokochleographisches Korrelat eines Endolymphhydrops und damit als *Nachweis eines Morbus Menière* gilt eine Amplitudenrelation zwischen SP und CAP >0,4 (Kumagami et al 1982, Jepson et al. 1983, Marangos et al. 1990). Außerdem konnte gezeigt werden, daß die Abnahme der Amplitude des CAP nach Erhöhen der Reizfolgerate bei Patienten mit Repolarisationsstörungen der Nervenfasern (multiple Sklerose, Akustikusneurinom) gegenüber dem Hörgesunden deutlich vergrößert ist (Hesse 1988).

4.4 Nystagmographie und experimentelle Untersuchungen der vestibulären Funktionen

4.4.1 Allgemeines

Die Aufzeichnung von Augenbewegungen unter definierten Untersuchungsbedingungen ermöglicht den Nachweis von Störungen der optisch-vestibulär-okulomotorischen Regelmechanismen und damit die Objektivierung von Schwindelbeschwerden. Dazu gehören neben der Ableitung spontaner und willkürlicher Augenbewegungen eine Reihe experimenteller Prüfungen, mittels derer sich Teilfunktionen der visuellen und vestibulären Augenbewegungskontrolle gezielt untersuchen lassen. Dabei geht es im wesentlichen um die Beantwortung zweier Fragen:

- Weisen spontane, willkürliche oder experimentell hervorgerufene Augenbewegungen oder Augenbewegungsmuster Merkmale auf, die Ausdruck pathologischer Veränderungen der visuell-vestibulären Kontrollmechanismen

sind und deshalb als Korrelat von Schwindel und Gleichgewichtsstörungen in Frage kommen?
- Sind diese pathologischen Veränderungen auf eine Störung peripherer oder zentraler Mechanismen alleine oder in Kombination zurückzuführen, und in welchem Stadium befinden sie sich?

Die Aufzeichnung der Augenbewegungen geschieht auf elektronischem Wege (*Elektronystagmographie*, ENG) oder mittels Videokameras (*Videonystagmographie*, VNG; *Videookulographie*, VOG). Weil unter Elektronystagmographie die elektronische Ableitung und Registrierung aller Arten von Augenbewegungen, nicht nur von Nystagmus, verstanden wird, wäre Elektrookulographie als umfassender Ausdruck zutreffender, ist aber nicht üblich. Für die Videodokumentation hat sich jedoch die Bezeichnung Videookulographie durchgesetzt.

Nystagmographische Untersuchungen werden durchgeführt:

- bei subjektivem Schwindel
- bei subjektiven und objektiven Gleichgewichtsstörungen
- zur Verlaufskontrolle bei bereits bekannten ENG-Veränderungen
- bei ursächlich unklaren einseitigen bzw. seitenbetonten sensorineuralen Schwerhörigkeiten und
- als Ausgangsbefund oder zur Befundkontrolle vor und während der Verabreichung ototoxischer Substanzen.

Die Registrierung und Analyse von Augenbewegungen ist die wichtigste Untersuchung in der Diagnose von Schwindelbeschwerden und Gleichgewichtsstörungen überhaupt. Das gilt uneingeschränkt trotz der heute vorhandenen Möglichkeiten bildgebender Verfahren. Grund hierfür ist, daß praktisch alle mit CT oder MRT erkennbaren morphologischen Veränderungen, sofern sie in ursächlichem Zusammenhang mit den Schwindelbeschwerden stehen, auch Augenbewegungsstörungen verursachen, die sich nystagmographisch nachweisen lassen.

Demgegenüber gehen aber längst nicht alle okulographisch erkennbaren Funktionsstörungen auch mit darstellbaren morphologischen Änderungen einher. Das gilt – mit Ausnahme des Akustikusneurinoms – für sämtliche peripheren Störungen, deren Anteil an den auf körperliche Ursachen zurückzuführenden Schwindelbeschwerden weit über 70% beträgt. Das heißt, bei etwa drei Viertel aller Patienten mit elektronystagmographisch nachweisbaren Funktionsstörungen des gleichgewichtsregulierenden Systems liefern CT und MRT keinen Beitrag zur Diagnose oder zum Funktionszustand des vestibulären Systems!

Grundlagen

Grundlage elektronystagmographischer Ableitungen ist die Dipoleigenschaft des Wirbeltierauges. Beim Menschen beträgt das sogenannte *korneoretinale Bestandspotential* etwa 1 mV. Durch Bewegungen dieses Dipols entstehen im umgebenden Gewebe Potentialverschiebungen zwischen 20 und 200 mV, die mit Hautelektroden abgegriffen, verstärkt und graphisch dargestellt werden (Abb. 4.29a).

Mit Gleichspannungs(DC)-Ableitung lassen sich Augenbewegungen bis herab zu etwa 1,5° erfassen, bis zu einem Blickwinkel von ungefähr 30° ist die Übertragung linear. Naturgemäß können nur solche Augenbewegungen abgeleitet werden, die Verschiebungen des korneoretinalen Potentials gegenüber den Elektroden bewirken, also Seitwärts-, Aufwärts- und Schrägblick. Bei Rotationen des Auges um die Längsachse hingegen treten keine Potentialverschiebungen auf, rotierende Augenbewegungen stellen sich im ENG im Gegensatz zur Videookulographie also nicht dar.

Der Elektrodenanschluß an die Verstärker ist immer so, daß die Registrierspuren der horizontalen Augenbewegungen bei Rechtsblick nach oben und bei Linksblick nach unten ablenkt werden, auf den vertikalen Spuren bedeutet Aufwärtsblick eine Ablenkung nach oben und Abwärtsblick eine Ablenkung nach unten (Abb. 4.29b).

Ableitungstechnik

Die Ableitungselektroden und ihre Positionierung

Die Ableitungsqualität ist um so besser, je geringer der Übergangswiderstand (Impedanz) zwischen Haut und Elektroden ist. Deshalb muß die Haut von isolierenden Belägen (abgeschilferte Hautpartikel, Fett) befreit werden. Als Elektroden sind Silber-Silberchlorid-Napfelektroden, wie sie beispielsweise auch bei der Kleinkindelektrokardiographie üblich sind, gut geeignet. Der Kontakt zwischen Aufnahmefläche und Haut wird durch

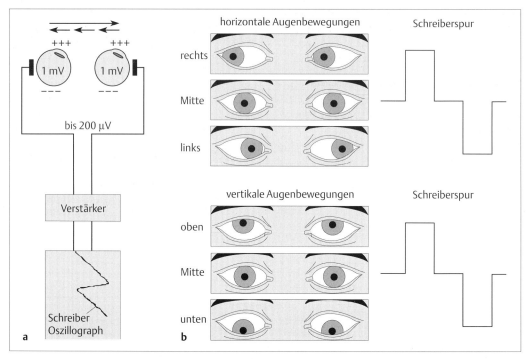

Abb. 4.**29** **a** Prinzip elektrookulographischer Ableitungen.
b Augenbewegungen und Ablenkungen der Registrierspur.

eine elektrolythaltige Paste (handelsüblich als EEG-Paste) hergestellt. Die Fixierung erfolgt gewöhnlich mit doppelseitig selbsthaftenden Kleberingen, zusätzlich kann mit Heftpflaster abgesichert werden. Die Erd- oder Nullelektrode wird stets an einem Ohrläppchen angebracht.

Anzustreben ist die Ableitung in der Vertikalen und der Horizontalen, was zumindest zwei Verstärker erfordert. Für die vertikale Ableitung wird eine Elektrode jeweils unterhalb und oberhalb eines Auges, möglichst äquidistant zur Pupille, angebracht. Für die horizontale Ableitung wird jeweils eine Elektrode am rechten und linken äußeren Orbitarand, möglichst genau in Pupillenhöhe, plaziert. Diese Elektrodenlage wird als *vertikal-monokulär, horizontal-binokulär* bezeichnet, sie ist die am häufigsten angewendete und wird als Standardlage angesehen.

Ist ein dritter Verstärker vorhanden, kann dementsprechend die *vertikal-monokuläre, horizontal-monokuläre* Elektrodenlage gewählt werden (Abb. 4.**30**). Mit horizontal-monokulär ist stets die simultane, getrennte Registrierung beider Augen gemeint, während vertikal-monokulär die Ablei-

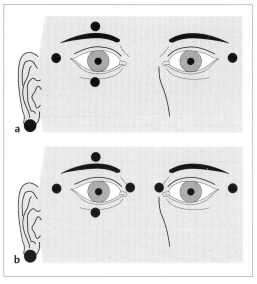

Abb. 4.**30** Lage der Ableitungselektroden. **a** Horizontal binokulär, vertikal monokulär. **b** Horizontal monokulär, vertikal monokulär.

tung nur eines Auges bezeichnet, für klinische Untersuchungen ist die Registrierung beider Augen in der Vertikalen nicht üblich.

Ableitungsartefakte

Zur Erkennung und gegebenenfalls Eliminierung von Ableitungsstörungen wird vor Beginn der Untersuchungen über kurze Zeit mit geöffneten Augen bei Fixation einer Marke, eines Lichtpunktes oder ähnlichem und mit geschlossenen Augen registriert. Idealerweise ist die Kurve unter solchen Bedingungen glatt, von kleineren Ausschlägen und Schwankungen abgesehen. Gelegentlich ist die Ableitung aber durch Artefakte gestört. Neben technischen (z. B. Wechselstromeinstreuungen, Elektrodendeplazierung) gibt es einige biologische Artefakte. Lidschlagartefakte kommen besonders häufig in die Ableitung, wenn die Elektroden zu nahe am Auge angebracht sind und bei Lidbewegungen mitbewegt werden. Sie treten meist in der vertikalen Ableitung deutlicher zutage als in

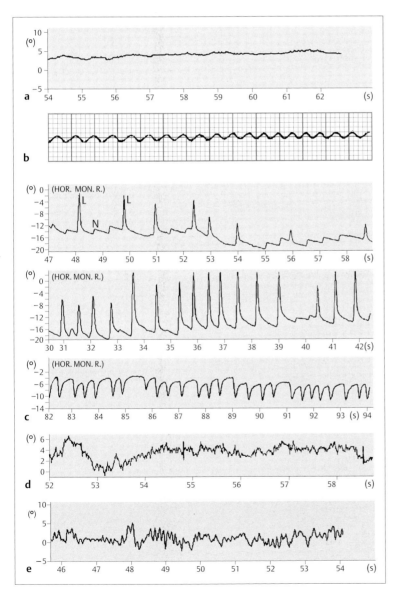

Abb. 4.31 Ungestörte Ableitung (**a**) und häufigste Artefaktmöglichkeiten (**b–e**).
b Netzeinstreuung.
c Oben: Einzelne Lidschläge (L) mit noch erkennbarem Nystagmus (N); Mitte: gehäuften Lidartefakte; unten: Lidtremor.
d Muskelpotentiale.
e EEG-Einstreuungen.

der horizontalen. Muskelpotentiale können das Kurvenbild beeinflussen, wenn die Elektroden zu nahe an Muskeln sitzen, beispielsweise am M. temporalis bei zu weit lateraler Elektrodenpositionierung. Lidschlag- und Muskelpotentialartefakte lassen sich durch geringfügiges Versetzen der Ableitungselektroden praktisch immer abstellen (Abb. 4.31).

Eichung

Den Abschluß der Untersuchungsvorbereitungen bildet die Blickwinkeleichung, anhand derer durch Einstellung der Verstärker das Verhältnis von Blickwinkel zu Ablenkung der Registrierspur auf dem Schreiber oder dem Bildschirm festgelegt wird. Bei Systemen zur automatischen Nystagmusanalyse wird diese Einstellung auch automatisch vorgenommen. Zur Eichung schaut die zu untersuchende Person richtungswechselnd optische Marken an, die sich rechts und links, oben und unten, in gleichem Abstand von der Sehachse bei Geradeausblick befinden. Üblich ist, auf jeweils 15° Blickwendung nach rechts, links, oben und unten zu eichen. Die Eichung erfolgt für jedes Elektrodenpaar getrennt.

Allgemeine Ableitungsbedingungen und Untersuchungsablauf

Periphere Augenmotilitätsstörungen, Schielstellungen usw. können ENG-Veränderungen verursachen, die im jeweiligen Untersuchungsfall mit der eigentlichen neurootologischen Fragestellung möglicherweise nicht unbedingt zu tun haben. Solche Einflüsse sind bei der Auswertung gesondert zu berücksichtigen.

- Stärkere *Visusminderungen* können die Verfolgung von Blickzielen beeinträchtigen, daher ist bei den optischen Untersuchungen gegebenenfalls die Sehhilfe zu tragen.
- Vestibuläre Reaktionen werden teilweise stark durch die *Vigilanz* beeinflußt. Die Patienten sollten deshalb ausgeruht sein – es empfiehlt sich, die Untersuchungen entweder morgens oder am frühen Nachmittag, nach einer Mittagsruhe, anzusetzen. Alkohol und Medikamente mit dämpfender Wirkung sollten ab dem Vortag nicht eingenommen werden. Meist handelt es sich dabei um unspezifische Beeinflussungen auf dem Wege allgemeiner Vigilanzminderungen wie bei Sedativa, Antivertiginosa etc. Jedoch sind auch spezifische Veränderungen einzelner Augenbewegungsparameter möglich, etwa Störungen der Blickfolge durch manche Antikonvulsiva oder Sakkadenverlangsamungen durch Diazepam und seine Abkömmlinge.
- Aufmerksamkeit und Mitarbeit sind wichtige Voraussetzungen für aussagekräftige und reproduzierbare Untersuchungsergebnisse. Es empfiehlt sich darum eine eingehende Information der Patienten vorab über Sinn und Ablauf der geplanten Untersuchung. Während der Ableitungen selbst muß Ermüdung und nachlassender Aufmerksamkeit durch gelegentliches Ansprechen und Lösen einfacher Rechenaufgaben, am besten Additions- oder Subtraktionskettenaufgaben entgegengewirkt werden.
- Nach sonstigen Krankheiten muß immer gefragt werden, ganz gezielt nach *Krampfleiden*, weil vor allem längerdauernde optokinetische Reizungen mit großflächigen Reizmustern auch einmal einen Anfall auslösen können.
- Vestibulärer Nystagmus wird durch optische Fixation unterdrückt. Deshalb sind Fixationsmöglichkeiten auszuschließen. Idealerweise geschieht das durch vollständige Verdunkelung des Untersuchungsraumes. Sofern diese Möglichkeit nicht gegeben ist, können die Ableitungen bei möglichst weitgehender Raumverdunkelung mit locker geschlossenen Augen durchgeführt werden. Lidschluß führt zwar durch Aufwärtsbewegung der Augen (Bell-Phänomen) dazu, daß die abgeleiteten Signale etwas an Amplitude verlieren, doch ist das Ausmaß der Amplitudenreduktion für klinische Fragestellungen vernachlässigbar.

Verbindliche Regeln für die Reihenfolge der Untersuchungen gibt es nicht. Allgemein wird empfohlen, die Untersuchungen, die gezielte Mitarbeit und Konzentration erfordern (Blickprüfungen), mehr an den Anfang zu setzen und diejenigen, die etwas unangenehm sein können, also die vestibulären Prüfungen, eher an den Schluß.
Folgender Untersuchungsablauf ist üblich:

1. Ableitung spontaner Augenbewegungen und Fixationsprüfungen
2. Untersuchung von Sakkaden
3. Untersuchung von Blickfolgebewegungen
4. Untersuchung des optokinetischen Nystagmus
5. vestibuläre Prüfungen, zunächst die Drehprüfungen, zum Schluß die kalorische Prüfung.

Augenbewegungsformen und ihre Auswertung

Alle Augenbewegungen gehören zu einer von drei möglichen Grundformen oder setzen sich aus ihnen zusammen.

- Blicksprünge (Sakkaden) sind sowohl willkürlich ausführbare als auch unwillkürlich auftretende Bewegungen.
- Folgebewegungen sind ausschließlich Willkürbewegungen, zu deren Auslösung jedoch ein bewegtes Sehziel benötigt wird.
- Deviationen treten nur unwillkürlich auf.

Entsprechend den unterschiedlichen Merkmalen werden die Augenbewegungen von verschiedenen, in Wechselbeziehungen stehenden Strukturen gesteuert. Man spricht vom sakkadischen System und vom Folgesystem. Die Deviationen werden von Tonusänderungen einzelner (vestibulärer, visueller) Zentren ausgelöst und kontrolliert.

Nystagmus ist eine zusammengesetzte Augenbewegung, er besteht aus einer raschen und einer langsamen Phase (Abb. 4.32a). Die rasche Phase des optokinetischen Nystagmus ist eine Sakkade, bei deren Auslösung sich willkürlicher und unwillkürlicher Blickimpuls überlagern. Seine langsame Phase ist eine von einer Folgebewegung modulierte Deviation. Die rasche Phase des vestibulären Nystagmus ist eine unwillkürliche Sakkade, seine langsame Phase eine Deviation, deren Ursache unter physiologischen Bedingungen eine durch Bogengangreiz hervorgerufene Tonusverschiebung in den Vestibulariskernen ist. Erwähnenswert ist der Einfluß des Lebensalters auf die Nystagmusform, insbesondere bei vestibulärem Nystagmus (Abb. 4.33).

Auswertung

Für die Beurteilung elektronystagmographischer Aufzeichnungen gilt, daß Auffälligkeiten im allgemeinen nur dann klinisch relevant sind, wenn sie

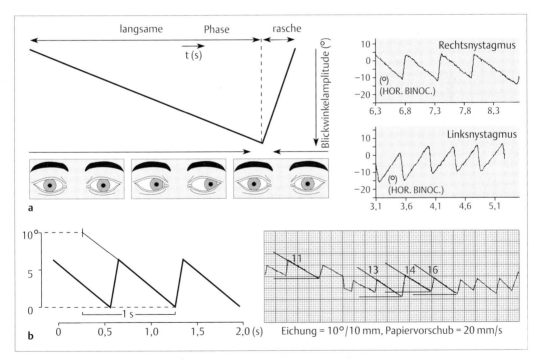

Abb. 4.32 **a** Links: Schematische Darstellung eines Nystagmusschlages nach rechts (schnelle Phase nach oben). Rechts: Kurze Abschnitte einer Originalregistrierung – Nystagmus nach rechts und links. **b** Links: Manuelle Berechnung der SCV: Die zu messende langsame Phase wird auf 1 s Dauer verlängert; da durch die Eichung das Verhältnis von Blickwinkelamplitude zu Ablenkung der Registrierspur bekannt ist, läßt sich die Geschwindigkeit der langsamen Phase in °/s einfach an der Amplitudenskala ablesen. Rechts: Originalberechnungsbeispiel.

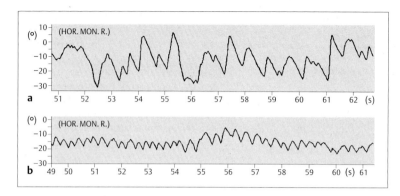

Abb. 4.**33** Reaktion auf einen kalorischen Reiz (rechtes Ohr warm) im gleichen Zeitabschnitt nach der Reizung bei einer Jugendlichen (16 Jahre, **a**) und bei einem älteren Menschen (78 Jahre, **b**). Zu beachten ist, daß die Nystagmusintensität, gemessen an der SCV in der gleichen Größenordnung liegt (a: Schlagzahl 19, SCV bis 41°/s; b: Schlagzahl 37, SCV bis 36°/s).

bereits bei einfacher Betrachtung und Durchsicht der Kurven deutlich erkennbar ins Auge fallen. Aus diesem Grunde erlaubt die Sichtauswertung in den meisten Fällen schon eine hinreichend zuverlässige Beurteilung der Verhältnisse. Sie sollte deshalb immer am Anfang der Auswertung stehen. Mitunter kann es sich nach Durchsicht der Kurven jedoch als notwendig erweisen, dem einen oder anderen Detail durch quantitative Analyse nachzugehen. In solchen Fällen stellt sich die Frage nach den geeigneten Parametern.

Bei Sakkaden werden Geschwindigkeit (in °/s) und Zielgenauigkeit bestimmt. Bei Folgebewegungen wird die Winkelgeschwindigkeit der Augenbewegung (in °/s) gemessen und in Beziehung zur Winkelgeschwindigkeit des Blickzieles (ebenfalls in °/s) gesetzt. Das Ergebnis kann in den Absolutwerten ausgedrückt werden, bevorzugt wird aber die Angabe des *Gain*. Der Gain ist definiert als Quotient der Geschwindigkeiten von Augenbewegung und Blickziel (zwei Beispiele: Augenbewegung = 60°/s, Zielbewegung = 60°/s, Gain = 60/60 = 1; Augenbewegung = 45°/s, Zielbewegung = 60°/s, Gain = 45/60 = 0,75).

Bei Nystagmus kann die Geschwindigkeit sowohl der raschen Phasen (*Fast Component Velocity*, FCV) als auch der langsamen Phasen (*Slow Component Velocity*, SCV) bestimmt werden, beides in °/s. Die Geschwindigkeit der raschen Phasen (FCV) ist für klinische Fragen kaum interessant. Dagegen gilt die Geschwindigkeit der langsamen Phasen (SCV) als derjenige Parameter, der die Nystagmusintensität am besten ausdrückt und mit dem sich auch die Reiz-Reaktions-Beziehungen bei experimentellen Prüfungen am zutreffendsten wiedergeben lassen. Die Geschwindigkeit der langsamen Phasen (SCV) ist deshalb die heute allgemein verwendete Größe zur Angabe der Nystagmusintensität. In Abb. 4.**32 b** ist die Ermittlung der SCV aus dem ENG dargestellt.

Bei den experimentellen Prüfungen, bei denen ein definierter Reiz gegeben wird, kann die Berechnung und Angabe des Gain sinnvoll sein. Bei optokinetischer Reizung ermittelt sich der Gain als Quotient SCV/Reizmustergeschwindigkeit, bei vestibulärer Reizung aus dem Quotient SCV/Drehstuhlgeschwindigkeit. Im einen Fall wird vom OKN-Gain gesprochen, im anderen vom VN- oder VOR-Gain (VOR = vestibulookulärer Reflex).

Bei Prüfungen, bei denen der Reiz weder in seiner Stärke noch in seiner Wirkung genauer bekannt ist – vor allem also bei der kalorischen Prüfung –, ist eine quantitative Erfassung der Reiz-Reaktions-Beziehungen nur bedingt möglich.

Das Hauptproblem der quantitativen Augenbewegungsanalyse, nämlich der für die manuelle Auswertung längerer Ableitungsabschnitte notwendige immense Zeitaufwand, entfällt heute bei Verwendung eines Systems zur automatischen Augenbewegungsanalyse. Die Sichtauswertung der Kurven wird aber bei automatischer Auswertung nicht überflüssig, im Gegenteil: man muß sich bei jeder Analyse von der korrekten Signalerkennung überzeugen, d. h. das verwendete System muß die Originalkurven darstellen und manuelle Korrekturen der Analyse erlauben.

4.4.2 Untersuchungen

Spontane Augenbewegungen und Fixationsnystagmen

Manche der Augenbewegungen nach denen in diesem ersten Untersuchungsabschnitt gefahndet wird, sind nur bei Ausschluß optischer Fixation

4.4 Nystagmographie und experimentelle Untersuchungen der vestibulären Funktionen

vorhanden, andere sind sowohl mit als auch ohne Fixation zu sehen, und wiederum andere treten nur bei Fixation in Zusammenhang mit Blickbewegungen auf. Deshalb wird ohne und mit optischer Fixation abgeleitet, und zwar über jeweils etwa 2 min.

Die *Ableitung bei Ausschluß visueller Fixation* erfolgt unter den oben geschilderten Bedingungen.

Zur Untersuchung fixationsabhängiger Augenbewegungen wird auf einen Rundhorizont oder einen Bildschirm ein Lichtpunkt gegeben, der sich in Schritten von 5° horizontal und vertikal bewegen läßt.

Bei Ableitung in Dunkelheit bzw. mit geschlossenen Augen fallen häufig sog. *Gegenrucke* auf. Das sind horizontale, rechteckförmige Blickbewegungen, die sich aus einer Sakkade, einem Plateau und einer Rückstellsakkade zusammensetzen. Die Blicksprünge haben Amplituden von meist etwas unter 5°, die Plateaudauer beträgt zwischen 300

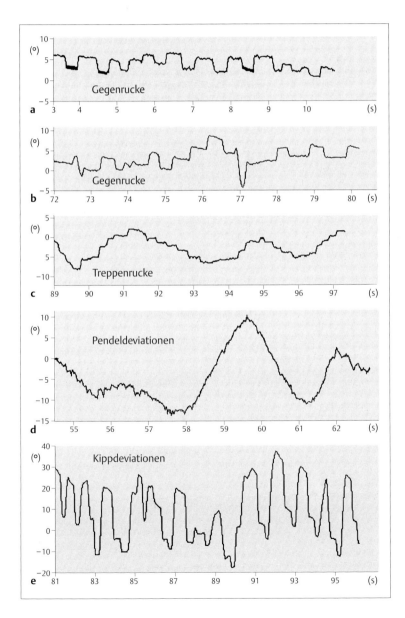

Abb. 4.34 Verschiedene Erscheinungsformen nichtnystagmischer spontaner Augenbewegungen.

und 500 ms (Abb. 4.34a, b). Sind mehrere gleichgerichtete Sakkaden aneinandergereiht, bevor die Rückstellung – entweder mit einem großen oder wiederum einigen kleineren Blicksprüngen – erfolgt, wird von *Treppenrucken* gesprochen (Abb. 4.34c). Oftmals ist das Bild ganzer Ableitungsabschnitte von Gegen- und Treppenrucken bestimmt. Sie sind nicht pathologisch, treten aber vor allem bei aufgeregten und ängstlichen Patienten auf und geben deshalb einen Hinweis auf die Verfassung der untersuchten Person.

Ebenfalls nicht selten sind langsame, sinusoidale Augenbewegungen niedriger Frequenz (0,2–0,3 Hz) und hoher Amplitude (20°–30°). Diese Bewegungen werden *Pendeldeviationen* genannt (Abb. 4.34d). Sie treten nur bei Ausschluß visueller Fixation auf und zeigen sich, im Gegensatz zu Gegenrucken, besonders bei müden, schläfrigen und unaufmerksamen Patienten.

Kippdeviationen sind, wie die Gegenrucke, rechteckförmige Augenbewegungen, die sich von diesen durch ihre sehr viel größere Amplitude (bis über 20°) unterscheiden (Abb. 4.34e). Außerdem können sich wegen der meist kürzeren Rücksprungintervalle (100–150 ms) höherfrequente Schlagfolgen ergeben. Kippdeviationen sind immer pathologisch. Sie werden als ein kleinhirnspezifisches Symptom betrachtet. Häufigste Ursache ist die disseminierte Enzephalitis. Sie können sowohl mit als auch ohne visuelle Fixation auftreten.

Die klinisch wichtigste Art spontaner Augenbewegungen ist der *richtungsbestimmte horizontale Spontannystagmus* (SPN). Es handelt sich um einen Nystagmus in typischer Ruckform, der durch visuelle Fixation unterdrückt wird (Abb. 4.35a). Bei sehr starker Intensität (oberhalb 15°–20° SCV) kann die Fixationshemmung auch unvollständig

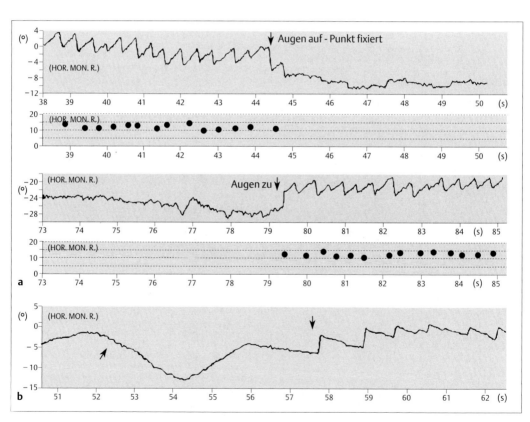

Abb. 4.35 a Hemmung eines kräftigen Spontannystagmus (akuter Vestibularisausfall rechts) durch visuelle Fixation. Die oberen Kurven zeigen jeweils die Registrierung der Augenbewegung, in den unteren Spuren ist die SCV jedes einzelnen Nystagmusschlages als Punkt dargestellt. b Abhängigkeit des Spontannystagmus (Pendeldeviation, linker Pfeil) von der Vigilanz (rechter Pfeil: Ansprechen des Patienten).

sein. Typischerweise nimmt die Intensität bei Blick in Richtung der raschen Phase zu, in Gegenrichtung ab (Alexander-Regel). Ein solcher Nystagmus ist immer vestibulären Ursprunges, er zeigt ein Tonusungleichgewicht im vestibulären System an. Ohne Kenntnis sonstiger Befunde oder Zusammenhänge ist eine weitere Zuordnung nicht möglich, d. h. aus dem Nystagmus alleine läßt sich weder auf die Art der Ursache (Reizung oder Läsion) noch auf die Seite und auch nicht darauf rückschließen, ob Endorgan, peripherer Nerv oder Kerngebiet betroffen ist. Wie vestibulärer Nystagmus allgemein ist auch Spontannystagmus in der Intensität stark vom Wachheitszustand abhängig (Abb. 4.35b).

Soll die Intensität quantitativ ausgedrückt werden, empfiehlt sich die Angabe der SCV. Allgemein reicht aber die einfache Beschreibung, die neben der Richtung anschaulich die Intensität angeben soll. Ausdrücke wie angedeuteter, leichter, mäßig intensiver, deutlicher, lebhafter und kräftiger SPN sind üblich (Abb. 4.36). Auch bei vestibulär Gesunden ist elektronystagmographisch in Dunkelheit mit geöffneten Augen ein gering intensiver horizontaler Spontannystagmus zu finden, und zwar bei etwas über 20% der Bevölkerung. Kornhuber (1974) sieht die Intensitätsobergrenze für diesen physiologischen Spontannystagmus bei 2°/s SPV. Es ist aber darauf hinzuweisen, daß beispielsweise das Akustikusneurinom im Frühstadium durch einen sehr gering intensiven Spontannystagmus geradezu gekennzeichnet ist (Abb. 4.36a). Hinter einem – bei geschlossenen Augen – Rucknystagmus kann sich gelegentlich ein kongenitaler Fixationsnystagmus verbergen (Abb. 4.37).

Das Auftreten einzelner vertikaler Augenrucke bei geschlossenen Lidern ist normal, regelmäßiger vertikaler Spontannystagmus ist dagegen immer

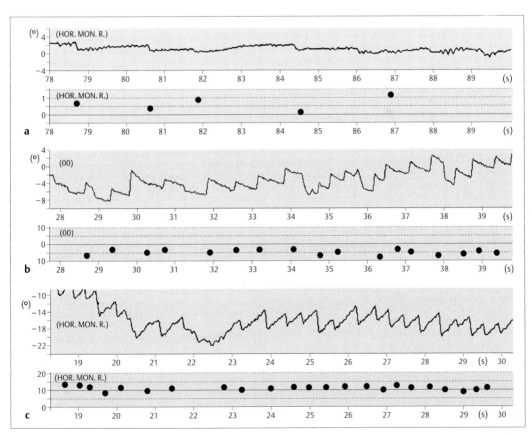

Abb. 4.36 Verschiedene Intensitäten von Spontannystagmus. Die oberen Kurven zeigen jeweils die Registrierung der Augenbewegung, in den unteren Spuren ist die SCV jedes einzelnen Nystagmusschlages als Punkt dargestellt. a Diskret (Patient mit Akustikusneurinom rechts). b Leicht bis mäßig (Encephalitis disseminata). c Kräftig/lebhaft (Patient mit akutem Vestibularisausfall).

pathologisch und zeigt immer eine zentrale Störung an. Der nach unten schlagende Nystagmus (*Downbeat-Nystagmus*) ist häufiger als der nach oben schlagende (Upbeat-Nystagmus). Häufigste Einzelursache (knapp 30% aller Fälle) des Downbeat-Nystagmus sind Anomalien des kraniozervikalen Überganges, insbesondere die Arnold-Chiari-Fehlbildung, andere sind vaskuläre Prozesse, Tumoren, Multiple Sklerose, Enzephalitiden, Kleinhirnsystematrophien und Pharmaka (Barbiturate, Diphenylhydantoin). Gekennzeichnet ist der Downbeat-Nystagmus durch einen in primärer Blickposition nach unten schlagenden Nystagmus, der durch visuelle Fixation nicht gehemmt wird, sich bei Abwärts- und Seitwärtsblick verstärkt und bei Aufwärtsblick gehemmt wird. Der optokinetische Nystagmus nach oben wird gemindert oder aufgehoben, die Blickfolge nach unten ist sakkadiert.

Upbeat-Nystagmus ist ein mit geschlossenen und geöffneten Augen nach oben schlagender Nystagmus. Die Ursachen sind die gleichen wie beim Downbeat-Nystagmus mit der einen wichtigen Ausnahme, daß die basiläre Impression keine wesentliche Rolle spielt.

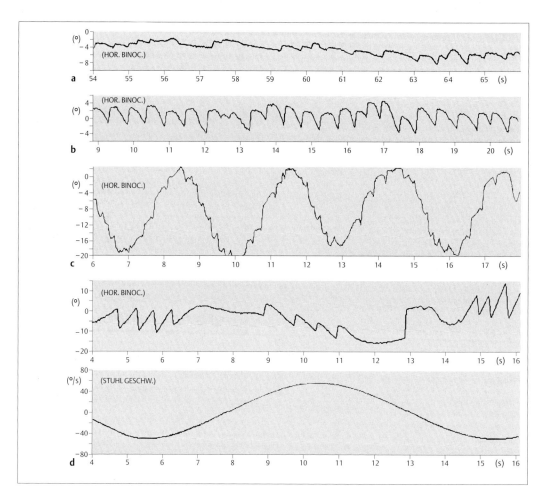

Abb. 4.37 Kongenitaler Fixationsnystagmus. **a** Nystagmus bei geschlossenen Augen. **b** Bei visueller Fixation (Punktfixierung bei Blick geradeaus) nach Öffnung der Augen nimmt der Nystagmus an Intensität zu und zeigt die für kongenitalen Nystagmus kennzeichnende Bogen-/Girlandenform. **c** Die (Pendel-)Blickfolge ist gestört. **d** Typischerweise lösen vestibuläre Reize (hier Drehstuhlpendelreize) normalen vestibulären Rucknystagmus aus.

Spontan (periodisch) alternierender Nystagmus ist ein in der horizontalen Ebene schlagender Nystagmus mit periodischer Richtungsumkehr. Die interindividuell sehr unterschiedliche Periodendauer beträgt meist zwischen 100–200 s, die einzelnen Perioden sind durch mehrere Sekunden dauernde Ruhephasen voneinander getrennt. Die Geschwindigkeiten der langsamen Phasen steigen bis etwa zur Periodenmitte an und fallen dann zur Ruhephase hin wieder ab. In den meisten Fällen schlägt der Nystagmus nur bei optischer Fixation, das Auftreten bei Dunkelheit oder geschlossenen Augen kommt aber vor, selten sogar optische Fixationshemmung. Der spontan alternierende Nystagmus kann angeboren oder erworben sein; in den erworbenen Fällen kommen Tumoren, vaskuläre Prozesse, Encephalitis disseminata, Liquorzirkulationsstörungen etc. in Betracht. Als pathophysiologisches Korrelat wird der Wegfall hemmender Einflüsse auf die Vestibulariskerne angesehen, was auch das oft gemeinsame Auftreten mit vestibulärer Übererregbarkeit in den Drehprüfungen und der Kalorik anzeigt. Kornhuber (1966) spricht von der maximalen Enthemmung des vestibulären Systems.

Blickrichtungsnystagmus (BRN) ist eine recht häufige Augenbewegungsstörung. Kennzeichnend ist, daß die Augen bei Geradeausblick ruhen, bei Blickexzentrizität aber ein Nystagmus in Blickrichtung auftritt, dessen Intensität mit dem Blickwinkel wächst. Die zur Auslösung notwendige Blickwendung beträgt meist zwischen 15° und 20°, das Auftreten bereits darunter ist aber möglich. Angenommen wird eine pathologische Blickhalteschwäche, die dazu führt, daß die Augen bei exzentrischem Blick aus der Blickposition in die Ruhelage zurückdriften und durch den Blickhalteimpuls wieder in die intendierte Position geführt werden. BRN schlägt unerschöpflich über die Dauer der Blickwendung (Abb. 4.38). BRN kann pharmakologisch verursacht sein (Diphenylhydantoin, Barbiturate) und bei Encephalitis disseminata, vaskulären Prozessen, Tumoren usw. auftreten. Die internukleäre Ophthalmoplegie ist unter anderem durch dissoziierten Blickrichtungsnystagmus mit größeren Amplituden des abduzierenden Auges gekennzeichnet.

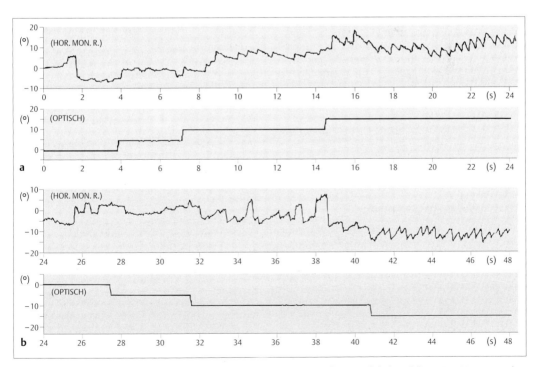

Abb. 4.**38** Blickrichtungsnystagmus. Die oberen Spuren in **a** und **b** zeigen die Augenbewegungen, die unteren die Bewegungen der optischen Marke, die in 5°-Schritten nach rechts bzw. nach links erfolgen. Der Nystagmus beginnt bei einer Blickwendung von 10° und nimmt mit wachsender Blickexzentrizität an Intensität zu.

Eine Sonderform des BRN ist der *Bruns-Nystagmus*, ein Zeichen ausgedehnter Raumforderungen im Kleinhirnbrückenwinkel. Er schlägt niederfrequent hochamplitudig zur Läsionsseite und hochfrequent niederamplitudig zur Gegenseite. Die Schlagform ergibt sich aus der Kombination des vestibulären Ausfallnystagmus mit der Hirnstamm- und Kleinhirnkompression.

Der *physiologische Endstellnystagmus* unterscheidet sich von BRN durch die Erschöpflichkeit sowie dadurch, daß er erst bei größerer Blickwendung auftritt. Etwa 10 % aller okulomotorisch Gesunden haben Endstellnystagmus bei einer Blickwendung von 40°, und bei über 50 % tritt er auf, wenn 55° überschritten sind. *Rebound-Nystagmus* ist ein Blickrichtungs-/Fixationsnystagmus, der bei Blickexzentrizität erschöpflich in Blickrichtung schlägt und bei Rückkehr der Augen in die Primärposition die Schlagrichtung umkehrt.

Downbeat- und Upbeat-Nystagmus, spontan alternierender Nystagmus, Blickrichtungsnystagmus und Rebound-Nystagmus haben gemeinsame Merkmale und treten zum Teil auch gemeinsam auf. Sie werden durch gleichartige Krankheitsprozesse verursacht, deren genaue Angriffsorte nicht in allen Einzelheiten bekannt sind, sich aber teilweise überschneiden. Für die klinische Nystagmographie, besonders wenn sie unter HNO-ärztlicher Fragestellung erfolgt, ist vor allem wichtig, daß es sich stets um zentrale Störungen handelt, die praktisch immer den kaudalen Hirnstamm (zum Teil mit Beteiligung der Vestibulariskerne) und/oder archizerebelläre Strukturen (Flokkulus) betreffen.

Als möglicherweise kleinhirnspezifische Augenbewegungsstörung ist noch der *Fixationspendelnystagmus* zu nennen, der überwiegend bei der disseminierten Enzephalitis vorkommt.

Sakkaden (Blicksprünge)

Sakkaden sind assoziierte, konjugierte Augenbewegungen, die den Sinn haben, im peripheren Gesichtsfeld befindliche oder dort auftauchende Sehziele mit der Fovea zu erfassen. Sie sind deshalb bei größeramplitudigen Hinwendereaktionen mit gleichgerichteten Kopfbewegungen koordiniert. Jegliche Betrachtung unbewegter Objekte erfolgt mit Sakkaden. Sakkaden sind vorprogrammierte Augenbewegungen. Sie können nach dem Start nicht mehr korrigiert werden, während ihres Ablaufes ist die visuelle Wahrnehmung unterdrückt.

Die Dauer einer Sakkade kann bis 130 ms betragen. Ihre Geschwindigkeit wächst mit der Blickwinkelamplitude, beim Menschen kann sie bis 800°/s erreichen. Aufeinanderfolgende, gleich- oder entgegengerichtete Sakkaden können nicht beliebig rasch hintereinander ausgeführt werden: Die Zeit zwischen zwei Blicksprüngen, das intersakkadische Intervall, beträgt mindestens 100 ms.

Zur Untersuchung wird auf einem Rundhorizont oder Bildschirm ein sich in Rechtecksprüngen bewegender Lichtpunkt geboten, dessen randomisiert verteilte Bewegungsamplituden zwischen 10° und 40° betragen und dessen Positionsdauern, ebenfalls randomisiert, zwischen 2 und 6 s liegen sollten. Die zu beurteilenden Parameter sind:

– die Latenz, also die Dauer vom Positionswechsel der Reizmarke bis zum Start der Augenbewegung
– die Geschwindigkeit und
– die Zielgenauigkeit (Abb. 4.**39 a, b**).

Die *Latenz* ist von allen Parametern am stärksten von der Mitarbeit bzw. Aufmerksamkeit abhängig, sie weist die größten Schwankungsbreiten auf und ist klinisch am wenigsten relevant. Bei normal kooperativen und aufmerksamen Personen werden meist Werte zwischen 160 und 200 ms gefunden. Latenzverlängerungen finden sich vor allem bei pharmakologisch (Sedativa, Alkohol, Barbiturate) beeinflußten Allgemeinzuständen.

Die *Sakkadengeschwindigkeit* weist auch bei okulomotorisch Gesunden beträchtliche Schwankungen auf. Bei einer Blickwinkelamplitude von 10° beträgt sie zwischen 250 und 300°/s und bei 30° zwischen 500 und 700 °/s in der horizontalen Bewegungsebene. Vertikale Sakkaden sind etwas langsamer. Monokuläre Sakkadenverlangsamungen treten vor allem bei peripher-okulomotorischen Störungen auf sowie bei Läsionen des medialen Längsbündels. Binokuläre Sakkadenverlangsamungen können pharmakologisch hervorgerufen werden (Sedativa, Antikonvulsiva, Barbiturate) und finden sich bei einer Vielzahl pontomedullärer und spinozerebellärer Erkrankungen.

Die *Zielgenauigkeit* der Sakkaden ist bei kooperativen, okulomotorisch Gesunden hoch. Meist wird mit einer einzigen Bewegung die Zielposition getroffen, kleinere Korrekturrucke kommen aber vor und sind nicht pathologisch. Anstatt eines Korrekturruckes kann auch eine kleine gleitende Korrekturbewegung zur genauen Zielerfassung führen (Abb. 4.**39 c**). Der Übergang von den physiolo-

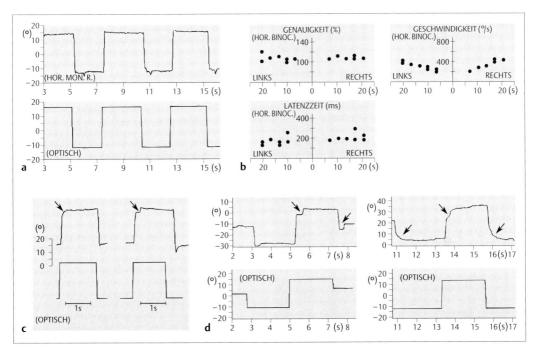

Abb. 4.39 Sakkaden – Normalbefunde. a Normale Sakkaden (obere Spur Augenbewegungen, untere Spur Bewegungen des Ziellichtpunktes). b Auswertung normaler Sakkaden nach Treffgenauigkeit, Geschwindigkeit und Latenz. c Zwei Beispiele leichterer Zielungenauigkeit. In beiden Fällen erreichen die Augen das Blickziel nicht ganz genau: Links werden die Augen mit einer kleinen gleitenden Bewegung auf den Zielpunkt gebracht (Pfeile), rechts mit einem kleinen Korrekturruck. d Im Vergleich zu c etwas stärker ausgeprägte Zielungenauigkeit. Linke Kurven: Hypometrie bei Rechtsblick und Hypermetrie bei Linksblick (Pfeile); rechte Kurven: gleitende Zieleinstellung (Glissade) bei Rechts- und Linksblick (Pfeile). Befunde bei Zustand nach Schädel-Hirn-Trauma (links) und multipler Sklerose (rechts).

gischerweise vorkommenden kleinen Korrekturbewegungen zu den pathologischen Zielungenauigkeiten ist fließend. In der Literatur finden sich keine als verbindlich zu betrachtenden Richtwerte. Konstant auftretende Ungenauigkeiten von mehr als 5° bei Blicksprüngen mittlerer Amplitude (20°) sollten als zumindest wahrscheinlich pathologisch angesehen werden.

Pathologische Zielungenauigkeiten werden als *Sakkadendysmetrien* bezeichnet, sie zeigen sich als Hyper- oder Hypometrie. Bei der *Hypermetrie* bewegt sich das Auge über die Zielposition hinaus und wird nach einem intersakkadischen Intervall meist zwischen 150 und 200 ms mit einer Korrektursakkade auf den Zielpunkt geführt. Die *Hypometrie* verläuft umgekehrt: das Auge hält vor dem Ziel inne und wird nach einem Intervall von ebenfalls 150 bis 200 ms mit einer 2. Bewegung in das Blickziel gebracht (Abb. 4.39 d, 4.40). Statt mit einer Korrektursakkade erfolgt die genaue Zielerfassung gelegentlich mit einer gleitenden Korrekturbewegung (*Glissade*). Sakkadendysmetrien werden als kleinhirnspezifische Augenbewegungsstörungen angesehen. Dysmetrien mit Hypermetrie zur Herdseite und kontralateraler Hypometrie gelten als pathognomonisch für ausgedehntere Kleinhirnbrückenwinkelprozesse, auch für größere Akustikusneurinome.

Blickfolge

Blickfolgebewegungen (*glatte Folgebewegungen*, *Smooth pursuit*) sind assoziierte, konjugierte Augenbewegungen, die dazu dienen, ein sich bewegendes Sehziel durch Mitführung der Augen im fovealen Retinabereich zu halten. Augenbewegungen dieser Art können bei stationärer Umwelt nicht willkürlich ausgeführt werden. Beispiels-

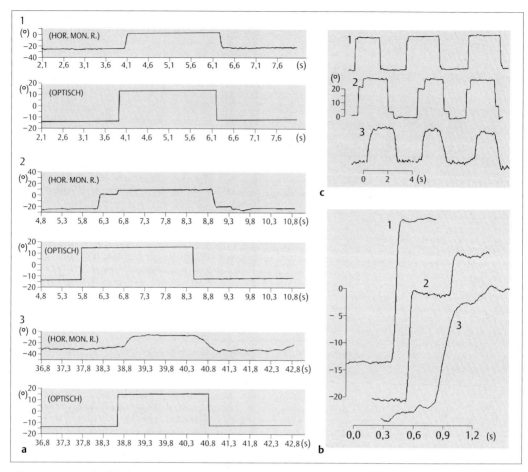

Abb. 4.**40** Normale (1), hypometrische (2) und verlangsamte Sakkade (3). **a** Einzelne Sakkade mit Hin- und Rücksprung (Pfeile markieren Korrektursakkaden); obere Spuren = Augenbewegungen, untere Spuren = Lichtpunktbewegung. **b** Mehrere aufeinanderfolgende Augenbewegungen. **c** Je eine stark vergrößert dargestellte rechtsgerichtete Sakkade.

weise kann die visuelle Erkundung unbewegter Gegenstände oder Muster nicht durch glatte Bewegungen erfolgen, sie geschieht nur mit Sakkaden. Folgebewegungen sind im Gegensatz zu Sakkaden nicht vorprogrammiert, sondern werden – den Bewegungen des Zielobjektes entsprechend – ständig geregelt. Bis zu einer Winkelgeschwindigkeit von etwa 50°/s (Abb. 4.**41 a**), kurzfristig bis maximal 100°/s, gelingt die foveale Stabilisierung des Sehzieles mit glatten Folgebewegungen gleicher Geschwindigkeit.

Die Untersuchung erfolgt durch Darbietung eines bewegten Lichtpunktes auf einem Rundhorizont oder Bildschirm. Bevorzugte Reizform ist der Sinus mit einer Amplitude zwischen 20° und 40° und einer Frequenz zwischen 0,2 und 0,6 Hz. Ein entsprechend aufgehängtes mechanisches Pendel kann den gleichen Zweck erfüllen.

Vermögen die Augen dem Blickziel nicht mit der gleichen Geschwindigkeit zu folgen, kommt es zu einer Drift seines Abbildes über die Retina. Durch Sakkaden in Bewegungsrichtung des Objektes wird diese Drift ausgeglichen und das Ziel wieder mit der Fovea eingefangen. Eine *Sakkadierung der Blickfolge* stellt sich auch bei Gesunden in der *horizontalen* Bewegungsebene oberhalb 50°/s Objektgeschwindigkeit ein, die pathologisch gestörte Blickfolge ist durch Sakkadierung bei Sehzielgeschwindigkeiten auch unterhalb 50°/s gekennzeichnet.

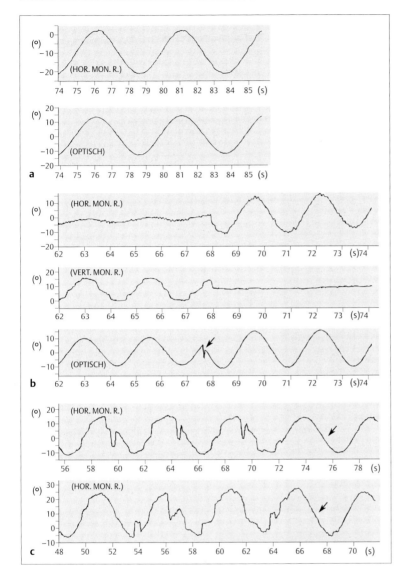

Abb. 4.41 Blickfolge – Normalbefunde.
a Normale horizontale Blickfolgebewegungen.
b Horizontale (oben) und vertikale (Mitte) Folgebewegungen. In der Vertikalen schon bei geringerer Blickwinkelamplitude, vor allem bei Aufwärtsblick, leichtere Sakkadierung (der Pfeil in der unteren Spur markiert den Wechsel von vertikaler zu horizontaler Reizbewegung).
c Zwei Beispiele unspezifische Blickfolgestörungen. In beiden Ableitungen ist eine glatte Halbschwingung auszumachen (Pfeil). Dies beweist die unspezifische Natur der Störungen.

Vertikale Blickfolgebewegungen sind auch normalerweise schon bei Reizmustergeschwindigkeiten unterhalb 50°/s sakkadiert (Abb. 4.41 b). Deshalb verschiebt sich bei ihnen die Grenze normal/pathologisch entsprechend nach unten – eine vertikale Blickfolgesakkadierung bei Mustergeschwindigkeiten unterhalb 30°/s ist sicher pathologisch.

Die Blickfolge wird danach beurteilt, wie sehr die glatte Kurve durch Sakkaden verändert ist. Je geringer die Reizfolgegeschwindigkeit ist, bei der Sakkaden auftreten und je mehr Rucke in den Kurven enthalten sind, um so schwerwiegender ist die Blickfolgestörung (Abb. 4.42). Da das Ausmaß der Sakkadierung davon abhängt, um welchen Betrag die Geschwindigkeit der Folgebewegung der des Blickzieles nachgeht, ist der eigentlich entscheidende quantitative Parameter der *Blickfolge-Gain*, also das Verhältnis von Reiz- zu Augengeschwindigkeit, das im Idealfall 1 beträgt.

Selbst bei kooperativen gesunden Patienten sind die Kurven nicht über die gesamte Ableitungsdauer immer ganz glatt. Solche Veränderungen sind von pathologischen Sakkadierungen

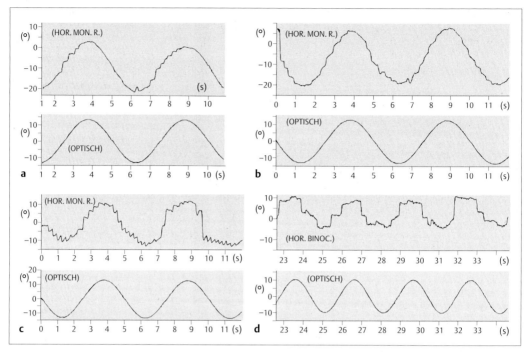

Abb. 4.42 Blickfolgestörungen. a Leichte Sakkadierung bei Blickfolgebewegung nach rechts. b Leichte beidseitige Sakkadierung. c Deutliche beidseitige Sakkadierung. d Grobe beidseitige Blickfolgestörung.

meist durch ihr uncharakteristisches Aussehen und ihr unregelmäßiges Auftreten zu unterscheiden. Außerdem zeigen okulomotorisch Gesunde auch bei starken unspezifischen Störungen des Kurvenverlaufes immer wieder einzelne glatte Schwingungen, die dann als Beweis für ein intaktes Folgesystem zu werten sind (Abb. 4.41).

Blickrichtungsnystagmus verändert die glatte Folgebewegung. Jedoch sind solche Veränderungen von einer tatsächlichen Blickfolgestörung sehr einfach dadurch zu unterscheiden, daß die Sakkadierung am stärksten in den extremen Blickpositionen auftritt, während sich die Sakkadierung aufgrund einer Folgestörung zuerst und am stärksten im Geschwindigkeitsmaximum der Blickbewegung zeigt. Beim kongenitalen Nystagmus ist die Blickfolge immer beeinträchtigt (Abb. 4.38c). Vestibulärer Spontannystagmus tritt in der Blickfolgeprüfung wegen der visuellen Fixationshemmung praktisch nie zutage. Allenfalls kann bei starker Visusminderung und Nichttragen einer Sehhilfe die optische Wahrnehmung und Verfolgung des Blickzieles beeinträchtigt sein, was geringfügige Sakkadierungen nach sich ziehen kann (Abb. 4.42). Im übrigen schließen auch die Schlageigenschaften des vestibulären Spontannystagmus Fehldeutungen als echte Blickfolgestörungen aus.

Störungen der Blickfolge werden bei Großhirn-, Kleinhirn- und Hirnstammprozessen gesehen. Parietookzipitale Großhirnläsionen können Blickfolgestörungen zur Läsionsseite bewirken, einseitige Kleinhirnläsionen (Flokkukus) führen ebenfalls zu Sakkadierung bei Blick zur betroffenen Seite, bei Hirnstammprozessen ist die Sakkadierung kontraversiv zur Läsionsseite. Symmetrische Sakkadierungen kommen bei Kleinhirnsystemerkrankungen, diffusen Hirnstammprozessen und Intoxikationen vor.

Blickfolgesakkadierungen, die Folge morphologisch faßbarer Veränderungen sind (tumorös, entzündlich, vaskulär, degenerativ etc.), gehen meistens mit anderen okulomotorischen Störungen, vor allem des optokinetischen Nystagmus, einher. Isolierte Blickfolgesakkadierungen dagegen sind immer verdächtig auf pharmakologische Ursachen, wobei auch alltägliche Ingestionen wie Tabakgenuß und Einnahme von Sedativa, besonders

Benzodiazepinen, Störungen hervorrufen können. Das erklärt ihr häufiges Vorkommen bei sonst Gesunden. Bemerkenswert ist das gehäufte Auftreten von Blickfolgesakkadierungen bei gesunden Verwandten Schizophrener.

Optokinetischer Nystagmus

Optokinetischer Nystagmus (OKN) wird durch Bewegung eines Bildes über die Retina (retinale Bildwanderung) ausgelöst. Mit der langsamen Phase wird das Bild auf der Retina stabilisiert, die rasche Phase dient dem Ergreifen eines neuen Bildabschnittes. Die langsamen Phasen gehen also mit der, die raschen gegen die Bewegungsrichtung des optischen Reizmusters. Die raschen Phasen sind Sakkaden, die langsamen entsprechen scheinbar Folgebewegungen, jedoch ist der optokinetische Nystagmus nur zum Teil dem Blickfolgesystem untergeordnet. Unter anderem zeigen die Auslösbarkeit des OKN auch durch rein periphere Retinareize (Blickfolgebewegungen sind vom fovealen Sehen abhängig) und die teilweise Trennung der für OKN und Blickfolge zuständigen Hirnstamm- und Kleinhirnstrukturen, daß zwei unter physiologischen Bedingungen notwendigerweise ineinandergreifende Systeme die langsamen Phasen optokinetischer Augenbewegungen regeln: das Blickfolgesystem und das optokinetische System im engeren Sinn. Bereits Ter Braak (1930) hatte dementsprechend den foveolären Schau- vom foveoretinalen Stiernystagmus unterschieden. Auch bei klinischen Routineableitungen ist häufig der Übergang des foveo-/peripher-retinalen, also des eigentlichen optokinetischen Nystagmus, in eine überwiegend foveale Blickfolgebewegung und umgekehrt zu sehen (Abb. 4.44b).

Die Geschwindigkeit der langsamen Phasen folgt der des Reizmusters bis etwa 50°/s linear (Abb. 4.43a), bei Werten darüber nicht-linear. Die maximal erreichbare Winkelgeschwindigkeit liegt bei 100°/s. Die Amplitude kann von 1 bis 30° betragen, meist bewegt sie sich zwischen 5° und 20°. Der OKN kann recht hochfrequent (bis 5 Hz) schlagen.

In der horizontalen Schlagebene ist der OKN physiologisch (theoretisch) seitensymmetrisch, praktisch-klinisch werden jedoch Seitenunterschiede innerhalb gewisser Grenzen toleriert. In der vertikalen besteht physiologischerweise eine Richtungsbevorzugung des aufwärts schlagenden Nystagmus (Abb. 4.43b). Das Schlagfeld liegt in Richtung der raschen Phasen, bei Richtungsumkehr des Reizmusters tritt die entsprechende Schlagfeldverlagerung oft deutlich hervor (Abb. 4.44a). Bei längerer Reizung folgt dem OKN nach Reizende ein Nachnystagmus zunächst gleicher, dann entgegengesetzter Schlagrichtung.

Zur Untersuchung wird ein bewegtes optisches Muster geboten, entweder auf einem Bildschirm oder projiziert auf einen Rundhorizont. Meist wird mit einem Streifenmuster gereizt, möglich sind aber auch andere deutlich strukturierte Muster. Das Reizfeld muß groß genug sein, um nicht nur foveale Folgebewegungen mit sakkadischen Rückstellungen („Eye-tracking") hervorzurufen, sondern auch genügend große Anteile des peripheren Gesichtsfeldes zu erfassen, damit ein regelrechter OKN entsteht. Wird durch die optokinetische Reizung wenigstens zeitweise Zirkularvektion, also eine Eigenbewegungsempfindung, hervorgerufen, ist das Reizmuster auf jeden Fall groß genug. Die ideale Reizdarbietung ist eine Ganzfeldreizung, also die Bewegung der gesamten Umwelt. Die dafür notwendigen Einrichtungen sind meist aber nur in größeren Kliniken vorhanden.

Gereizt wird in beiden horizontalen und – wenn die Laboreinrichtung es erlaubt – vertikalen Bewegungsrichtungen mit mehreren Mustergeschwindigkeiten. Am geringsten sind Streubreite und Störanfälligkeit der Reiz-Reaktions-Beziehungen bei Reizmustergeschwindigkeiten zwischen 10 und 35°/s. Störungen, die sich schon in diesem Bereich zeigen, sind daher klinisch relevanter als solche, die erst bei höheren Mustergeschwindigkeiten auftreten. Für Untersuchungen zu klinischen Fragestellungen sind deshalb niedrige Reizmustergeschwindigkeiten besser geeignet als hohe. Es empfehlen sich Reizungen, bei denen die Geschwindigkeit in mehreren Schritten von etwa 10°/s bis etwa 40°/s erhöht wird.

Beurteilt wird der Quotient Reizmustergeschwindigkeit/SCV. Eine Störung des OKN zeigt sich in einer Verlangsamung seiner langsamen Phasen in Bezug zur Reizmustergeschwindigkeit (Abb. 4.45). Es können aber auch Formveränderungen auftreten, und zwar dann, wenn die durch die SCV-Verlangsamung entstehende Drift des Bildes über die Retina durch Sakkaden in Richtung der Musterbewegung ausgeglichen wird. Die ENG-übliche Terminologie bezeichnet die SCV-Verlangsamung bei normaler Nystagmusform als Minderung des optokinetischen Nystagmus oder *OKN-Minderung*. Die Einfügung einzelner Blicksprünge in die langsamen Phasen heißt *Sakkadierung des OKN*. Bestimmen sakkadierte langsame Phasen

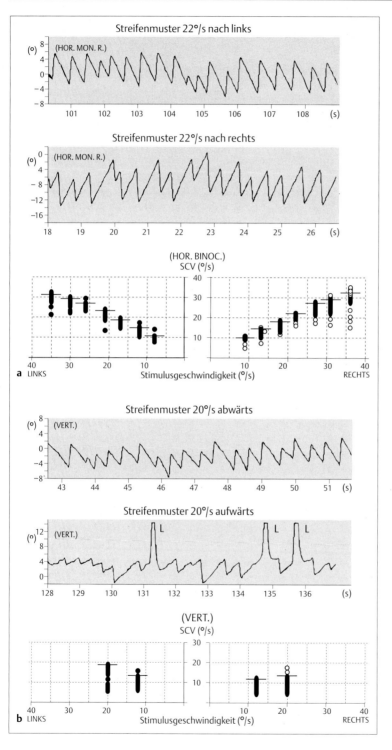

Abb. 4.43 Optokinetischer Nystagmus – Normalbefunde.
a Oben und Mitte: Seitengleich ausgelöster horizontaler OKN. Unten: Geschwindigkeiten der langsamen Phasen aufgetragen gegen die jeweilige Reizmustergeschwindigkeit.
b Normaler vertikaler OKN: physiologisches Überwiegen des aufwärtsgerichteten Nystagmus.

4.4 Nystagmographie und experimentelle Untersuchungen der vestibulären Funktionen

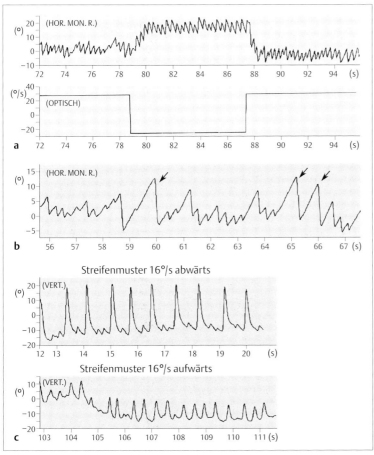

Abb. 4.44 **a** Schlagfeldverlagerung eines normalen horizontalen OKN (obere Spur) bei Wechsel der Reizmusterbewegung (untere Spur) von rechts nach links und von links nach rechts. **b** Wechsel zwischen normalem OKN (foveoretinalem OKN, Stiernystagmus) und optokinetischen Folgebewegungen (Pfeile: Eyetracking, foveolärer OKN, Schaunystagmus). **c** Lidschläge in den vertikalen Ableitungen.

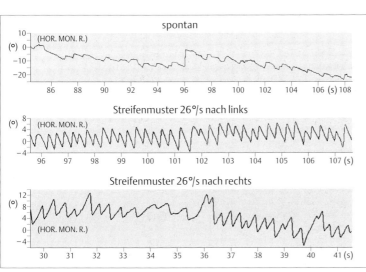

Abb. 4.45 OKN-Seitendifferenz bei peripher-vestibulärem Spontannystagmus. Der sicher peripher-vestibulär verursachte Spontannystagmus nach rechts (obere Spur) bedingt eine sehr deutliche Seitendifferenz zugunsten des OKN nach rechts (mittlere und untere Spur).
Zustand nach Gentamycinbehandlung wegen Morbus Menière links.

das Bild der Ableitung, spricht man vom *OKN-Zerfall* (Abb. 4.**46**).

Die SCV-Verlangsamung gegenüber der Reizmusterbewegung kann als Absolutwert oder als OKN-Gain ausgedrückt werden. SCV-Schwankungen mit teilweise erheblichen Verlangsamungen bis zu Nystagmuspausen kommen auch bei Gesunden als Folge wechselnder Aufmerksamkeits- oder Wachheitszustände häufig vor. Sofern die Patienten wenigstens zeitweise in der Lage sind, dem Reizmuster mit adäquater Blickgeschwindigkeit zu folgen, kommt diesen Schwankungen keine pathologische Bedeutung zu. Sakkadierung oder Nystagmuszerfall kommen bei Gesunden praktisch nicht vor, sie zeigen also immer einen pathologischen Zustand an.

Der vertikale OKN ist schon physiologischerweise richtungsdifferent. Die bekannten Normwerte streuen erheblich, und die Ableitung in dieser Bewegungsebene ist häufig durch Artefakte, insbesondere Lidschläge, gestört (Abb. 4.**44c**). Das alles sind Faktoren, die quantitativen Auswertungen und Aussagen entgegenstehen. Die *Beurteilung des vertikalen OKN* beschränkt sich deshalb üblicherweise auf eine qualitative Beschreibung, also auf die Frage, ob überhaupt Nystagmus ausgelöst wird und wie sich sein Erscheinungsbild eventuell vom normalen unterscheidet.

Für die *Beurteilung des horizontalen OKN* hingegen wird neben der qualitativen Beschreibung etwaiger pathologischer Schlagformen (Zerfall) eine quantitative Analyse und Aussage für sinnvoll gehalten. Dabei interessiert, ob eine allgemeine (beidseitige) OKN-Minderung vorliegt oder ob es sich um die Störung des OKN in nur eine Richtung (Seitendifferenz) handelt. Selbstverständlich sind auch Kombinationen von beidem, also Seitendifferenz bei allgemeiner OKN-Minderung möglich. Die Seitendifferenz wird berechnet nach der Formel

$$SD = 100\% \times [SCV_{Rechtsnystagmus} - SCV_{Linksnystagmus}] \div [SCV_{Rechtsnystagmus} + SCV_{Linksnystagmus}],$$

wobei für die SCV der Mittelwert der 5–10-schnellsten Nystagmusschläge jeder Richtung ein-

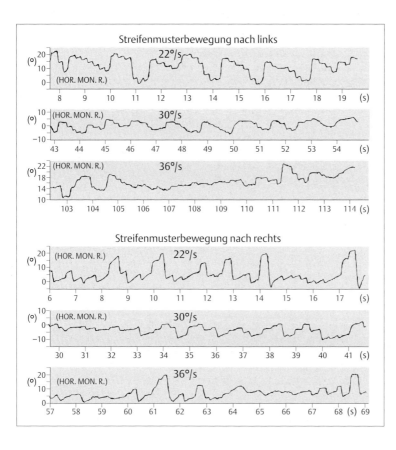

Abb. 4.**46** OKN-Zerfall nach Hirnstamminsult. Mit wachsender Reizmustergeschwindigkeit zunehmender beidseitiger OKN-Zerfall.

gesetzt wird. Positives Vorzeichen bedeutet Überwiegen des Rechtsnystagmus, negatives das des Linksnystagmus. Für den praktisch-klinischen Gebrauch darf angenommen werden, daß eine Seitendifferenz von unter 10% nicht und eine von mehr als 25% wahrscheinlich pathologisch ist, mit allen Interpretationsfreiheiten, die sich aus der Klinik ergeben, für die Werte dazwischen.

Vestibulärer Spontannystagmus kann den OKN richtungsspezifisch beeinflussen (Bahnung in Richtung des SPN, Hemmung in Gegenrichtung). Handelt es sich dabei um einen Spontannystagmus peripher-vestibulären Ursprunges, können Seitendifferenzen entstehen, die nicht eine zentrale Störung anzeigen (Abb. 4.45). Ansonsten sind optokinetische Seitendifferenzen immer zentralen Ursprunges. Sie können hervorgerufen werden durch einseitige Großhirnläsionen (vor allem parietookzipitale), Kleinhirn- (Flokkulus) und Hirnstammläsionen. Bei Großhirn- und Kleinhirnprozessen findet sich eine OKN-Störung nach kontralateral, d.h. die raschen Phasen der dominanten Nystagmusrichtung schlagen zur Herdseite. Hirnstammprozesse verursachen eine ipsilaterale OKN-Störung.

Störungen des vertikalen OKN werden durch bilaterale oder mittelliniennahe Kleinhirn- und/oder Hirnstammläsionen bewirkt. Kleinhirn- und hirnstammbedingte OKN-Anomalien treten meist zusammen mit anderen Okulomotorikstörungen (Blickrichtungsnystagmus, gestörte Blickfolge) auf.

Einen Sonderfall der Optokinetikstörung stellt die bei manchen kongenitalen Nystagmusformen vorhandene „optokinetische Inversion" dar, d.h. die langsamen Phasen gehen gegen das Reizmuster und die raschen mit ihm, die Nystagmusrichtung ist also der eines normalen OKN entgegengesetzt.

Experimentelle vestibuläre Prüfungen: Drehprüfungen, kalorische (thermische) Prüfungen

Reizungen der vestibulären Endorgane rufen reflektorische Augenbewegungen hervor. Dieser Zusammenhang wird *vestibulookulärer Reflex* (VOR) genannt. Vestibuläre Funktionsstörungen, periphere wie zentrale, Reiz- ebenso wie Ausfallerscheinungen, bewirken in aller Regel auch Veränderungen des VOR. Das Prinzip der mit ENG betriebenen vestibulären Funktionsprüfungen besteht also darin, den VOR experimentell auszulösen, um aus Abweichungen von der normalen Reaktion auf Störungen der vestibulären Funktion schließen zu können.

Bei Bogengangreizung entsteht oberhalb bestimmter Reizstärken Nystagmus. Reizung der Otolithenorgane führt zu tonischen Augenbewegungen (Gegenrollungen), wobei der Anteil des Sakkulus nicht sicher bekannt ist. Daß Otolithenreiz ebenfalls Nystagmus hervorrufen kann, wird angenommen, ist aber nicht bewiesen.

Die vertikalen Bogengänge betreffend besteht das Problem, daß ebenenspezifische Reizungen einen apparativen Aufwand erfordern, wie er nur an größeren Kliniken, Instituten usw. getrieben werden kann. Die praktisch-klinische Elektronystagmographie beschränkt sich aus diesen Gründen auf die Untersuchung desjenigen Labyrinthanteils, der einer Reizung am einfachsten zugänglich ist, nämlich des horizontalen Bogenganges. Immer ist deshalb daran zu denken, daß eine im ENG normale Reaktion einen peripheren Vestibularisschaden nicht grundsätzlich ausschließt, daß durchaus auch einmal eine Störung vorliegen kann, die isoliert andere Labyrinthanteile als den horizontalen Bogengang betrifft.

Der vom horizontalen Bogengang bestimmte VOR ist so organisiert, daß eine Kupulaablenkung in Richtung auf den Utrikulus (utrikulopetal) einen Nystagmus mit langsamen Phasen kontraversiv und mit raschen Phasen ipsiversiv bewirkt und eine vom Utrikulus weggerichtete Kupulaablenkung (utrikulofugal) demzufolge einen entgegengesetzten Nystagmus auslöst – die Schlagebene liegt in der Bogangebene. Zur experimentellen Auslösung des horizontalen Bogengang-VOR werden Drehreize und thermische Reize verwendet.

Die Untersuchungen dienen dem Zweck,

- vestibuläre Funktionsbeeinträchtigungen aufzudecken,
- ihre Entwicklung zu verfolgen un
- Anhaltspunkte dafür zu gewinnen, ob es sich um peripher- oder zentral-vestibuläre Störungen oder um Kombinationen von beiden handelt.

Unter *peripher* werden das Endorgan und die primären Nervenfasern bis zu ihrer Umschaltung in den Vestibulariskernen verstanden, unter *zentral* die Vestibulariskerne selbst und alle weiteren mit dem vestibulären Eingang in Wechselwirkung stehenden Strukturen. Die Unterscheidung peripher/zentral gelingt unter gleichzeitiger Berücksichtigung anderer Prüfungen (OKN, Blickfolge, Sakkaden) praktisch immer. Zentrale Störungen lassen sich auf die gleiche Weise in begrenztem Umfang topisch näher einordnen.

Für alle vestibulären Prüfungen gilt, daß der VOR schon bei Gesunden erhebliche Schwankungsbreiten aufweist, die zudem noch von Reizform zu Reizform unterschiedlich sind. Enger bestimmte Normwerte gibt es deshalb nicht, allenfalls Normbereiche, außerhalb derer zwar eine Pathologie als sicher anzunehmen ist, innerhalb derer aber nur unter Kenntnis und Berücksichtigung der Klinik und sonstiger Befunde die Einordnung pathologisch/nicht-pathologisch möglich ist. Dieser Sachverhalt setzt den vielfach unternommenen Bemühungen um standardisierte quantitative Auswerte- und Darstellungsverfahren sehr enge Grenzen.

Drehprüfungen

Bei den Drehprüfungen wird der VOR durch richtungswechselnde Drehungen um die Kopfachse ausgelöst, denen die Patienten mittels eines Drehstuhles ausgesetzt werden. Üblich sind zwei Reizformen, der rampenförmige Reiz und der Pendelreiz.

Rampenförmiger Reiz

Beim rampenförmigen Reiz wird der Drehstuhl mit niedriger Beschleunigung auf eine bestimmte Endgeschwindigkeit gebracht und nach einer Plateauphase gleichförmiger Drehung mit hoher Entschleunigung abgebremst. So entsteht das Reizprofil einer Rampe mit unterschiedlich steilen Flanken. Bei Andrehung (Beschleunigungsphase) bleibt die Endolymphe in den horizontalen Bogengängen trägheitsbedingt hinter der Kopfbewegung zurück, und die Kupulae werden abgelenkt: die zur Drehrichtung ipsilaterale utrikulopetal, die kontralaterale utrikulofugal. Es entsteht der *perrotatorische Nystagmus*, dessen rasche Phasen in Drehrichtung schlagen (Bildteile 1 in Abb. 4.47 b, c).

Nach Übergang der Beschleunigungsphase in die gleichförmige Bewegung (*Plateauphase*) kehren die Kupulae in die Ruhelage zurück, und der perrotatorische Nystagmus klingt ab. Während der Plateauphase wirkt kein Reiz auf die Bogengänge, rotationsbedingter Nystagmus kann deshalb nicht entstehen (Bildteile 2 in Abb. 4.47 b, c). Bei Abbremsung (Entschleunigung) bewegt sich die Endolymphe – ihrer Trägheit folgend – weiter, es entsteht eine der Andrehung entgegengesetzte Reizsituation. Der dadurch hervorgerufene *1. postrotatorische Nystagmus* (Post I, PI) ist demzufolge dem perrotatorischen entgegengerichtet (Bildteile 3 in Abb. 4.47 b, c).

Nach Stillstand des Drehstuhles kehren die Kupulae in ihre Ausgangsstellung zurück, der PI erlischt. Einige Sekunden später zeigt sich meist (nicht obligat) ein dem PI gegenläufiger *2. postrotatorischer Nystagmus* (Post II, PII, Bildteile 4 in Abb. 4.47 b, c). Bei Rechtsdrehung schlägt also der perrotatorische Nystagmus nach rechts, der PI nach links und der PII wieder nach rechts. Die Schlagrichtungen bei Linksdrehung sind naturgemäß umgekehrt.

Bei manchen Krankheitszuständen kann sich dem PII ein *3. postrotatorischer Nystagmus* (Post III, PIII) erneut entgegengesetzter Richtung anschließen. Weitere Nachschwankungen sind als PIV und PV beschrieben, sie werden aber bei der klinischen Nystagmographie kaum jemals beobachtet. Perrotatorischer Nystagmus und PI werden unmittelbar durch Auslenkungen der Kupulae in Gang gesetzt. PII und PIII sind dagegen zentral-vestibuläre Nacheffekte, während ihres Auftretens befinden sich die Kupulae in Ruhestellung.

Pendelreiz

Beim Pendelreiz vollführt der Drehstuhl sinusförmige Pendelungen bestimmter Frequenzen. Es entsteht ein richtungswechselnder perrotatorischer Nystagmus, dessen langsame Phasen in ihrem Geschwindigkeitsverlauf der Reizgeschwindigkeit folgen.

Bei beiden Reizarten werden die Kupulaablenkungen durch von Kopfbewegungen herrührende Endolymphströmungen bewirkt. Es handelt sich also um adäquate Bogengangreize, die jedoch unphysiologisch sind, weil Kopfbewegungen dieser Formen unter natürlichen Bedingungen nicht vorkommen und weil Reizfrequenzen angewendet werden, die weit unterhalb des Bereiches liegen, in dem der VOR unter physiologischen Bedingungen arbeitet. Die bei den Drehprüfungen verwendeten Reize sind also adäquat, aber unphysiologisch.

Abb. 4.47 Schema der Reaktion auf einen Drehreiz (Rampenreiz) nach rechts. **a** Kopfneigung um 30° nach vorne bringt die horizontalen Bogengänge in die Drehebene. **b** Schema der Endolymphbewegungen und Kupulaablenkungen. **c** 1–4: Aufzeichnung während der einzelnen Reizphasen.

4.4 Nystagmographie und experimentelle Untersuchungen der vestibulären Funktionen

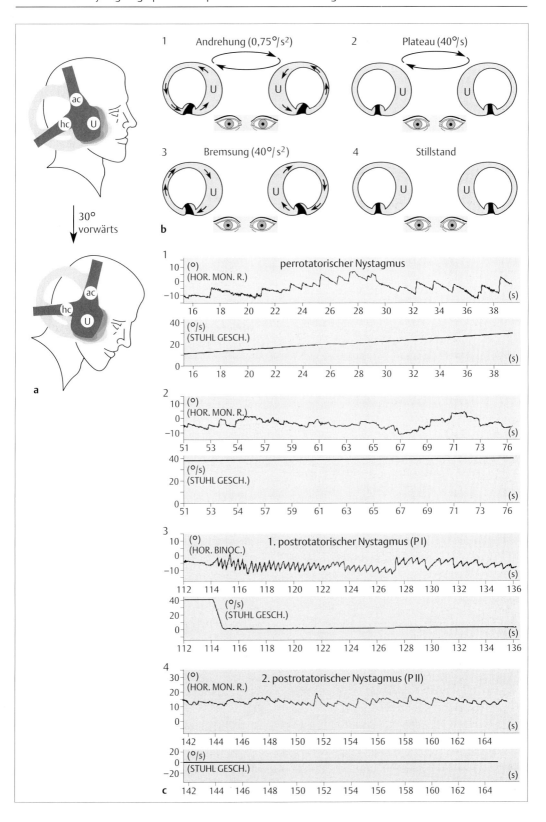

Mit den Drehprüfungen lassen sich bestimmte Störungen der vestibulären Reizperzeption und Erregungsverarbeitung erkennen:

- pathologisch verminderte Reaktionen (Unter- bzw. Unerregbarkeit),
- pathologisch verstärkte Reaktionen (Übererregbarkeit),
- seitenunterschiedliche Erregungsgewichtung (zentrale Tonusdifferenz).

Methode

Die Stellung der horizontalen Bogengänge von etwa 30° nach vorne-oben bei aufrecht gehaltenem Kopf ist nicht die optimale Position zur Auslösung von Endolymphbewegungen bei Drehungen um die Kopfhochachse. Zur Untersuchung wird deshalb der Kopf um etwa 30° nach vorne geneigt. So liegen die horizontalen Bogengänge annähernd in der Drehebene (Abb. 4.47a). Zu achten ist darauf, daß der Kopf durch die Neigung nicht aus der Drehachse des Stuhles gerät, sondern daß diese Achse möglichst genau durch die Mitte des Kopfes verläuft (idealerweise ist das die Lotrechte auf den Schnittpunkt der a.-p.-Achse des Kopfes mit der Verbindungslinie der Labyrinthe). Zweckmäßigerweise ist durch Kopfstützen ein Anlehnen und leichtes Fixieren des Kopfes in der Drehposition zu ermöglichen.

Das Drehstuhlsystem muß bestimmte technische Voraussetzungen erfüllen. Erschütterungsfreies und geräuschloses Laufen verstehen sich ebenso von selbst wie die Übereinstimmung von Soll- und Ist-Werten der eingestellten Bewegungsparameter, deren Darstellung zusammen mit den abgeleiteten Signalen auf der Registrierung möglich sein muß. Der Stuhl sollte neben Pendelreizen auch längere Drehungen mit konstanter Winkelgeschwindigkeit erlauben, was die Signalübertragung über die Drehstuhlachse notwendig macht.

Drehstoptest (rampenförmige Reize)

Die Andrehung erfolgt schwellennah, d. h. mit etwas unter $1°/s^2$. Die Endgeschwindigkeit soll hoch genug sein, um beim Stop einen kräftigen Nachnystagmus hervorzurufen. Werte zwischen 40°/s und 90°/s sind geeignet. Die Plateaudauer beträgt 2–3 min, etwa in der Plateaumitte läßt man für etwa 20 s die Augen öffnen, um den optokinetischen Ganzfeldnystagmus (Abschnitt 4.4.2) zu prüfen. Abgebremst wird der Stuhl mit Entschleunigungen, die eine Bremsphase von 2–3 s Dauer bedingen. Die Drehung wird in beiden Richtungen durchgeführt, zwischen den Reizen soll eine Pause von mindestens 5 min liegen.

Beurteilt werden die allgemeine Erregbarkeit und die Nystagmusintensitäten je Reiz- bzw. Reaktionsphase im Seitenvergleich. Die einfache Sichtauswertung der Kurven reicht in den meisten Fällen aus, um einen für klinische Fragestellungen hinreichend zutreffenden Eindruck der Reaktionslage zu gewinnen. Im Normalfall finden sich ein gut erkennbarer perrotatorischer Nystagmus, ein lebhafter PI, der immer die kräftigste Reaktion darstellt, und ein deutlicher PII (kann gelegentlich fehlen). Die Nystagmusintensität ist in beiden Schlagrichtungen etwa gleich (Abb. 4.48a).

Untererregbarkeit ist daran zu erkennen, daß entweder gar keine Reaktionen auftreten oder sich allenfalls ein wenig intensiver PI bei Stop aus beiden Drehrichtungen zeigt. Perrotatorischer Nystagmus und PII sind nicht vorhanden.

Übererregbarkeit äußert sich als kräftige, gegenüber den normalen Reaktionen deutlich gesteigerte PI und PII sowie im Auftreten eines PIII. Dieser ist nur bei pathologischen Enthemmungsphänomenen vorhanden und deshalb beweisend für die Übererregbarkeit. Ist einwandfrei auszumachen ist, daß der Nystagmus der einen Schlagrichtung in allen Reiz- bzw. Ableitungsphasen intensiver ist als der der anderen Richtung, liegt ein *Richtungsüberwiegen* vor („directional preponderance", DP; Abb. 4.48b). Je nach Ausprägung dieser Intensitätsunterschiede wird in der ENG-Terminologie von angedeutetem, leichtem, deutlichem usw. Richtungsüberwiegen nach rechts (links) gesprochen.

Mit Unter- bzw. Übererregbarkeit sind allgemeine Störungen der Erregungsverarbeitung gemeint, die das System insgesamt betreffen und deshalb zu den beschriebenen Veränderungen beider Nystagmusrichtungen führen. Ist der Nystagmus nur einer Schlagrichtung betroffen, wird das – unabhängig vom Ausmaß der Asymmetrie – immer als Richtungsüberwiegen bezeichnet.

Eine quantitative Auswertung ist allenfalls für den PI sinnvoll. Sehr anschaulich läßt sich die postrotatorische Reaktion durch Bestimmung der SCV jedes einzelnen Nystagmusschlages und deren Auftragen über der Zeit darstellen. Reaktionsdauer und -verlauf sind auf diese Weise gut zu erfassen, und seitenunterschiedliche Reaktionen fallen deutlich ins Auge (Abb. 4.48a und b, Bildtei-

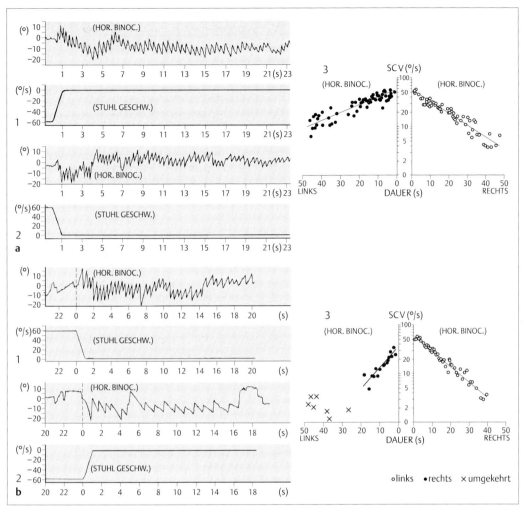

Abb. 4.48 1. postrotatorischer Nystagmus (PN) – normaler (**a**) und pathologischer Befund (**b**). **a** PN ist nach Rechtsdrehung (1) und Linksdrehung (2) etwa gleich intensiv. 3 = Quantitative Analyse. **b** PN ist nach Rechtsdrehung erheblich intensiver als der nach Linksdrehung: deutliches Richtungsüberwiegen (DP) nach links.

le C). Sollen die Werte numerisch ausgedrückt werden, ist es am einfachsten und gilt es als am korrektesten, den Mittelwert der SCV-Werte der fünf schnellsten Nystagmusschläge zu bilden und daraus den Gain für beide Drehrichtungen zu berechnen. Aus den Werten für den Gain oder den numerischen Mittelwerten läßt sich die Reaktionssymmetrie bzw. -asymmetrie (Richtungsüberwiegen, DP) berechnen:

$$DP = 100\% \times [SCV_{Rechtsnystagmus} - SCV_{Linksnystagmus}] \div [SCV_{Rechtsnystagmus} + SCV_{Linksnystagmus}].$$

Ein positives Vorzeichen des Endergebnisses bedeutet das Überwiegen des Rechtsnystagmus, ein negatives das Überwiegen des Linksnystagmus.

Die Nystagmusintensität hängt aber auch bei Gesunden nicht nur vom vestibulären Reiz ab, sondern wird von anderen Faktoren mitbestimmt. Beispielsweise beeinflußt die Fixation imaginärer bewegter oder unbewegter Sehobjekte die Nystagmusintensität deutlich (Abb. 4.49b). Solche Zusammenhänge erklären, weshalb bereits ohne nachweisbare pathologische Veränderungen erhebliche Reaktionsschwankungen vorkommen.

So liegt *bei Gesunden*

- der Gain-Wert zwischen 0,9 (Wert theoretisch-physiologisch maximal 1,0) und 0,15,
- der Gipfel der Häufigkeitsverteilung zwischen 0,4 und 0,65 sowie
- das Richtungsüberwiegen bei maximal 25%.

Eine *Übererregbarkeit* liegt demnach sicher vor, wenn der PI in beiden Richtungen Nystagmusschläge aufweist, deren SCV größer ist als die Drehstuhlgeschwindigkeit zum Zeitpunkt der Bremsung (Gain beidseits über 1). Eine *Untererregbarkeit* ist anzunehmen, wenn im PI beider Richtungen keine Nystagmusschläge mit einer SCV von mindestens 15% der Drehstuhlgeschwindigkeit zum Zeitpunkt der Bremsung vorkommen (Gain beidseits unter 0,15).

Beim *Richtungsüberwiegen* besteht das Problem, daß die Werte eines Großteils der sicher pathologischen Fälle innerhalb des auch bei Gesunden zu findenden Bereiches liegen, so daß es sich noch weniger durch Zahlenangaben konkretisieren läßt als Über- oder Untererregbarkeiten. Als sicher pathologisch wird ein Richtungsüberwiegen angesehen, wenn der Intensitätsunterschied zwischen Rechts- und Linksnystagmus über 25% beträgt. Als nicht pathologisch ist ein Richtungsüberwiegen auch von weniger als 25% nur dann zu betrachten, wenn auszuschließen ist, daß dieses Richtungsüberwiegen in ursächlichem Zusammenhang mit den Beschwerden/Symptomen steht, wegen derer die Untersuchung veranlaßt wurde.

Drehpendel- oder Sinuspendeltest

Gegenüber dem Rampenreiz hat die Drehpendelprüfung im wesentlichen den Vorteil, daß zeitsparend mehrere Reizungen hintereinander durchgeführt werden können. Dadurch lassen sich die Reizsituationen besser kontrollieren, und die Untersuchung wird sehr viel unabhängiger von momentanen Reaktionsschwankungen. Die nicht spezifisch vestibulären Reaktionskomponenten sind besser erkennbar und eliminierbar.

Geeignete Reize sind Pendelungen von 0,1 Hz mit einer Amplitude von 90° und von 0,3 Hz mit 40° Amplitude. Pro Reizung sollten zwischen 5 und 10 Schwingungen gleicher Amplitude durchgeführt werden – Anlauf- und Abklingbewegungen des Stuhles werden dabei nicht berücksichtigt. Bei häufigeren Reizwiederholungen können Habituationsvorgänge zur Reduzierung der Antworten führen. Deshalb empfiehlt es sich bei unklaren Befunden oder Fragestellungen, die eine sehr genaue Analyse erfordern, die Reizungen mit einigen Minuten Pause mehrfach zu wiederholen.

Die Reaktion ist im Normalfall seitensymmetrisch, d.h. die Nystagmusintensität ist in beiden Reizrichtungen annähernd gleich (Abb. 4.**49a**). Wie beim Drehstoptest beeinflussen auch bei der Pendelprüfung nicht-vestibuläre Faktoren, besonders die Vorstellung optischer Muster, die Reaktion. Unter normalen Untersuchungsbedingungen, d.h. ohne willentliche Vorstellung von Sehobjekten und Ablenkung durch Lösen von Rechenaufgaben, werden Gain-Werte von 0,9 bis 0,1 gefunden, bei deutlicher Bevorzugung des Bereiches zwischen 0,4 und 0,65 (Abb. 4.**49b**). Auch bei den Drehpendelprüfungen ist wiederum auf die Bedeutung des Vigilanzniveaus hinzuweisen (Abb. 4.**49c**).

Für die meisten Fragestellungen reicht auch zur Beurteilung der Pendeldrehprüfung die Sichtauswertung (Abb. 4.**50**). Sobald es aber um die genauere Bewertung eines Richtungsüberwiegens geht, ist die *quantitative Auswertung* vorteilhaft. Parameter ist wiederum die SCV: Von fünf Halbwellen jeder Richtung werden die jeweils 3 schnellsten Nystagmusschläge aufgesucht, ihr SCV-Wert bestimmt, alle Werte einer Bewegungsrichtung gemittelt und nach der oben angebenen Formel für das Richtungsüberwiegen verrechnet. Bei Gesunden werden auf diese Weise Richtungsüberwiegen bis höchstens 15% gefunden. Gegenüber dem Drehstoptest läßt sich also der Übergang pathologisch/nichtpathologisch erheblich einengen, wie überhaupt Intensitätsunterschiede besser faßbar sind.

Interpretation der Befunde

Rampenreiz und Drehpendelprüfung sind in ihrer Aussage nicht grundsätzlich unterschiedlich, aber durchaus etwas verschieden gewichtet.

- Der Rampenreiz entspricht mit seiner Bremsphase einer Stoßbelastung für das System, die besonders geeignet ist, die *allgemeine Reaktionslage* darzustellen. Aussagen über Unter- und Unerregbarkeiten lassen sich daher mit dem Drehstop besser treffen als mit dem Pendeltest. Für die Übererregbarkeit gilt das noch uneingeschränkter.
- Ein Richtungsüberwiegen dagegen ist mit dem Rampenreiz nur orientierend zu erkennen und

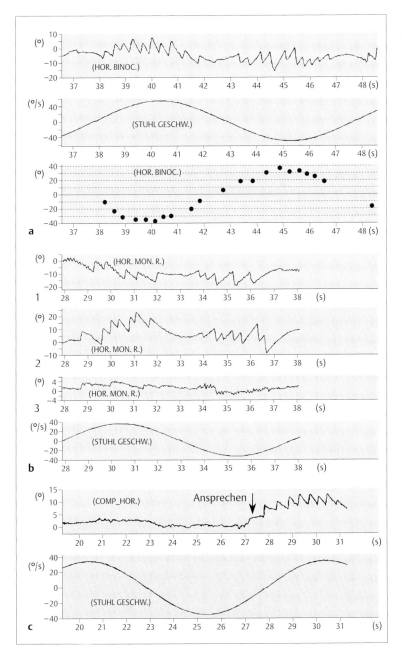

Abb. 4.**49** **a** Drehpendelprüfung – Normalbefund. Oben: Registrierung der Augenbewegungen; Mitte: Drehstuhlgeschwindigkeit; unten: SCV- Wert jedes einzelnen Nystagmusschlages. DP = 100 % × (36 – 34) ÷ (36 + 34) = 2,8 %.
b Beeinflussung des Drehnystagmus durch mentale Vorstellung visueller Muster (Augen geschlossen). 1 = Ohne mentale Vorstellung, Lösen einer Rechenaufgabe (VOR-Gain etwa 0,5); 2 = mentale Vorstellung eines der Drehstuhlbewegung gegenläufigen optischen Musters (VOR-Gain geringfügig <1); 3 = Vorstellung eines sich mit dem Drehstuhl bewegenden Musters (VOR-Gain um 0,15); unten: Drehstuhlgeschwindigkeit.
c Abhängigkeit des VOR von der Vigilanz.

mit der Pendelprüfung qualitativ und quantitativ besser feststellbar. Dies liegt zum einen daran, daß sich durch die mehrfachen Reizwiederholungen reproduzierbare Reaktionen von nicht reproduzierbaren gut unterscheiden lassen, zum zweiten daran, daß durch Mittelungen mehrerer Reaktionen die Fehler- und Variationsbreite deutlich eingeengt wird. Der besondere Vorteil der Drehpendelprüfung besteht somit darin, daß die *exaktere Erfassung von Intensitätsunterschieden* auch deren Veränderungen deutlicher erkennen läßt, wodurch Verläufe vestibulärer Störungen besser verfolgbar sind als mit dem Rampenreiz.

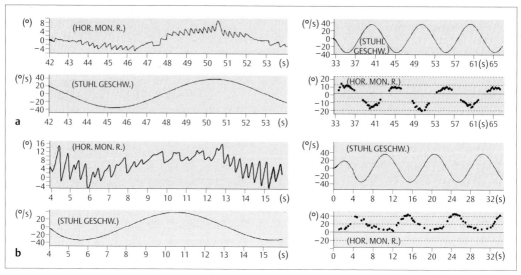

Abb. 4.**50** Drehpendelprüfungen – verschiedene Ausprägungen des Richtungsüberwiegens. **a** Patient 5 Monate nach akutem Vestibularisausfall links. Leichte DP nach rechts (DP = 100 % × (17 − 10) ÷ (17 + 10) = 26 %).

b Patient ca. 24 h nach akutem Vestibularisausfall rechts. Deutliche DP nach links (DP = 100 % × (0 − 41) ÷ (0 + 41) = − 100 %). Links: Originalregistrierungen; rechts: SCV.

Sofern es die Einrichtung zuläßt, kann es also sinnvoll sein, sowohl Rampenreiz als auch Drehpendelprüfung anzuwenden.

Das *Richtungsüberwiegen* zeigt eine zentrale Tonusdifferenz im vestibulären System an, wobei „zentral" in dem Sinn zu verstehen ist, daß selbstverständlich auch bei peripheren Läsionen/Reizungen zentrale Regelungsvorgänge für den Tonusabgleich und die Bevorzugung einer Nystagmusrichtung verantwortlich sind. Ein Richtungsüberwiegen kann also peripher oder zentral verursacht sein.

Eine periphere Ursache ist immer anzunehmen, wenn periphere Vestibularisschäden aus der Vorgeschichte bekannt sind oder sich anhand der kalorischen Prüfung direkt nachweisen lassen. Eine zentrale Ursache ist zu vermuten, wenn bei seitengleicher Kalorik sonstige zentral verursachte Okulomotorikschäden vorhanden sind. Finden sich keine solchen Hinweise, ist die Zuordnung unmöglich. Die seitengleiche Kalorik alleine beweist nicht die zentrale Ursache, weil sich nach peripherem Schaden und augenscheinlicher Erholung oft noch jahrelang Tonusschwankungen finden, teils mit Spontannystagmus, teils nur als Richtungsüberwiegen erkennbar. Aus dem Richtungsüberwiegen alleine lassen sich keinerlei seitenlokalisierende Rückschlüsse ziehen. Für periphere Ursachen muß dazu die kalorische Reaktion bekannt sein und für zentrale Ursachen seitenhinweisende sonstige okulomotorische Störungen.

Kalorische (thermische) Vestibularisprüfung

Die Sprachregelung ist uneinheitlich: teilweise wird von kalorischer Prüfung, kalorischer Reaktion usw. gesprochen, teilweise wird die Bezeichnung thermisch bevorzugt. Thermisch ist sprachlich korrekter, kalorisch aber auch im allgemeinen Schrifttum gebräuchlicher, die synonyme Verwendung beider Ausdrücke ist statthaft.

Eine auf einen Bogengang wirkende Temperaturänderung führt, bei entsprechender Bogengangsstellung, zu einer Endolymphbewegung, dadurch wird die Kupula abgelenkt und Nystagmus hervorgerufen, dessen Schlagebene in der Ebene des gereizten Bogenganges liegt. Bei der kalorischen Prüfung erreicht der über den Gehörgang zugeführte Temperaturgradient zuerst und überwiegend den am weitesten außen gelegenen Bogengang, also den horizontalen. Die bei Warm- und Kaltspülung jeweils entgegengesetzte Schlagrichtung erklärt sich durch die von der Spültemperatur bestimmte Richtung der Endolymphströmung, die entweder eine utrikulopetale oder eine utrikulofugale Kupulaauslenkung bewirkt

(Abb. 4.**51**). Diese Vorstellung geht auf Barany (1906) zurück, sie war über Jahrzehnte die Grundlage aller Überlegungen, die die klinischen und wissenschaftlichen Gesichtspunkte der kalorisch ausgelösten Vestibularisreaktion betreffen. Seitdem bekannt ist, daß auch unter Schwerelosigkeit (Raumfähre) kalorischer Nystagmus auftritt, wird über den Wirkmechanismus der kalorischen Reizung neu nachgedacht – bislang ohne überzeugendes Ergebnis. Bis eine brauchbare Alternative zu Baranys Theorie gefunden wird, ist es deshalb zulässig zu postulieren, daß unter den Schwerkraftverhältnissen auf der Erde eine thermisch verursachte Endolymphbewegung zur Entstehung des kalorischen Nystagmus zumindest beiträgt. Die bei der kalorischen Prüfung auf die Kupula einwirkende Endolymphströmung wird nicht durch eine Kopfbewegung verursacht. Der thermische Reiz ist deshalb inadäquat, einseitige Labyrinthreize und Reizformen wie bei der Kalorik kommen unter natürlichen Verhältnissen nicht vor, die Reize sind unphysiologisch. Die kalorische Prüfung bedient sich also inadäquater und unphysiologischer Bogengangreize.

Methode

Die bei aufrecht gehaltenem Kopf vorhandene Neigung des horizontalen Bogenganges von etwa 30° nach vorne-oben ist nicht die optimale Position für eine thermisch hervorgerufene Endolymphströmung. Deshalb wird die zu untersu-

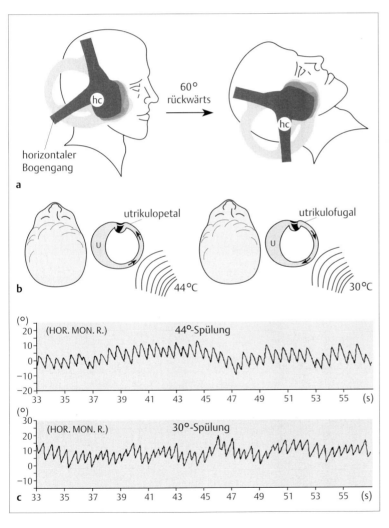

Abb. 4.**51** Kalorische Prüfung des rechten Labyrinthes.
a Rückwärtsneigung des Kopfes um etwa 60° bringt die horizontalen Bogengänge (hc) annähernd in die senkrechte Position.
b Spülung des rechten Gehörganges mit 44° warmem Wasser führt zu utrikulopetaler, Spülung mit 30°C „kaltem" Wasser zu utrikulofugaler Kupulaauslenkung.
c Entsprechend ist jeweils der Nystagmus gerichtet.

chende Person rückwärts mit etwa 30° angehobenem Kopf gelagert – die horizontalen Bogengänge werden dadurch in die ideale Senkrechtstellung gebracht (Abb. **4.51a**).

Vor der Untersuchung ist sicherzustellen, daß die Gehörgänge frei und die Trommelfelle geschlossen sind. Gespült wird mit 44 °C „warmem" und 30 °C „kaltem" Wasser. Die Spüldauer beträgt 30 s, und der Wasserstrom soll so reguliert sein, daß während dieser Zeit 50 – 100 ml fließen. Dies sind die allgemein angegeben und empfohlenen Werte, Modifikationen (etwa die Reduzierung der Spüldauer bei bekannt empfindlichen Personen) können aber notwendig sein und sind zulässig. Grundsätzlich ist nur wichtig, daß die *Spülungen beidseits auf identische Weise* erfolgen. Der Wasserstrahl ist gegen die hintere Gehörgangwand zu richten, das Trommelfell sollte nicht direkt getroffen werden. Dies ist ganz besonders bei Trommelfellnarben zu beachten. Das aus dem Gehörgang ablaufende Wasser wird in einer unter dem Ohr aufgestellten Nierenschale aufgefangen. Falsch plazierte Spülungen sind die Hauptfehlerquelle bei der Untersuchung.

Bei *Trommelfellperforationen* oder *Radikalhöhlen* soll nicht mit Wasser gespült werden. In diesen Fällen ist eine *Luftkalorisation* möglich, wobei jedoch zu beachten ist, daß bei feuchten Perforationen oder feuchten Radikalhöhlen auch die Warmluft durch Entwicklung von Verdunstungskälte zu einem Kaltreiz mit entsprechender Nystagmusrichtung führen kann. Wohl wegen der einfacheren Handhabung wird häufig der Luftkalorisation überhaupt der Vorzug gegenüber der Wasserspülung gegeben. Dazu ist zu bemerken, daß die Wirkung beider Reizmethoden selbstverständlich prinzipiell identisch ist, daß aber der Übergang der Wärmeenergie von Luft auf ein festes Medium weniger gut kontrollierbar ist als der von Wasser. Aus diesem Grunde sollte die Luftkalorisation auf diejenigen Fälle beschränkt bleiben, bei denen sich eine Wasserspülung verbietet.

Die kalorische Prüfung wird manchmal als unangenehm empfunden, die Kalt- mehr als die Warmspülung. Damit auch im Fall eines Abbruches zumindest eine vollständige Spülung beider Ohren vorliegt, wird empfohlen, mit der Warmspülung zu beginnen.

Falls kein Spontannystagmus vorhanden ist, kann beliebig rechts oder links begonnen werden; die *Reihenfolge der Spülungen* lautet dann: Rechts 44° – Links 44° – Links 30° – Rechts 30° bzw. Links 44° – Rechts 44° – Rechts 30° – Links 30°.

Man spült also immer so, daß jeweils ein entgegengesetzter Nystagmus entsteht. Ist Spontannystagmus vorhanden, wird mit der Spülung begonnen, die eine Richtungsumkehr bewirkt, also Warmspülung links bei spontanem Rechtsnystagmus und umgekehrt.

Weil es mehrere Minuten dauert, bis erstens der thermische Einfluß am Labyrinth selbst und zweitens die durch den langen Reiz bewirkten zentralvestibulären Tonusveränderungen abgeklungen sind, ist eine *längere Pause zwischen den einzelnen Spülungen* notwendig. Für Fragestellungen, die eine genauere Analyse erfordern, ist eine Pause von etwa 8 min zwischen dem Ende der Reaktion (letzte rasche Phase) und der nächsten Spülung ratsam, bei mehr orientierenden Untersuchungen kann die Pause kürzer sein, 5 min sollten aber nicht unterschritten werden.

Die Empfehlungen, wann bei ENG-Ableitung mit der Registrierung begonnen werden soll, sind nicht einheitlich. Am sinnvollsten ist es, die Registrierung gleichzeitig mit der Spülung zu starten. So wird der Reaktionsbeginn auf jeden Fall erfaßt.

Kurz nach dem Reaktionsmaximum, also etwa um die 80. Sekunde nach Spülbeginn, wird für 10 – 15 s die optische Fixationshemmung des kalorischen Nystagmus geprüft, dazu wird entweder (bei Ableitung in Dunkelheit) ein Lämpchen zur Fixation geboten, oder es wird zur Augenöffnung und Fixation eines Sehzieles aufgefordert.

Auswertung und Beurteilung

Die Spülungen rufen Nystagmus folgender Richtungen hervor:

Warmspülung rechts – Rechtsnystagmus, Warmspülung links – Linksnystagmus; Kaltspülung links – Rechtsnystagmus, Kaltspülung rechts – Linksnystagmus.

Beurteilungsmaßstab sind die Intensitäten der durch die einzelnen Spülungen ausgelösten Reaktionen. Die Reaktion des einzelnen Labyrinthes auf Warm- und Kaltspülung ist auch im Normalfall nicht ganz gleich – der Warmreiz ruft im allgemeinen eine etwas stärkere Antwort hervor als der Kaltreiz. Die Reaktion beider Labyrinthe auf Warm- und Kaltspülung ist im Idealfall seitengleich und richtungssymmetrisch:

- Seitengleich heißt, daß die Summe der Reaktionen auf Warm- und Kaltreiz des einen Labyrinthes gleich der des anderen ist.
- Richtungssymmetrisch bedeutet, daß der Rechtsnystagmus, der durch Warmreiz des

rechten und Kaltreiz des linken Labyrinthes entsteht, die gleiche Intensität besitzt wie der Linksnystagmus, der durch die umgekehrte Reizung hervorgerufen wird.

Abweichungen von der Seitengleichheit werden *Seitendifferenzen* *(SD) genannt, Abweichungen von der Richtungssymmetrie Richtungsüberwiegen (DP).

Bei der Bewertung der kalorischen Prüfung wird berücksichtigt, ob derartige Seitendifferenzen oder Richtungsüberwiegen vorliegen und welches Ausmaß sie gegebenenfalls haben. Weiter geht in die Betrachtung ein, wie die Reaktion insgesamt ausfällt, ob also eine allgemeine Erregbarkeitsminderung oder -steigerung vorliegt.

Wie bei fast allen elektronystagmographisch registrierten Untersuchungen gilt auch für die kalorische Prüfung, daß für klinische Fragestellungen in der Mehrzahl der Fälle die *sorgfältige Sichtauswertung* eine genügend sichere Beurteilung der Verhältnisse erlaubt. Im Normalfall findet sich bei allen vier Spülungen eine kräftige Reaktion, die um die 70. bis 80. Sekunde nach Spülbeginn das Maximum erreicht und anschließend allmählich abklingt.

Der Rechtsnystagmus nach Warmspülung rechts und der Linksnystagmus nach Warmspülung links sind etwa gleich intensiv, und beide sind etwas stärker als die nach Kaltspülung auftretenden Reaktionen, die untereinander aber ebenfalls ungefähr gleich kräftig sind (Abb. 4.**52**).

Ein *Richtungsüberwiegen* ist daran zu erkennen, daß der Nystagmus der einen Schlagrichtung (Rechtsnystagmus bei Warmspülung rechts und Kaltspülung links) eindeutig kräftiger oder schwächer ist als derjenige entgegengesetzter Schlagrichtung (Linksnystagmus bei links warm und rechts kalt).

Die *Seitendifferenz* fällt als deutlich auszumachender Intensitätsunterschied in den Reaktionen auf Warm- und Kaltspülung des rechten gegenüber denen des linken Ohres auf (Abb. 4.**53**). Wichtig ist, daß diese Merkmale gut erkennbar in Erscheinung treten. Nur in solchen Fällen sind sie als klinisch relevant zu betrachten. Die allgemein (beidseits) pathologisch herabgesetzte Erregbarkeit ist wegen der großen Intensitätstoleranzen kalorischer Reaktionen schwer auszumachen. Als sicher pathologisch ist einzustufen, wenn alle Spülungen entweder gar keine oder allenfalls gerade eben erkennbare Reaktionen hervorrufen. Ansonsten sind die Übergänge außerordentlich fließend, feste Kriterien gibt es nicht. Übererregbarkeit ist in der kalorischen Prüfung noch schlechter erkennbar als Untererregbarkeit; sehr heftige Reaktionen verbunden mit starkem subjektiven Schwindelgefühl legen zwar den Verdacht auf Übererregbarkeit nahe, jedoch ist eine solche für die Drehprüfungen eindeutiger definiert und deshalb dort auch besser nachzuweisen.

Ergibt die Sichtauswertung kein eindeutiges Bild oder ist aus anderen Gründen eine nähere Analyse erforderlich, so wertet man die Reaktionen quantitativ aus. Als Parameter kommt heute nur die Geschwindigkeit der langsamen Phasen in Betracht.

Eine Möglichkeit besteht darin, die SCV-Werte aller Nystagmusschläge zu ermitteln und über der Zeit aufzutragen. Durch Zusammenfassen dieser Verlaufskurven aller Spülungen in einem 4-Quadranten-Feld entsteht ein anschauliches, mit einem Blick beurteilbares Bild der Reaktionen (Abb. 4.**52b**, 4.**53b**).

Alternativ sucht man im Reaktionsmaximum (zwischen 60. und 80. Sekunden nach Spülbeginn) die etwa zehn schnellsten Schläge auf, bestimmt ihre jeweiligen SCV-Werte, bildet den Mittelwert und verrechnet die Werte aller vier Spülungen nach folgenden Formeln:

Richtungsüberwiegen:
$$DP = 100\% \times (SCV_{Rechtsnystagmus} - SCV_{Linksnystagmus}) \div (SCV_{Rechtsnystagmus} + SCV_{Linksnystagmus})$$

Seitendifferenz:
$$SD = 100\% \times (SCV_{rechtes\ Labyrinth} - SCV_{linkes\ Labyrinth}) \div (SCV_{rechtes\ Labyrinth} + SCV_{linkes\ Labyrinth})$$

Ein positives Vorzeichen im Ergebnis gibt ein Richtungsüberwiegen nach rechts bzw. eine Seitendifferenz zugunsten des rechten Labyrinthes an und umgekehrt.

Als Obergrenze der Reaktionsunterschiede bei Gesunden für die Seitendifferenz zwischen linkem und rechtem Labyrinth gilt ein Wert von 20%, für das Richtungsüberwiegen zwischen Links- und Rechtsnystagmus ein Wert von 25%.

Ein Großteil der sicher pathologischen Fälle liegt ebenfalls innerhalb dieser Werte. Sie werden deshalb nicht als Kriterium pathologisch/nichtpathologisch angesehen, sondern geben lediglich den Bereich an, außerhalb dessen auf jeden Fall und innerhalb dessen nicht unbedingt eine pathologische Reaktion anzunehmen ist. Seitendifferenz und Richtungsüberwiegen sind kenntlich an Intensitätsunterschieden zwischen linkem und

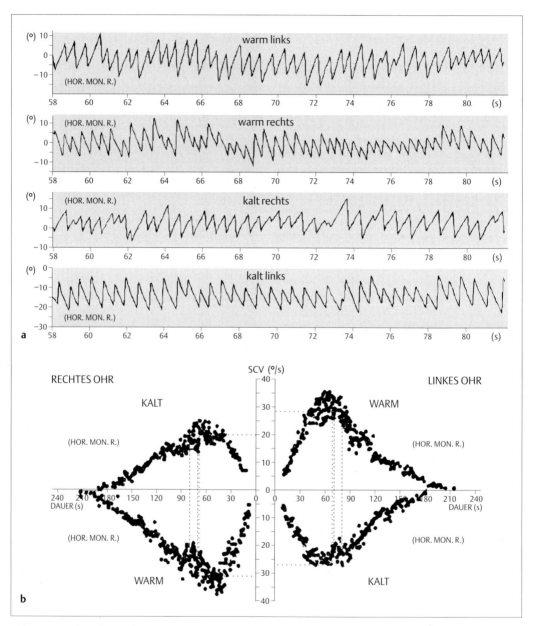

Abb. 4.52 Kalorische Prüfung – normale Reaktion. a Abschnitte aus der Originalregistrierung. b Zusammenfassung der Reaktionskurven jeder Reizung im 4-Quadranten-Diagramm. Warmreize rechts bzw. links haben etwas stärkere Wirkung als Kaltreize.

rechtem Labyrinth bzw. Links- und Rechtsnystagmus; auf die absolute Reaktionsstärke kommt es nicht an.

Bei der *Feststellung allgemeiner (beidseitiger) Unter- und Übererregbarkeiten* sind dagegen Absolutwerte zugrundezulegen. Bei Gesunden werden für die SCV der schnellsten Nystagmusschläge Werte von 100–9°/s gefunden, der Häufigkeitsgipfel liegt zwischen 20 und 40°/s. Eine sicher pathologische beidseitige Untererregbarkeit ist da-

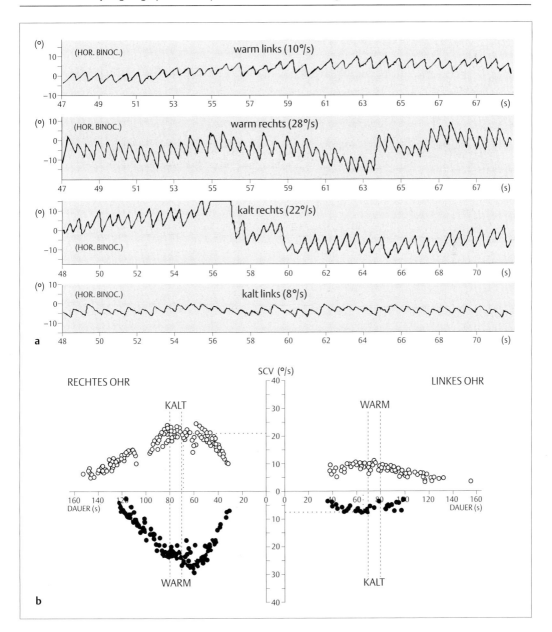

Abb. 4.53 Kalorische Prüfung – Seitendifferenz. a Originalregistrierung. b Die 4-Quadranten-Darstellung zeigt eine deutliche Mindererregbarkeit des linken Labyrinthes. Akustikusneurinom links. Seitendifferenz SD = 100 % × (50 – 18) ÷ (50 + 18) = 47 %; DP = 100 % × (36 – 32) ÷ (36 + 32) = 5,8 %.

her nur anzunehmen, wenn sich in keiner der vier Reaktionen Nystagmusschläge mit einer Geschwindigkeit von mindestens 9°/s finden, und eine beidseitige Übererregbarkeit liegt demzufolge vor, wenn alle Reaktionen Nystagmusschläge mit einem SCV-Wert von über 100°/s aufweisen.

Die *Beurteilung der visuellen Fixationssuppression* richtet sich nach der Intensität des zu supprimierenden Nystagmus. Von okulomotorisch Gesunden kann Nystagmus mit einem SCV-Wert bis 35°/s vollständig unterdrückt werden, einer mit einem Wert von 60°/s mindestens um 70 %.

Zu beachten ist noch, daß Seitendifferenz bei der Kalorik einen anderen Sachverhalt bezeichnet als bei der Optokinetik, bei der mit SD die Asymmetrie der Nystagmusrichtungen gemeint ist.

Interpretation der Befunde

Eine *Seitendifferenz ist immer peripher bedingt*, sie kann durch eine Erregbarkeitsminderung der einen oder durch eine Erregbarkeitssteigerung der anderen Seite verursacht sein. Die Erregbarkeitsminderung ist die bei weitem häufigere Möglichkeit. Ihr Ausmaß reicht von einer gerade eben erkennbaren Seitendifferenz bis zur vollständigen Unerregbarkeit. Eine Erregbarkeitssteigerung wird durch labyrinthäre Reizzustände hervorgerufen. Von einer Übererregbarkeit des Labyrinthes soll in solchen Fällen nicht gesprochen werden, weil dieser Ausdruck zentralen Störungen vorbehalten ist. Die Unterscheidung zwischen verminderter Erregbarkeit der einen Seite und gesteigerter der anderen ist in der Regel einfach, weil bei einer Labyrinthreizung die begleitenden Umstände fast immer auf das betroffene Ohr hinweisen.

Eine *beidseitige Erregbarkeitsminderung* kann vestibulär oder nicht-vestibulär bedingt sein. Zu den nicht-vestibulären bzw. nicht spezifisch-vestibulären Ursachen sind die zu zählen, die durch den Allgemeinzustand bedingt sind, also mangelnde Aufmerksamkeit, Müdigkeit, pharmakologische Einflüsse wie Sedativa, Barbiturate, Antivertiginosa, Alkohol. Nach Ausschluß einer solchen Beeinflussung ist eine vestibuläre Ursache anzunehmen, die entweder zentral-vestibulären Ursprunges ist oder auf einer beidseitigen peripheren Schädigung beruht. Beidseitige zentralvestibulär bedingte Erregbarkeitsminderungen sind nur denkbar in Zusammenhang mit anderen okulomotorischen Störungen, insbesondere der Optokinetik. Deshalb ist bei einer beidseitigen Untererregbarkeit ohne Hinweis auf eine sonstige Okulomotorikstörung von einem peripheren Schaden auszugehen.

Ein *Richtungsüberwiegen*, d. h. die Bevorzugung des Rechts- oder des Linksnystagmus, zeigt eine zentrale Tonusdifferenz im vestibulären System an und kann peripher oder zentral bedingt sein. Eine gleichzeitig vorhandene Seitendifferenz beweist praktisch die periphere Ursache, eine seitengleiche Erregbarkeit schließt sie nicht aus. Bei den meisten peripheren Vestibularisschäden, vor allem den akut aufgetretenen, findet sich neben der Seitendifferenz auch ein Richtungsüberwiegen, und zwar wird der Nystagmus bevorzugt, dessen Richtung mit der des spontanen übereinstimmt. Im akuten Stadium geht also das Richtungsüberwiegen mit dem Ausfallnystagmus, im Erholungsstadium entgegengesetzt mit dem Erholungsnystagmus. Auch nach vollständiger Erholung des ehedem ausgefallenen Labyrinthes können die durch den Labyrinthausfall hervorgerufenen und in der Erholungsphase wegen der ständigen Nachregelung des Systems nicht ausgeglichenen zentralen Tonusschwankungen noch längere Zeit nachwirken, so daß in solchen Fällen auch bei seitengleicher kalorischer Erregbarkeit ein Richtungsüberwiegen vorliegt. Dieses beruht auf einem zentralen Ungleichgewicht, ist ursächlich aber durch einen peripheren Schaden entstanden.

Der Verdacht auf ein zentral bedingtes Richtungsüberwiegen sollte immer dann geäußert werden, wenn die Labyrinthe kalorisch seitengleich reagieren und sich anamnestisch keine Hinweise auf frühere periphere Vestibularisschäden finden, sowie selbstverständlich dann, wenn andere Anzeichen für zentrale Störungen vorliegen.

Die *fehlende oder unzureichende Fixationssuppression* ist immer Anzeichen einer zentralen Störung. Wie bei der Übererregbarkeit handelt es sich um Kleinhirnschäden (Flokkulus) oder diffuse Hirnstammschäden.

Folgerungen aus den vestibulären Prüfungen

Der Nachweis einer seitenunterschiedlichen Reaktion der Labyrinthe und damit die sichere Feststellung einer peripheren Vestibularisstörung ist nur mit der kalorischen Prüfung möglich. Deshalb und weil auch die anderen Fragestellungen, also die nach Richtungsüberwiegen, Unter- und Übererregbarkeiten, sich zumindest grob-qualitativ mit der Kalorik beantworten lassen, ist sie letztendlich wichtiger als die rotatorischen Tests, und gegebenenfalls ist die Drehprüfungen eher verzichtbar als die kalorische Prüfung.

Andererseits sind bei den Drehprüfungen, besonders den Pendeldrehprüfungen, die Reize sehr viel genauer definier- und applizierbar, so daß die Reiz-Reaktions-Beziehungen besser erfaßt werden können. Dadurch läßt sich ein Richtungsüberwiegen eindeutiger feststellen.

Farbtafel I

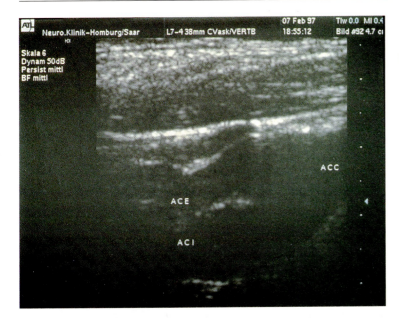

Abb. 4.55 Normale Karotisbifurkation mit medialem Abgang der A. carotis interna (ACI). ACC = A. carotis communis, ACE = A. carotis externa.

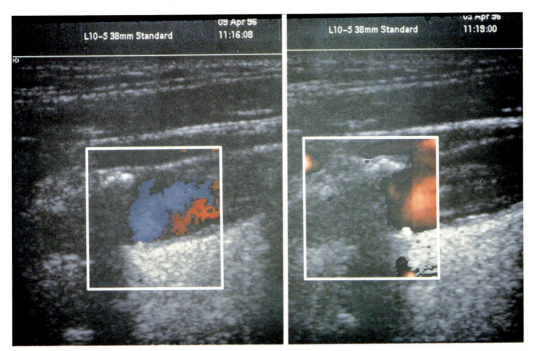

Abb. 4.56 Verschluß der A. carotis interna: Das Restlumen der A. carotis interna ist mit einer homogenen echoreichen Masse ausgefüllt. Der Schallschatten ist Folge eines kalkhaltigen Plaqueanteiles in Höhe des Verschlusses. Im Farbmodus (links) ist der charakteristische Farbumschlag im Gefäßstumpf zu erkennen (blau: orthograd von der Sonde weg; rot: retrograd auf die Sonde zu). Im Powermodus (rechts) fehlt diese für die Verschlußdiagnostik wichtige Information.

Farbtafel II

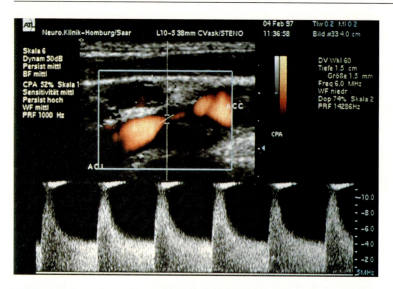

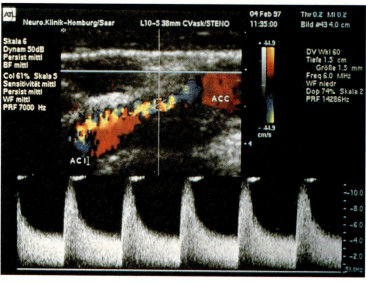

Abb. 4.57 a Längsschnitt einer hochgradigen Stenose der A. carotis interna (ACI) mit einer Shiftfrequenz von 11 kHz (oben Powermodus, unten Farbmodus). Der Plaque ist homogen echoarm, seine Oberfläche glatt.

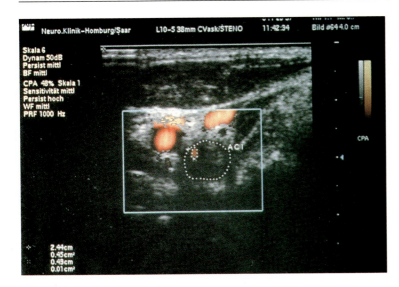
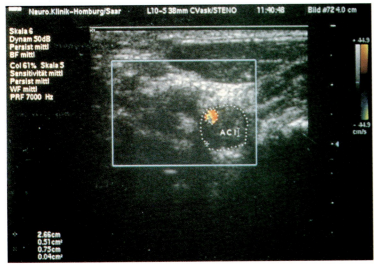

Abb. 4.57b Gleiche Stenose im Querschnitt (oben Powermodus, unten Farbmodus). Die Flächenbestimmungen der A. carotis interna und des Restlumens (gepunktete Linien) ergeben einen lokalen Stenosegrad von über 90 % (Quadratzentimeterangaben im linken unteren Eck). ACI = A. carotis interna.

Farbtafel IV

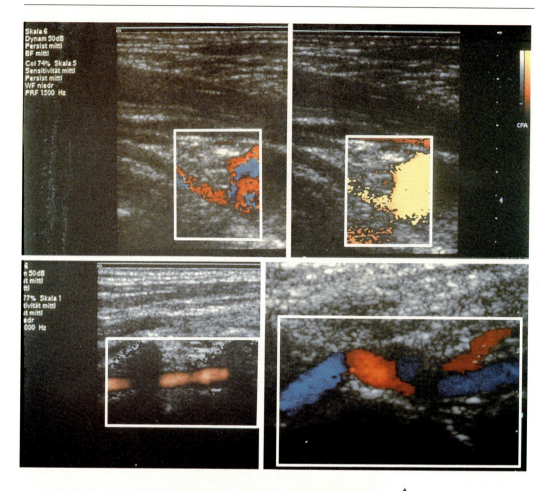

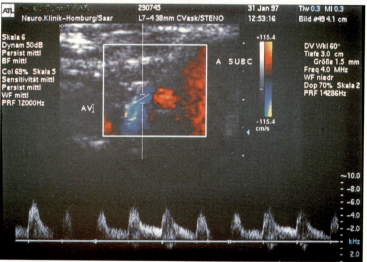

Abb. 4.59 Stenose der A. vertebralis (AV) etwas distal ihres Abganges aus der A. subclavia (A SUBC).

▲
Abb. 4.58 Normale A. vertebralis: Im oberen Teil der Abbildung ist der Abgang der A. vertebralis mit der „Pfeifenkopfkonfiguration" im Farbmodus (links) und im Powermodus (rechts) dargestellt. Unten links: Verlauf der A. vertebralis (Powermodus) zwischen den Processus transversarii, die durch ihre Schallschatten zu identifizieren sind. Unten rechts: A. vertebralis am Atlasbogen (im Farbmodus); der letzte Abschnitt der A. vertebralis im interforaminären Verlauf ist blau kodiert (Fließrichtung von der Sonde weg). Im proximalen Teil der Atlasschlinge ist die Fließrichtung auf die Sonde zu gerichtet (rote Farbe), um nach dem Scheitelpunkt mit Fließrichtung von der Sonde weg (nach intrakraniell) wieder blau kodiert zu werden.

Eine vestibuläre Übererregbarkeit ist am zuverlässigsten anhand der Nacheffekte bei Drehstop zu sehen. Eine beidseits fehlende Reaktion auf die kalorische Reizung schließlich ist wegen des sehr niederfrequenten Reizes und der Frequenzabhängigkeit des VOR für einen vollständigen Vestibularisausfall längst nicht beweisend. Dieser Schluß darf nur gezogen werden, wenn weder durch kalorische noch durch rotatorische Reize eine Reaktion zu erhalten ist. Drehprüfungen und kalorische Prüfung sind also keine konkurrierenden, sondern weitgehend komplementäre Verfahren: Ihre gemeinsame Anwendung und gegenseitige Berücksichtigung erlaubt eine sehr viel bessere Beurteilung der vestibulären Funktion als ihr alternativer Gebrauch. Anhand der kalorischen und rotatorischen Prüfungen gemeinsam kann vor allem der Verlauf peripherer Störungen verfolgt werden:

Eine peripher-vestibuläre Schädigung kann mehrere Verläufe nehmen:

- Das Labyrinth erholt sich vollständig, der Erholungsvorgang folgt dem Ausfall unmittelbar.
- Das Labyrinth bleibt geschädigt, der Ausfall wird zentral kompensiert.
- Die Erholung setzt verzögert nach einer Kompensationsphase ein.
- Das Labyrinth erholt sich nur teilweise, die verbleibende Funktionsstörung wird zentral kompensiert. Dies ist der häufigste Fall.

Eine einseitige kalorische Mindererregbarkeit mit vestibulärem Richtungsüberwiegen in den Drehprüfungen beweist einen nicht kompensierten peripheren Vestibularisschaden. Eine einseitige kalorische Mindererregbarkeit ohne Richtungsüberwiegen in den Drehprüfungen zeigt die vollständige Kompensation eines bleibenden peripheren Schadens an, und die seitengleiche Erregbarkeit ohne erkennbares Richtungsüberwiegen in den Drehprüfungen bei vormals verminderter inseitiger kalorischer Erregbarkeit beweist die vollständige Erholung des vordem geschädigten Labyrinthes.

Aus der Literatur ist nicht klar ersichtlich, wie ein vorhandener Spontannystagmus bei der Beurteilung eines Richtungsüberwiegens zu berücksichtigen ist. Zwar ist es in den allermeisten Fällen so, daß ein vestibuläres Richtungsüberwiegen in den Drehprüfungen und der Kalorik in die Richtung eines vorhandenen SPN geht. Der genaue Zusammenhang zwischen SPN und vestibulärer Reaktion ist aber nicht bekannt. Sicher ist nur, daß eine quantitative Verrechnung des SPN mit dem durch Rotation oder Kalorik ausgelösten Nystagmus nicht zulässig ist. Es geht also bei der Berücksichtigung des SPN nur darum, ob er sich in das Gesamtbild der Befunde einfügt.

Mit der Entwicklung neuer Techniken wie der Videonystagmographie wird sich die diagnostische Aussage der Augenbewegungsregistrierungen weiter verbessern. Das gilt besonders hinsichtlich der Analyse von Augenbewegungsformen, die wiederum genauere Rückschlüsse auf die betroffenen Strukturen, vor allem der Peripherie, zulassen.

4.5 Posturographie

4.5.1 Statische Posturographie

Die statische Posturographie beruht auf den bereits in Abschnitt 3.5.2 besprochenen vestibulospinalen Tests nach Romberg und Unterberger. Im wesentlichen handelt es sich also um Methoden, die genannten Tests zu dokumentieren. Hierzu kommen Meßplattformen zum Einsatz, die Körperschwankungen durch Verlagerung der Gewichtsverteilung registrieren und über die Zeit aufzeichnen (z. B. Luzerner Meßplatte). Eine weitere Methode der Registrierung ist die *Kraniokorpographie*. Ihr Prinzip ist die photographische Aufzeichnung der Bewegungen eines Patienten in Form einer Leuchtspur, die durch an Kopf und Schultern des Patienten befestigte Glühlämpchen hervorgerufen wird.

Die Verfahren der statischen Posturographie erlauben bei Patienten mit vestibulären Störungen, die Entwicklung der Erkrankung im zeitlichen Verlauf anhand der im Romberg- und Unterberger-Test erzielten Ergebnisse zu dokumentieren. Die differentialdiagnostische Bedeutung hinsichtlich Topodiagnostik oder Ätiologie einer vorliegenden Erkrankung geht nicht über diejenige der in Abschnitt 3.5.2 beschriebenen Durchführung der beiden Tests ohne graphische Dokumentation der Ergebnisse hinaus.

4.5.2 Dynamische Posturographie

Die dynamische Posturographie ist eine Ergänzung zu den anderen klinischen und apparativen Untersuchungen zur Erkennung von Störungen der Gleichgewichtsfunktion. Sie liefert zusätzliche und andere Informationen über das Gleichgewichtssystem, als sie durch die klinische Untersuchung oder Nystagmographie erbracht werden können. Die dynamische Posturographie ersetzt keine der genannten Untersuchungen und gibt normalerweise auch keine direkten Hinweise auf eine spezifische Krankheitsätiologie. Sie kann in bestimmten Fällen pathologische Ergebnisse zeigen, wenn alle anderen Untersuchungen ohne krankhaften Befund sind. Somit vermag sie eine sonst nicht faßbare Gleichgewichtsstörung zu objektivieren. Ihre Ergebnisse dienen der funktionellen Zuordnung einer Läsion im gesamten Gleichgewichtssystem und können als Grundlage vor allem für physiotherapeutische Maßnahmen zu Rate gezogen werden.

Eine normale Gleichgewichtsfunktion setzt richtige Eingangsinformationen aus dem vestibulären, dem visuellen und den sensorischen Systemen voraus. Weiterhin ist die intakte Integration im zentralen Nervensystem und schließlich ein funktionierender muskuloskelettaler Apparat Voraussetzung für die fehlerfreie Funktion des ganzen Systems.

Die dynamische Posturographie wird ebenfalls auf einer Plattform durchgeführt, die Körperschwankungen registriert. Zusätzlich ist die Plattform in Vorwärts- und Rückwärtsrichtung beweglich und läßt sich nach vorne und hinten kippen. Weiterhin gehört zum System ein beweglicher Horizont. Durch die Veränderung der Versuchsbedingungen und ihre verschiedenen Kombinationen können die verschiedenen sensorischen Systeme unterschiedlich beeinflußt werden. Dabei sind die Versuchsbedingungen so zu kontrollieren, daß während des Versuchs die Anforderungen an das gesamte Gleichgewichtssytem und die verschiedenen beteiligten sensorischen Systeme zunehmen. Die Analyse der Ergebnisse erlaubt eine Zuordnung der vorliegenden Störung mehr zum visuellen System, zum somatosensorischen System oder zum vestibulären System.

Prinzipiell sind zwei Testfolgen durchführbar:

– der sensorische Organisationstest (Sensory Organisation Test, SOT) und
– der Bewegungskoordinationstest (Movement Coordination Test, MCT).

Sensorischer Organisationstest

Beim SOT wird die Gleichgewichtsfunktion unter sechs verschiedenen Versuchsbedingungen getestet, bei denen visuelle, vestibuläre und somatosensorische Informationen unter verschiedenen Bedingungen angeboten werden (Abb. 4.**54**):

– Versuchsbedingung 1: Der Patient steht wie beim Romberg-Versuch mit offenen Augen, statischem visuellem Umfeld und statischer Plattform da, während die Schwankungen registriert werden. Es sind ihm also alle Informationen des visuellen, des somatosensorischen und des vestibulären Systems unverfälscht zugänglich.
– Versuchsbedingung 2: Nun wird der Romberg-Test mit geschlossenen Augen durchgeführt, so

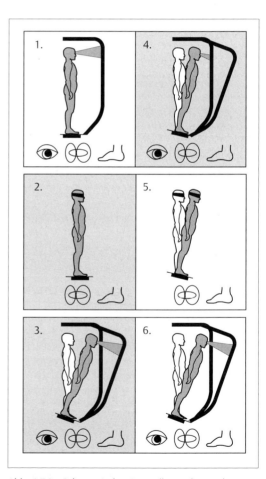

Abb. 4.**54** Schematische Darstellung der sechs Versuchsbedingungen des sensorischen Organisationstestes (SOT).

daß dem Patienten die visuellen Informationen fehlen.
- Versuchsbedingung 3: Der Patient steht auf der unbewegten Plattform mit offenen Augen. Diesmal bewegt sich das visuelle Umfeld in Form des künstlichen Horizontes, so daß dem Patienten vom visuellen System eine nicht vorhandene Bewegung vorgetäuscht wird.
- Versuchsbedingung 4: Der Patient steht mit offenen Augen bei nicht bewegtem visuellen Umfeld, aber bewegter Plattform. In diesem Fall erhält er widersprüchliche Informationen vom somatosensorischen System im Vergleich zur visuellen Information und Gleichgewichtsinformation.
- Versuchsbedingung 5: Der Patient steht mit geschlossen Augen auf der sich bewegenden Plattform. Die Information des visuellen Systems fällt im Vergleich zu Versuchsbedingung 4 weg, so daß er ganz auf die Informationen des Gleichgewichtsorgans angewiesen ist.
- Versuchsbedingung 6: Nun bewegen sich visuelles Umfeld und Plattform. Der Patient hat die Augen geöffnet. Er bekommt also nicht-kongruente Informationen aus dem somatosensorischen und dem visuellen System und ist wieder im wesentlichen auf das Gleichgewichtssystem angewiesen.

Für die verschiedenen Versuchsbedingungen werden altersspezifische Normalwerte mit den Ergebnissen des Patienten verglichen und in einem Diagramm aufgezeichnet. In einem weiteren Schritt wird eine „sensorische Analyse" der Testergebnisse durchgeführt (Tabelle 4.14). Dies erleichtert die Zuordnung der Störung.

Bewegungskoordinationstest

Beim Movement Coordination Test (MCT) werden – hauptsächlich durch propriozeptive Stimulationen – schnelle unbewußte Reaktionen (*Ausgleichsbewegungen*) auf plötzliche Bewegung der Plattform getriggert. Vestibuläre und visuelle Informationen haben hier höchstens modulierende Wirkung. Die Amplituden und Muster solcher

Tabelle 4.14 Analyse des sensorischen Organisationstests

Quotient der Testbedingungen X/Y	Testbedingungen	Frage / Bedeutung schlechter Werte
2 / 1 Somatosensorische Informationen	1 Stehen, Augen offen 2 Stehen, Augen geschlossen	– Nehmen die Schwankungen zu, wenn visuelle Informationen fehlen? – Vom somatosensorischen System wird wenig Gebrauch gemacht oder somatosensorische Informationen sind nicht richtig.
4 / 1 Visuelle Informationen	1 Stehen, Augen offen 4 Stehen bei bewegter Plattform, Augen offen	– Nehmen die Schwankungen zu, wenn somatosensorische Informationen nicht richtig sind? – Vom visuellen System wird wenig Gebrauch gemacht oder visuelle Informationen sind nicht richtig.
5 / 1 Vestibuläre Informationen	1 Stehen, Augen offen 5 Stehen bei bewegter Plattform, Augen geschlossen	– Nehmen Schwankungen zu, wenn somatosensorische Informationen nicht richtig sind und visuelle Informationen fehlen? – Vom vestibulären System wird wenig Gebrauch gemacht oder vestibuläre Informationen sind nicht richtig.
3 + 6 / 2 + 5 Visuelle Präferenz	3 Stehen bei bewegtem, künstlichen Horizont, Augen offen 6 Stehen bei bewegter Plattform, Augen offen bei bewegtem, künstlichen Horizont 2 Stehen, Augen geschlossen 5 Stehen bei bewegter Plattform, Augen geschlossen	– Führen nicht richtige visuelle Informationen zu mehr Schwankungen als ausgeschaltete visuelle Informationen? – Der Patient verläßt sich sehr auf visuelle Informationen, auch wenn diese nicht richtig sind.

muskulärer Ausgleichsbewegungen sind jedoch abhängig von den Testanforderungen und von im Test selbst gemachter Erfahrung. Automatische Ausgleichsbewegungen haben lange Latenzzeiten und werden durch Bahnen vermittelt, die das periphere sensorische System, die peripheren efferenten und afferenten Nerven, das Rückenmark und die motorischen Zentren des Hirnstammes und der Hirnrinde umfassen. Verlängerte Latenzen dieser Reaktionen können Anzeichen peripherer Neuropathien, muskuloskelettaler oder ZNS-Erkrankungen sein. Bei Erkrankungen des peripher- und/oder zentral-vestibulären Systems werden sie hingegen nicht beobachtet.

Im *Adaptationstest* wird die Fähigkeit eines Patienten getestet, eine unerwartete Änderung der Orientierung der Trittfläche auszugleichen und bei wiederholter gleichartiger Anforderung eine Lernkurve zu erreichen. Die Information gibt Auskunft über die Fähigkeit, auf unebenen Fläche zu gehen. Nicht normale Untersuchungsergebnisse treten bei einem breiten Spektrum vestibulärer und zentralnervöser Störungen auf.

Mehrere Autoren (Nashner et al. 1982, 1990; Diener et al. 1985; Voorhees 1989; Masazuku et al. 1993; Di Fabio 1996) heben hervor, daß die dynamische Posturographie eine Ergänzung der vestibulären Testbatterie ist. Im funktionellen System der Gleichgewichtsfunktionen lassen sich verschiedene Typen einer Gleichgewichtsfehlfunktion festlegen, ohne daß jedoch bestimmte Ätiologien, Diagnosen oder Krankheiten festgelegt werden können. Der klinische Einsatz der Posturographie ist vor allem bei *Patienten mit chronischen Symptomen von Gleichgewichtsstörungen und Unsicherheitsgefühlen* indiziert. Die Ergebnisse lassen eine *Zuordnung der Pathologie zu bestimmten Funktionseinheiten* zu, ohne jedoch eine genaue topodiagnostische Aussage zu ermöglichen.

Bestimmte Befundkonstellationen sind mit vestibulären Erkrankungen vereinbar. So finden sich vor allem in den Versuchsbedingungen 5 und 6 des sensorischen Organisationstestes pathologische Veränderungen bei vestibulären Störungen. Die Befunde der dynamischen Posturographie erlauben, da sie vor allem über funktionelle Zusammenhänge Auskunft geben, zielgerichtete physiotherapeutische Maßnahmen. Dabei kann der Patient einerseits auf seine speziellen Defizite aufmerksam gemacht werden, und andererseits kann er Ersatzstrategien erlernen oder die zentrale Kompensation aktivieren. Dies erhöht die Sicherheit von Patienten mit vestibulären Störungen und trägt damit zur Unfallverhütung bei. Im Verlauf der Therapie eignet sich die dynamische Posturographie dann auch zur Kontrolle des Therapieerfolges.

4.6 Untersuchung der Otholithenfunktion

4.6.1 Physiologie der Otolithenorgane

Der Vestibularapparat gliedert sich anatomisch und funktionell in

- das *Bogengangsystem* mit den drei Bogengängen und
- das *Statolithensystem*, die sogenannten *Makulaorgane* (*Macula utriculi* und *Macula sacculi*).

Sacculus und Utrikulus stehen senkrecht zueinander und befinden sich im Fundus der drei Bogengänge im endolymphatischen Raum. Bei einer leicht vorgeneigten Kopfhaltung (ca. 30°) steht die Macula sacculi nahezu senkrecht und die Macula utriculi nahezu waagrecht im Labyrinth.

Der physiologisch adäquate Reiz des Makulaorgane ist eine lineare Beschleunigung, d.h. die differentielle Änderung der Geschwindigkeit pro Zeiteinheit. Physikalisch existieren zwei unterschiedliche Formen dieser Linearbeschleunigung:

- die *Gravitationsbeschleunigung* und
- die *Transversalbeschleunigung*, die z.B. beim Anfahren bzw. Abbremsen eines Fahrzeuges entsteht.

Normalerweise spürt der Mensch die permanent im Hintergrund herrschende Gravitationsbeschleunigung nicht. Umgekehrt jedoch führt die Abwesenheit der Schwerkraft (Schwerelosigkeit) sehr rasch zu gravierenden sensorischen Störungen.

Die Perzeption der Beschleunigung erfolgt durch unterschiedlich träge Massen. Das Otolithensystem besitzt in der *Statolithenmembran* (beim Menschen auch Otokonienmembran genannt) (Yaku 1989) eine inertial träge Masse, die einer Änderung der Lineargeschwindigkeit eine reaktive Inertialkraft entgegenstellt. Durch die Ankopplung der *Kinozilien* an die Unterseite der Membran kommt es zu Scherungen der Zilien und damit zur sensorischen Modulation an der Sinneszelle (Kikuchi et al. 1996). Beim Otolithenapparat finden sich neben einem Kinozilium (pro Sinneszelle) noch etwa 60 bis 80 Stereozilien, die deutlich kürzer sind als die Kinozilien und nur mechanische Stützaufgaben haben.

4.6.2 Klinische Beurteilung der Makulaorgane und Augengegenrollung

Bis zum heutigen Tag entzieht sich der Vestibularapparat einer direkten Untersuchung. Für die klinische Examination der Bogengänge wie auch der Makulaorgane steht im wesentlichen nur die *zentralnervöse Kopplung der Augen und des Gleichgewichtssinnes* zur Verfügung (okulovestibuläre Kopplung). Bei den Bogengängen ist die Registrierung solcher Augenbewegungen (Nystagmen) noch relativ einfach mit dem Elektronystagmogramm durchzuführen. Anders verhält es sich beim Otolithensystem, das in einem Nystagmogramm keine spezifischen Änderungen hervorruft.

Werden die Makulaorgane stimuliert, z. B. durch Neigung des Kopfes zur Schulter, kommt es zu kompensatorischen Augenbewegungen in Form einer torsionalen Rollung des Auges um die Sehachse entgegen der Kopfneigung. Diese *Augengegenrollung* kann bis zu 12° betragen und dient der Aufrechterhaltung der visuellen Umwelt, auch bei Eigenbewegungen des Kopfes oder des Körpers. Bedingt durch die zentralnervöse Verschaltung wird eine solche Augengegenrollung zu über 90% vom Otolithenapparat gesteuert. Ohne den physiologischen Bezug zum Vestibularapparat zu kennen, hatte John Hunter (1718–1793) bereits 1786 solche Augengegenrollungen tierexperimentell beschrieben.

Heute unterscheidet man einen statischen und einen dynamischen Anteil bei der Augengegenrollung:

- Wie Untersuchungen gezeigt haben, tritt bei einer Kopf-/Körperneigung von etwa 50° maximale Augengegenrollung auf und wird diese Augenstellung auch über Stunden hinweg gehalten, solange die Otolithenstimulation andauert. Dies nennt man die *statische* Augengegenrollung.
- Wird der Kopf dagegen oszillatorisch zur linken und rechten Schulter geneigt, ist eine nystag-

moide Augenoszillation um die optische Achse zu beobachten, die *dynamische* Augengegenrollung. Solches dynamische Verhalten ist auch zu beobachten, wenn dem Auge visuelle Muster in Form von kontrastreichen, zufällig verteilten Punkten auf einer rotierenden Scheibe angeboten werden (*optokinetische Reizung*).

4.6.3 Pathophysiologie der Makulaorgane

▬ Otolithärer Schwindel

Das menschliche Gleichgewichtssystem ist bezüglich der Empfindungsschwelle sicherlich eines der sensibelsten sensorischen Systeme. Heute wird vermutet, daß die Schwelle des *Statolithensystems* sogar empfindlicher ist als die des visuellen Systems.

Schon bei der Anamnese sollte versucht werden, zwischen pathologischen Veränderungen des Bogengangsystems und des Statolithensystems zu unterscheiden. In jedem Fall wird der Patient als erstes seine Schwindelsymptomatik beschreiben. Hier ist es nun anzustreben, den Schwindel zu differenzieren:

- einerseits eher auf den Bogengang bezogen:
  - Drehschwindel (Eigen- oder Umweltdrehung),
  - Taumelschwindel,
  - zirkuläre Scheinbewegungen,
- und andererseits eher auf den Statolithenapparat hinweisend:
  - Fallschwindel,
  - Liftschwindel,
  - Kippschwindel,
  - Schwankschwindel (Schiffschaukel) oder
  - eine Lateralpulsion (Patient fühlt sich am Arm zur Seite gezogen).

Obwohl sich verschiedene Schwindelformen in der klinischen Ausprägung auch vermischen können wie etwa bei der vestibulären Migräne, gibt eine präzise Befragung des Patienten über die Art des Schwindels unter Umständen schon einen Hinweis auf otolithäre Veränderungen.

▬ Kinetosen und Reisekrankheiten

Eine besondere Form von vestibulären Problemen sind die Kinetosen oder Reisekrankheiten. Diese sind allgemein bekannt als Seekrankheit, Luftkrankheit oder auch als Kinetose im Auto oder als

Höhenschwindel oder Raumkrankheit. Obgleich in vielen Begriffen das Wort „Krankheit" enthalten ist, handelt es sich bei Kinetosen *nicht* um Erkrankungen im üblichen medizinischen Sinn. Nach der „Mismatch-Theorie" von Reason und Brand sind Kinetosen vielmehr *vegetative Reaktionen auf widersprüchliche sensorische Meldungen.* Ist z.B. die visuelle Information anders als die vestibuläre, wird von empfindlichen Personen dieser „mismatch" mit einer Kinetose beantwortet. Klassisches Beispiel hierfür ist die Situation eines Schiffspassagiers unter Deck bei Seegang. Das vestibuläre System registriert starke Beschleunigungen, das visuelle System im Gegensatz signalisiert Bewegungslosigkeit.

Solche Kinetosen sind temporärer Natur und verlaufen immer reversibel. Es wird heute vermutet, daß die individuelle Anfälligkeit für Kinetosen unter anderem durch Asymmetrien der Otolithen begründet ist. Bei der ständigen Kalzifizierung und Dekalzifizierung der Statolithenmembran kann es leicht zu Massendifferenzen zwischen linker und rechter Otokonienmembran kommen. Normalerweise werden solche Asymmetrien zentral kompensiert. In einer unphysiologischen Umgebung (See- oder Luftturbulenzen) jedoch versagt die Kompensation, und es treten vegetative Symptome wie Schwindel, Schweißausbruch, Tachykardie, Übelkeit, Erbrechen und andere Dysfunktionen auf.

Raumkrankheit

Eine besondere Form einer Kinetose ist die Raumkrankheit oder das „space adaptation syndrom". Fast 70% aller Astronauten und Kosmonauten haben dieses Syndrom bei Aufenthalt in Schwerelosigkeit erfahren. Wurde ursprünglich versucht, Astronauten vor dem Raumflug noch auf auf der Erde durch Training (Zentrifugen und Flugtraining) zu adaptieren und an die besonderen Bedingungen der Schwerelosigkeit anzupassen, mußte man bald feststellen, daß auch ein Training vor dem Flug die Raumkrankheit nicht verhindern konnte. In der Symptomatik unterscheidet sich das space adaptation syndrom zwar nicht von erdgebundenen Kinetosen (Baumgarten et al. 1989), offensichtlich aber in der Ursache.

Die klinische Neurootologie hat aus diesem Problemkreis der Raumfahrtmedizin eine Reihe neuerer diagnostischer und therapeutischer Anstöße erhalten. Besonders interessant aus klinischer Sicht sind dabei Parallelen zwischen dem Morbus Menière und der Raumkrankheit, die aus heutiger Sicht eher als „temporärer Menière" denn als eine Kinetose anzusehen ist. Infolge bestimmter physiologischer Reflexe (Gauer-Henry-Reflex) kommt es bei Aufhebung der Schwerebeschleunigung in der Erdumlaufbahn zu einem endolymphatischen Hydrops, da in Schwerelosigkeit eine intrathorakale und intrakraniale Flüssigkeitsverlagerung entgegen dem ursprünglichen Schwerkraftvektor kopfwärts erfolgt. In dem weitgehend geschlossenen System des Vestibulums muß diese Flüßigkeitsverlagerung zu einer endolymphatischen Druckerhöhung führen, die wiederum bei der geschilderten Empfindlichkeit des sensorischen Systems rasch zu der bekannten Symptomatik führen kann.

Kanalolithiasis (Kupulo- oder Otolithiasis)

Der Begriff der *Kupulolithiasis* wurde erstmals 1962 von H.R. Schuhknecht verwandt und bezeichnet ein Loslösen von Otolithenpartikeln aus der Otokonienmembran und ein Heruntergleiten der Partikel in den hinteren Bogengang (Steddin u. Brandt 1994, Nuti et al. 1996). Diese können, je nach Kopfhaltung des Patienten, auf Grund der Schwerkraft in die Kupula gelangen und dort durch Druck auf die Zilien der Ampulle als Gravizeptor fungieren. Klinisch zeigt sich dieses Bild bei Seitenlagerung oder Kopfüberhang als *paroxysmaler Lageschwindel*, der gleichfalls nystagmographisch zu registrieren ist. Obwohl Schuhknecht bei Patienten post mortem basophile Ablagerung fand, ist die Kupulolithiasis bis heute umstritten. In der konkurrierenden Situation zweier gravizeptiver System, die möglicherweise sogar widersprüchliche Lagerückmeldungen liefern, kann es ohne weiteres zu heftigen Schwindelattacken kommen. Normalerweise klingen die Beschwerden durch Resorption des Otolithenmaterials nach ca. 2 Wochen wieder ab. Verschiedene Lagerungsübungen wurden vorgeschlagen, um die Otolithenfragmente mechanisch aus der Kupula bzw. dem Bogengang zu lösen oder um den Prozeß der Resorption zu beschleunigen.

Tullio-Phänomen

Das Tullio-Phänomen, erstmals 1929 von P. Tullio beschrieben, ist gekennzeichnet durch Schwindelattacken und Nystagmus, auch rotatorischem Spontannystagmus, bei akustischer Stimulation.

Es wird vermutet, daß z.B. bei einer bestehenden Labyrinthfistel oder durch entzündliche Prozesse zwischen Stapesfußplatte und Otolithenmembran der Macula utriculi die akustischen Druckwellen diese kombinierte Otolithen- und Bogengangeffekte hervorrufen können. Diese Hypothese ist tierexperimentell bestätigt worden, indem (durch Fensterung) eine künstliche Fistel an einem Bogengang erzeugt wurde (Dohlmann).

4.6.4 Methoden zur Untersuchung der Makulaorgane

Bestimmung der subjektiven Vertikalen und Horizontalen

Die Bestimmung der subjektiven Vertikalen und Horizontalen (Bisdorff et al. 1996) ist eine psychophysische Untersuchung bei der ein Patient in einem nahezu abgedunkelten Raum eine schwach leuchtende Linie in einer Entfernung von 2–3 m auf die ihm optimal erscheinende vertikale bzw. horizontale Position einstellt. Gemessen wird danach die Abweichung zwischen der getroffenen Einstellung und der tatsächlichen Vertikalen bzw. Horizontalen. Ein gesunder Mensch vermag *in aufrechter Position* die subjektive Vertikale mit einer Genauigkeit von etwa ±1° einzustellen. Wird der Patient in einem Kipptisch aus der aufrechten Position lateral geneigt, verringert sich deutlich die Präzision der getroffenen Einstellung.

Bei Läsionen der Makulaorgane zeigt sich schon in aufrechter Position eine Abweichung der Einstellung von der physikalischen Vertikalen oder Horizontalen (Bles u. De Graaf 1991), da die Fähigkeit, in dem nahezu abgedunkelten Raum eine senkrechte Bezugslinie einzustellen, weitgehend von der otolithären Referenz abhängt. Untersuchungen haben gezeigt, daß bei diesen Patienten die Fähigkeit der Orientierung ohne visuelle Referenzen erheblich gestört ist. Auch Astronauten zeigten unmittelbar nach Rückkehr aus der Schwerelosigkeit einen deutlich größeren Fehler bei der Einschätzung der subjektiven Vertikalen, bis sich nach etwa vier bis fünf Tagen die individuelle Präzision der Untersuchungen vor dem Raumflug wieder einstellte (Kass u. Vogel 1986).

Als psychophysische Methode hat diese grundsätzlich interessante Untersuchung jedoch den Nachteil, daß die Reproduzierbarkeit auch individuell relativ schlecht ist. Wie sich zeigte, ist die Genauigkeit der Einstellung sehr stark von der Konzentration und der „Tagesform" des Patienten abhängig. Als spezifischer Otolithenfunktionstest kommt die Untersuchung der subjektiven Vertikalen und Horizontalen für die klinische Diagnostik kaum in Frage.

Exzentrische Drehstuhluntersuchung

Zur Überprüfung der Bogengangfunktionen wird ein Patient üblicherweise bei einer Kopfneigung von ca. 30° (Kinn zur Brust) auf einen Drehstuhl gesetzt. Die Drehbeschleunigung um die Vertikalachse stimuliert in diesem Fall den horizontalen Bogengang, der bei dieser Kopfhaltung in der Drehebene liegt. Die Makulaorgane werden dabei praktisch nicht gereizt, da der geringe Abstand vom linken und rechten Otolithen zur Drehachse keine wesentlichen Zentrifugalkräfte ermöglicht.

Anders ist dies, wenn die Rückenlehne des Drehstuhls horizontal nach hinten gekippt wird und der Patient auf dem Drehstuhl liegt (Toru et al. 1991). Jetzt wirken Zentrifugalkräfte auf die Otolithen ein, und der Patient unterliegt einer kombinierten Bogengang- und Statolithenstimulation. Als Folge kommt es zu komplexen kompensatorischen Augenbewegungen, zum sogenannten *vestibulookulären Reflex* (VOR). Der Otolithenanteil bei dieser kombinierten Reizung zeigt sich äußerlich durch torsionale Augenbewegungen des Patienten. Ähnliche kombinierte Bogengang-/Otolithenreizungen des Patienten erhält man auch in sitzender Position durch seitliche Verschiebung des Drehstuhlsitzes aus der Rotationsachse heraus. Solche *exzentrischen Drehstuhluntersuchungen* verursachen auf Grund der Otolithenreizung besonders prominente rotatorische Nystagmen.

Dennoch ist bei solch kombinierten Reizen (häufig auch Coriolis-Reize genannt) zu berücksichtigen, daß es sich eben nicht um isolierte Bogengangstimuli und auch nicht um isolierte Otolithenstimuli handelt. Dies erschwert eine sichere diagnostische Aussage. Nicht zuletzt muß auch noch erwähnt werden, daß viele Patienten diese Form der vestibulären Reizung als sehr provokativ empfinden und häufig mit Übelkeit und Erbrechen reagieren.

Augengegenrollung

Im Gegensatz zu allen bisher geschilderten Otolithenuntersuchungen ist die Augengegenrollung eine sehr spezifische Methode (Kanesada 1989), da zumindest ihr statischer Anteil zu über 90% von den Makulaorganen gesteuert wird (Vogel 1986). Die Schwierigkeit, diese torsionalen Augenbewegungen für diagnostische Zwecke zu verwenden, besteht in den technischen Problemen, die Augengegenrollung zu messen und zu registrieren.

Die einfachste Lösung ist die Benutzung einer Frenzel-Brille zur qualitativen Beobachtung der Augengegenrollung, solange der Patient oszillatorisch den Kopf zur linken und rechten Schulter neigt. Hier läßt sich bei etwas Erfahrung des Untersuchers schon die maximale Amplitude der Augentorsionen abschätzen.

Bei Patienten allerdings, die ein otolithäres Defizit bereits zentral kompensiert haben, besteht die Gefahr einer Fehlinterpretation der qualitativen Untersuchung; im Laufe der sensorischen, zentralen Kompensation wird die Gewichtung der propriozeptiven Rückmeldungen aus den Hals- und Nackenrezeptoren höher gewichtet (Baumgarten et al. 1989) und kann dann auch taktil generierte Augengegenrollungen verursachen (Takeda u. Kitahara 1989), die scheinbar eine normale Otolithenfunktion anzeigen. Nach eigenen Beobachtungen an einer 60jährigen Patientin, die im Alter von 20 Jahren bilateral labyrinthektomiert wurde, waren bei lateralen Kopfoszillationen Augengegenrollungen von etwa 7° unter der Frenzel-Brille zu beobachten. Eine Wiederholung der Untersuchung auf einem Kipptisch, der bei starrer Kopf-Rumpf-Haltung der Patientin eine laterale Auslenkung des Körpers bis zur Waagrechten erlaubt, zeigte dann jedoch keine Augengegenrollung mehr, da unter dieser Bedingung eine Stimulation der Halsrezeptoren wegfällt.

Ein erster qualitativer Eindruck der Makulafunktionen mit Hilfe der Frenzel-Brille kann bei vorsichtiger Interpretation des Gesehenen nicht zuletzt wegen der einfachen instrumentellen Voraussetzung durchaus hilfreich sein.

Eine einfache, aber sehr arbeitsintensive Methode, die Augengegenrollung zum Zweck der Otolithenfunktionsprüfung zu messen, ist die photographische Bilddokumentation des Auges (Vogel u. Kass 1986) bei unterschiedlichen Auslenkwinkeln des Kopfes oder des Körpers. Nahaufnahmen des Bulbus erlauben dabei auf Grund der unterschiedlichen Strukturen und Färbungen der Iris eine nachfolgende Messung des Rotationswinkels dieser Markierungspunkte, der exakt dem Winkel der Augengegenrollung entspricht. Obwohl diese Methode bei hinreichender analytischer Präzision sehr genau ist, kommt sie für klinische Untersuchungen als Standard kaum in Frage, da der zeitliche Aufwand zu hoch ist.

Indirekt wird die Augengegenrollung unter Otolithenstimulation mit der *Methode des subjektiven Nachbildes* bestimmt. Diese Untersuchung ist in einem vertretbaren zeitlichen Rahmen möglich. Der Patient setzt dabei ein brillenähnliches Untersuchungsinstrument auf, das ihn in völliger Dunkelheit eine schwach leuchtende, rötliche Referenzlinie erkennen läßt. Bei aufrechter Kopfhaltung wird nun ein Photoblitz im Inneren der Brille „gezündet", der sich durch die gleiche Blende abbildet wie die rötliche Referenzlinie. Nach dem Blitz wird der Kopf um einen bestimmen Winkel geneigt, der mit der Brille digital gemessen werden kann. Dabei kommt es zur Augengegenrollung, die subjektiv vom Patienten als Winkelverschiebung zwischen Referenzlinie und retinalem Nachbild des Blitzes bemerkt wird.

Der Patient bringt nun mit Hilfe eines photoobjektivähnlichen Ringes an der Vestibularbrille Referenzlinie und retinales Nachbild möglichst genau zur Deckung. Über einen elektronischen Winkelmesser wird dieser Winkelbetrag dem untersuchenden Arzt angezeigt. Da der Winkel zwischen Referenzlinie und subjektivem Nachbild dem Betrag der Gegenrollung des Auges exakt entspricht, ist der vom Patient nachgestellte Winkel gerade der Betrag der Augengegenrollung und damit von außen meßbar.

Nachteil dieser Methode ist einerseits die notwendige Mitarbeit des Patienten und andererseits die Tatsache, daß nur der statische Anteil der Augengegenrollung bestimmbar ist. Dennoch erlaubt sie eine relativ genaue Überprüfung der Otolithenfunktionen und eine detaillierte Aussage, wenn die Augengegenrollung in drei oder mehr unterschiedlichen Winkeln der Kopfneigung gemessen wird. Erste klinische Erfahrungen mit der subjektiven Nachbildmethode lassen hoffen, daß mit ihr mit tolerablem zeitlichen Aufwand eine klinische Otolithenfunktionsprüfung ausreichend genau möglich ist.

Die genaueste, aber auch technisch aufwendigste Methode zur quantitativen Messung der Augengegenrollung ist ihre videographische Registrierung mit einer nachfolgenden rechnergestützten Analyse. Auf diese Weise ist die Gegenrollung tatsächlich mit hoher zeitlicher und räumlicher Auflösung analysierbar. Zudem läßt sich sowohl der dynamische als auch der statische Anteil der Torsionen bestimmen. Dabei ist es nicht einmal unbedingt notwendig, die Bildaufzeichnungen des Auges im Infrarotbereich vorzunehmen, denn bei diffuser Beleuchtung des Auges erfolgt keine nen-

nenswerte Suppression der rotatorischen Augenbewegung. Dank der rasanten Entwicklung der Personalcomputer ist zu vermuten, daß in absehbarer Zeit die instrumentellen Voraussetzungen gegeben sind, solche Systeme auch für den klinisch-diagnostischen Einsatz zu verwenden.

Galvanische Stimulation der Makulaorgane

Unter galvanischer Stimulation des Vestibularapparates versteht man die Reizung der Makulaorgane durch einen geringen Gleichstrom von ca. 1 mA (Ernst 1994). Physiologisch ist noch nicht vollständig geklärt, warum eine solche *DC-Stimulation* mit recht geringer Stromstärke eher die Makulaorgane als das Bogengangsystem reizt. Äußeres Zeichen der galvanischen Stimulation ist ein registrierbarer Nystagmus (Straub u. Thoden 1992, Britton 1993), eine erhöhte Standunsicherheit oder Ataxie (Cass 1996) sowie bei höheren Reizströmen ab ca. 5 mA eine subjektives Schwindelempfindung, die sich sogar bis zur Übelkeit steigern kann.

Erstmals beschrieben wurde die galvanische Reizung der Makulaorgane 1820 von dem russischen Neurophysiologen Purkinje. Erste Ansätze einer Objektivierung mit bildgebenden Vefahren sind in der Literatur zu finden (Sekatini 1988).

In den letzten Jahren wurde die galvanische Stimulation häufiger mit der Posturographie kombiniert (Fitzpatrick 1994, Johansson 1995), wobei die Galvanik als „Störgröße" die Regelgrößen zur Aufrechterhaltung des Equilibriums erfassen hilft. Bei japanischen Untersuchungen wurde dabei eine Technik eingesetzt, in der in Abständen von 0,5 bis 1 Hz die Polarität der beiden Galvanikelektroden zyklisch vertauscht wird. Bei diesem dynamischen Einsatz der galvanischen Stimulation genügen schon geringe Reizströme von etwa 1 mA, um deutliche vestibuläre Effekte zu erzeugen.

Diese Technik der zyklischen Umpolung verringert das provokative Risiko der galvanischen Stimulation deutlich und wird in osteuropäischen Ländern auch für klinisch-diagnostische Zwecke eingesetzt. Wenngleich wir die Mechanismen der galvanischen Reizung noch nicht genau kennen, sind die Vorteile der Untersuchung – geringer apparativer Aufwand zur spezifischen Stimulation der Makulaorgane und einfache Durchführung – offenkundig.

4.7 Doppler-Sonographie supraaortaler Gefäße

Um die vaskuläre Diagnostik adäquat einzusetzen und zu interpretieren, müssen Anamnese und klinischer Untersuchungsbefund das zum Schwindel führende Syndrom eingrenzen. Bei Vorliegen eines Polyneuropathiesyndroms z. B. ist die vaskuläre Diagnostik primär nicht indiziert. Wird ein Schwindelsyndrom als zentralnervös verursacht gedeutet, ist zu klären, ob es auf das Karotisstrombahngebiet (z. B. monokulärer Visusverlust) oder auf den vertebrobasilären Stromkreislauf zu beziehen ist. Für die Annahme einer Durchblutungsstörung in der hinteren Schädelgrube ist die alleinige Angabe eines der Symptome Schwindel, Doppelbilder, Dysarthrie oder Dysphagie ohne weitere begleitende Symptome nicht ausreichend. Wird über eines dieser Symptome geklagt, muß es in Kombination mit Störungen der Motorik (Paresen), der Sensibilität, mit ein- oder beidseitigen Gesichtsfeldeinschränkungen (z. B. homonyme Hemi- oder Quadrantenanopsie) oder Ataxie auftreten, damit eine vertebrobasiläre Durchblutungsstörung positiv diagnostiziert werden kann (Special report from the National Institute of Neurological Disorders and Stroke 1990).

4.7.1 Ultraschalluntersuchung hirnversorgender Gefäße

Zur vaskulären Diagnostik der hirnversorgenden Gefäße stehen heute eine Reihe nicht-invasiver Methoden zur Verfügung (Ultraschall, MR-Angiographie, CT-Angiographie), die der invasiven digitalen Subtraktionsangiographie vorangestellt werden sollten. Bei den Ultraschallverfahren stehen Schnittbild- und Doppler-sonographische Methoden sowie Kombinationen dieser beiden Methoden (Duplexsonographie) zur Verfügung. Die Auswahl der einzelnen Verfahren hängt in erster Linie von den technischen Möglichkeiten der vorhandenen Geräte und von der Erfahrung des jeweiligen Untersuchers ab.

Physikalisch-technische Grundlagen

Alle Doppler-sonographischen Untersuchungsmethoden haben im wesentlichen die gleichen methodischen bzw. physikalisch-technischen Grundlagen. Die nicht-invasiven Ultraschallmethoden zur Explorierung des Gefäßsystems nützen den von Christian Doppler (1842) beschriebenen Effekt aus, daß Wellen einer definierten Sendefrequenz von sich bewegenden Teilchen mit einer von der Sendefrequenz differierenden Frequenz reflektiert werden.

Für die Gefäßdiagnostik ist dieses Phänomen insofern günstig, als die von den sich bewegenden Blutzellen verursachte Frequenzverschiebung (sog. Doppler-Verschiebungsfrequenz oder Doppler-Shiftfrequenz) im hörbaren Bereich, d. h. unterhalb von etwa 16 kHz, liegt. Unter hämodynamischen Gesichtspunkten ist zu berücksichtigen, daß die Strömungsgeschwindigkeit des Blutes (v) vom Quadrat des Radius des jeweils beschallten Gefäßabschnittes direkt proportional abhängt. Je rascher das Blut im Gefäßsystem fließt, desto höher ist die Frequenzverschiebung. Zu beachten ist, daß die Doppler-Frequenzverschiebung von der Kosinusfunktion des Beschallungswinkels abhängt. Die Abhängigkeit der Geschwindigkeitsmessung vom Beschallungswinkel bewirkt, daß v am größten ist, je mehr der Winkel gegen 0 geht. v ist nicht bestimmbar, wenn der Winkel genau 90° beträgt, also die Sonde senkrecht zum Gefäßverlauf steht.

Der Ultraschall kann aus der Sonde sowohl kontinuierlich (Continuous-wave- oder Cw-Methode) als auch gepulst (Pulsed-wave- oder Pw-Methode) abgegeben werden.

– Bei der *Cw-Methode* wird die Ultraschallwelle an allen sich schnell bewegenden Teilchen in allen Gewebetiefen reflektiert, so daß die resultierende Doppler-Verschiebungsfrequenz eine Summenfrequenz der Verschiebungsfrequenzen aus allen Gewebetiefen ist. Die aus der A. carotis erhaltene Doppler-Verschiebungsfrequenz ist eine Summation aller sich im Gefäß bewegenden Blutzellen. Das sind im wesentlichen die Erythrozyten, die im Zentrum des Blutstromes schneller fließen als am Gefäßrand. Mit der Cw-Methode gelingt es daher nicht, die absolut schnellste Fließgeschwindigkeit im Zentrum des Blutstromes isoliert zu messen.
– Bei der *Pw-Methode* werden die Schallwellen nicht kontinuierlich ausgesandt, sondern in Form kurzer Impulsfolgen mit zeitlich definierten Pausen zwischen den einzelnen Schallwellenimpulsen. Mit der Pw-Methode gelingt die Messung der absolut schnellsten Fließgeschwindigkeit dadurch, daß man die Zeit zwischen zwei ausgesandten Schallwellenimpulsen durch Einschaltung eines Zeitfensters wie folgt ausnützt: die Ausbreitungsgeschwindigkeit der ausgesandten und reflektierten Schallwellen im Gewebe ist bekannt, so daß sich die Zeitdauer errechnen läßt, die eine Schallwelle braucht, bis sie beispielsweise in 4 cm Tiefe angekommen und nach Reflexion wieder zur Sonde zurückgekehrt ist. Man definiert die Zeitfenster so, daß nur die reflektierten Schallwellen empfangen werden, die eine definierte Laufzeit durch das Gewebe haben. Zeitlich frühere oder spätere Schallwellen werden nicht registriert. Mit Hilfe von Schallwellenausbreitungszeit und dieser Zeittore lassen sich Signaleinzugsvolumen erzeugen, die nur die Doppler-Verschiebungsfrequenzen messen, die aus dem Blutvolumen in definierter Tiefe („sample volume" oder Meßvolumen) stammen. Die Länge des Meßvolumens (axiale Auflösung) wird durch die Dauer der Öffnung des Zeitfensters, seine Breite (laterale Auflösung) durch den Durchmesser des Ultraschallstrahles bestimmt. Für die Untersuchung der A. carotis bedeutet dies, daß die Doppler-Verschiebungsfrequenzen an der engsten Stelle der Stenose, die bildmorphologisch durch das Ultraschallbild zu lokalisieren ist, meßbar sind.

Um der *Winkelabhängigkeit* Rechnung zu tragen, positioniert man bei der Cw-Doppler-Sonographie die handgehaltene Sonde so, daß die höchste Doppler-Frequenzverschiebung bzw. die höchste Fließgeschwindigkeit bei einem Beschallungswinkel von 50° bis 60° zwischen Sonde und Gefäßverlauf registriert wird. Bei den modernen Duplexultraschallgeräten erfolgt die Winkelkorrektur in Abhängigkeit vom verwendeten Schallkopf. Bei Linearscannern wird das Meßvolumen entlang vorinstallierter Linien plaziert: bei Verwendung einer senkrechten Linie wird das Meßvolumen im Gefäß plaziert, dann wird der Cursor im Meßvolumen auf 60° gedreht. Das Gerät berechnet nun die empfangenen Shiftfrequenzen in Geschwindigkeiten um, wobei ein Kosinuswinkel von 60° zugrunde gelegt wird.

Die zweite Möglichkeit ist, daß die Linie, entlang der das Meßvolumen verschoben wird, schon einen 60°-Winkel aufweist. Bei Sektorsschallköpfen ist die Meßvolumenlinie im ganzen Ultraschallbild verschiebbar. Zur Messung der Fließgeschwindigkeit muß das Sektorbild so eingestellt werden, daß die Meßvolumenlinie zwischen 50° und 60° von einer gedachten senkrechten Linie in der Bildmitte abweicht.

Da die Erythrozyten im Meßvolumen jedoch nicht gleich schnell fließen, setzen sich die Doppler-Verschiebungsfrequenzen aus vielen unterschiedlichen Frequenzen zusammen. Mit Hilfe der schnellen Fourier-Transformation (FFT) läßt sich dieses Frequenzspektrum zeitlich und in Abhängigkeit von der Häufigkeit der einzelnen Frequenzen darstellen. Aus dem *Doppler-Frequenzspektrum* werden nun die gemittelten Werte für die maximale systolische und diastolische Doppler-Verschiebungsfrequenz und für die mittlere Doppler-Verschiebungsfrequenz errechnet. Durch Umrechnung erhält man die entsprechenden Fließgeschwindigkeitswerte in cm/s (maximale systolische, diastolische und mittlere Fließgeschwindigkeit).

Ultraschallwellen unterliegen beim Durchlaufen von Gewebe einer Abschwächung, die durch Absorption der Energie, durch Reflexion und Streuung der Wellen bedingt ist. Diese Abschwächung wird in den Ultraschallgeräten durch eine der Laufzeit entsprechende Verstärkung der Signale aus den tieferen Schichten kompensiert (*Tiefenausgleich*, „time gain compensation"). Dieser Tiefenausgleich ist für die Registrierung eines optimalen Doppler-Frequenzspektrums wichtig.

Continuous-wave-Doppler-Methode

Die einfachste und preiswerteste Untersuchungsmethode ist die Cw-Doppler-Sonographie. Diesem Vorteil steht gegenüber, daß ihr Ergebnis im Vergleich mit allen anderen Ultraschallmethoden am stärksten vom Untersucher abhängt. Bei der Cw-Doppler-Untersuchung der extrakraniellen hirnversorgenden Gefäße werden die A. supraorbitalis (supratrochlearis) mit einer 8-MHz-Sonde und die Aa. carotides mit einer 4-MHz-Sonde beschallt. Die Methode wird durch die verbesserte Aussagekraft der Duplex- und Farbduplexsonographie weitgehend in den Hintergrund verdrängt und soll daher hier nicht weiter beschrieben werden.

Duplexsonographie

Die Duplexsonographie verbindet die bildmorphologische anatomische Darstellung der Gefäße im B-Bild-Verfahren mit der Möglichkeit, die Gefäßpathologie an genau definierter Stelle mittels der Pw-Doppler-Methode zu beschallen.

Für die *bildmorphologische Darstellung* stehen heute zumeist 5-, 7,5- oder 10-MHz-Schallköpfe zur Verfügung. Der 10-MHz-Schallkopf bietet bei geringer Eindringtiefe ein höheres Auflösungsvermögen als der 7,5-MHz-Schallkopf und ist damit für die Beschallung der Aa. carotides geeigneter. Wegen der größeren Eindringtiefe empfiehlt sich der 7,5-MHz-Schallkopf zur Beschallung der A. vertebralis. Die Schallkopfausstattung der heutigen Duplexgeräte umfaßt zumeist Linearscanner, die eine korrektere anatomische Bildwiedergabe ermöglichen. Für den Abgang der A. vertebralis allerdings bieten Sektorscanner Vorteile, da sie in der Regel kleiner und handlicher sind und zudem einen größeren Bereich beschallen können. Allerdings wird die anatomische Wiedergabe verzerrt, und die Anforderungen an die Winkelkorrektur zur Fließgeschwindigkeitsmessung sind größer.

Beschallung der Karotiden

Da die ausgesandten Ultraschallwellen das beste Auflösungsvermögen nicht unmittelbar unter der Haut haben, sondern erst in einigen Zentimetern Eindringtiefe, sollte bei Beschallung der Aa. carotides der M. sternocleidomastoideus als Vorlaufstrecke verwendet werden. Üblicherweise wird als erstes die *A. carotis communis* lateral der Schilddrüse aufgesucht. Ist sie im Längsschnitt gut dargestellt, wird sie soweit wie möglich nach proximal verfolgt, wobei sie nicht aus der Bildebene gleiten darf. Danach wird im Längsschnitt der Schallkopf an der A. carotis communis entlang nach distal (kranialwärts) geführt, bis der Bulbus caroticus (Bifurkation) einzusehen ist.

Für die *Beschallung der Aa. carotis interna und externa* ist die Kenntnis der anatomischen Lagevariationen notwendig. In etwa 80% der Fälle liegt die A. carotis interna lateral oder laterodorsal der A. carotis externa, in etwa 10% medial (Farbtafel I, Abb. 4.55) und in etwa 10% direkt dorsal der A. carotis externa. Der Abgang der A. carotis interna ist zumeist relativ spitzwinkelig, er kann jedoch auch fast senkrecht von der Bifurkation abgehen. Je nach Konstellation gelingt die Darstellung der Aa. carotis interna und communis in einer Schnittebene, oder es kann nur der Abgang mit dem proximalen Teil der A. carotis interna zusammen mit dem Bulbus caroticus erfaßt werden. Da von lateral beschallt wird, liegt die A. carotis interna in der Regel näher an der Sonde (also im Bild oben) als die A. carotis externa und zeigt einen bogenförmigen, konvexen Verlauf. Die A. carotis interna ist in der Regel kaliberkräftiger als die A. carotis externa und weist im Gegensatz zu dieser keine abgehenden Gefäße auf.

Zwar erlauben die bildmorphologischen Kriterien eine erste Differenzierung zwischen A. carotis interna und externa, dennoch *muß* die *endgültige Gefäßidentifizierung* mit dem akustischen Signalcharakter *im Pw-Modus* und mit Erfassen der Kompressionswellen in der A. carotis externa durch Kompression der A. temporalis superficialis erfolgen. Der akustische Signalcharakter der Aa. carotides im Pw-Modus unterscheidet sich nicht von dem der Cw-Doppler-Sonographie. Lassen sich A. carotis communis und interna nicht in einer Schnittbildebene darstellen, wird der Schallkopf nach Darstellung der Bifurkation leicht nach lateral gedreht. Zum Auffinden der A. carotis externa wird der Schallkopf anschließend nach medial gedreht und etwas aufgerichtet. Bei medialem Abgang der A. carotis interna findet sich die A. carotis externa im Bild oben, die A. carotis interna geht nach unten ab, um anschließend „unterhalb" der A. carotis externa nach kranial zu laufen, wo sie bald die A. carotis externa unterkreuzt.

Extrakranielle Beschallung der A. vertebralis

Die extrakranielle A. vertebralis läßt sich kontinuierlich verfolgen vom Abgang über ihren Verlauf durch die Foramina transversaria der Halswirbelsäule bis zur Atlasschlinge (Farbtafel IV, Abb 4.**58**). Zur Beschallung der A. vertebralis bieten sich zwei Zugangswege an:

- Der eine besteht darin, die A. vertebralis im Verlauf der Halswirbelsäule zwischen den Processus transversarii der Wirbelkörper aufzusuchen. Die Processus transversarii sind durch ihre Schallschatten leicht auffindbar, das Gefäß läßt sich jeweils zwischen zwei Schallschatten erkennen. Verfolgt man die A. vertebralis nun nach proximal (zum Abgang hin), verläuft sie nach ihrem Austritt aus dem proximalsten Foramen transversum zumeist etwas nach ventral (im Bild nach vorne oben), um dann bogenförmig nach dorsokaudal (im Bild nach unten) auf die A. subclavia zuzulaufen.
- Beim zweiten Zugangsweg wird die A. subclavia von proximal bis distal/lateral verfolgt. Am „Scheitelpunkt" der A. subclavia in der Supraklavikulargrube ist die A. subclavia ein im Bild leicht schräg und längs verlaufendes Gefäß. Von diesem Band geht die A. vertebralis fast waagerecht (im Bild leicht nach oben geschlängelt) ab, so daß das resultierende Bild an einen „Pfeifenkopf" erinnert (Farbtafel IV, Abb 4.**58**). Die Beschallung wird durch die Farbkodierung des Blutflusses erleichtert. Zur eindeutigen Identifizierung der A. vertebralis ist die Beschallung im Pw-Mode und die Kompression an der Atlasschlinge notwendig, um sie vor allem gegen die A. thyroidea inferior aus dem Truncus thyrocervicalis abzugrenzen.

Plaquemorphologie im Ultraschall

Mit der Duplexsonographie lassen sich auch die Schalleigenschaften von arteriosklerotischen Plaques beschreiben. Zwar gibt es schon seit langem Bemühungen, aus den Schalleigenschaften der Plaques auf ihre pathoanatomische Zusammensetzung zurückzuschließen, es sei jedoch betont, daß beim derzeitigen Stand der Technik solche Rückschlüsse noch als relativ unzuverlässig anzusehen sind. Als Ausnahme hiervon gelten die kalkhaltigen echostarken (im Bild „weißen") Plaqueanteile mit deutlichem Schallschatten. Mit dem B-Bild kann die Plaqueoberfläche als *glatt, irregulär* oder *ulzerös* beschrieben werden. Die Plaquebinnenechos sollen als *echoreich* oder *echoarm* (das ist dem Blut vergleichbare Schalleigenschaft) beschrieben werden. Schließlich ist eine Plaque *homogen*, wenn ein einheitliches Binnenecho vorliegt, oder *inhomogen*, wenn deutlich unterschiedliche Binnenechos vorliegen. Über die klinische Relevanz der Ultraschallplaquemorphologie sind noch keine endgültigen Aussagen möglich.

Farbkodierte Duplexsonographie

Bei der farbkodierten Duplexsonographie wird die Doppler-Information des Blutstromes farbig in das Scharzweißbild hineinprojiziert. Das *Prinzip der Farbkodierung* besteht darin, daß zahlreiche Meßvolumina auf einer Meßvolumenlinie hintereinander angeordnet sind (Multi-gate-Technik) und zahlreiche Meßvolumenlinien nebeneinander in einen Bildausschnitt gelegt werden. Jedes Meßvolumen enthält die Doppler-Shiftfrequenzen. Die Doppler-Shiftfrequenzen lassen sich jetzt auf zweierlei Arten aufarbeiten:

- Frequenzzeitspektrum
- Frequenzdichtespektrum.

Aufarbeitung der Doppler-Shiftfrequenzen mittels Frequenzzeitspektrum

Jede Doppler-Shiftfrequenz wird in ihrem zeitlichen Verlauf dargestellt. Die Häufigkeit jeder einzelnen Frequenz wird als Punktwolke beschrieben. Vorteil dieses Verfahrens sind die *Echtzeitdarstellung des Blutflusses* und die *Angabe der Richtung des Blutflusses*. Kritische Größe dieses Verfahrens ist die Pulsrepetitionsfrequenz (PRF), das ist die Frequenz, mit der die Schallwellenimpulse zur Doppler-Messung aus der Sonde abgegeben werden. Da ein Impuls einmal von der Sonde weg und den gleichen Weg wieder zurücklaufen muß, können im Frequenzzeitspektrum nur Shiftfrequenzen ≤ PRF/2 unidirektional abgebildet werden (Nyquist-Limit). Übersteigt eine Doppler-Shiftfrequenz die halbe PRF, wird sie im Meßvolumen bidirektional erfaßt.

Die Farbkodierung des Frequenzzeitspektrums (üblicherweise als farbkodierte Duplexsonographie bezeichnet) unterscheidet primär in Flüsse, die sich auf die Sonde zubewegen, und solche, die sich von ihr wegbewegen. Diese beiden Fließrichtungen bilden den positiven und negativen Pol der Farbskala. Langsam fließendes Blut erzeugt niedrige Shiftfrequenzen und wird mit dunklen Farbschattierungen (z. B. rot und blau) angezeigt (Farbtafel IV, Abb 4.58). Höhere Shiftfrequenzen werden mit helleren Farben (z. B von grün über gelb bis weiß) kodiert, solange die Frequenzen unidirektional abzubilden sind. Übersteigt die Shiftfrequenz das Nyquist-Limit, erfolgt eine *Farbumkehr* (Aliasing), so daß beispielsweise ein eigentlich von der Sonde weggerichteter Fluß als ein sich auf sie zubewegender Fluß dargestellt wird. Dies geschieht bei höchstgradigen Stenosen der A. carotis interna nicht selten. Eine gewisse Anpassung der farbkodierten Darstellung an sehr hohe Shiftfrequenzen ist möglich, wenn die Nullinie der Frequenzskala verschoben wird.

Die Wahl der PRF hat auch Einfluß darauf, ob ein beschalltes Gefäß vollständig mit Farbe ausgefüllt wird oder nicht. Bei zu hoch gewählter PRF werden niedrige Shiftfrequenzen als statisch betrachtet, da sie in einem FFT-Analysezyklus nicht vollständig erfaßt werden und der Software vortäuschen, es handele sich um feste Strukturen mit einer durch den Schallwellenimpuls erzeugten geringen Frequenzänderung. Dies ist ein durchaus gewünschter Effekt, um beispielsweise Gefäßwandschwingungen in der farbigen Darstellung zu unterdrücken (*Gefäßwandfilterfunktion der PRF*).

Zur Ausfüllung des gesamten Gefäßes mit Farbe muß die PRF also niedrig sein. Eine sehr niedrige PRF hat allerdings zur Folge, daß im gewählten Bildausschnitt alle Gefäße mit langsamen Fluß erfaßt werden oder der gesamte Bildausschnitt farbig überstrahlt wird, was sich störend auf die eigentliche Untersuchung auswirkt. In solchen Fällen ist es günstiger, den Tiefenausgleich („time gain compensation") des B-Bildes zu reduzieren, wodurch das B-Bild dunkler wird. Durch Beibehaltung des Tiefenausgleiches des Doppler-Signales erhält man dadurch aber eine bessere Kontrastierung des Blutflusses.

Aufarbeitung der Doppler-Shiftfrequenzen mittels Frequenzdichtespektrum

Die Häufigkeitsverteilung der einzelnen Shiftfrequenzen wird zu einem einzelnen bestimmten Zeitpunkt erfaßt. Die Dichte (Häufigkeit) der einzelnen Frequenzen wird als Amplitude der Frequenzen dargestellt. Da diese Frequenzamplitude direkt proportional von der Leistung (Energie) der zurückgestrahlten Doppler-Frequenzen abhängt, wird diese Art der FFT-Analyse auch *Power-Doppler* (Energy-Doppler) genannt.

Nachteil des Verfahrens ist, daß keine Echtzeitdarstellung und keine Richtungsanzeige des Blutflusses gelingt. Sein Vorteil ist, daß die Darstellung des Gefäßverlaufes im wesentlichen unabhängig vom Beschallungswinkel erfolgt und PRF-abhängige Probleme wie Aliasing oder Gefäßwandfiltereinstellung nicht auftreten. Dies hat einen besseren Randkontrast zwischen den Grenzen von bewegten Teilen (Erythrozyten) und festen Strukturen (z. B. Plaque) zur Folge. Für die farbliche Darstellung der Verteilung der Amplitudenhöhe (Energie) ist eine Farbe ausreichend, die bei maximaler Energie am hellsten und bei kaum mehr nachweisbarer Energie am dunkelsten ist.

▪ Graduierung von Stenosen der A. carotis interna

Die Einschätzung einer Stenose der A. carotis interna mit der Cw-Doppler-Methode ist vom Erfahrungsgrad des Untersuchers abhängig, der durch die richtige Plazierung der Sonde das optimale Stenosegeräusch finden muß. Die anschließende

Stenosegradeinteilung erfolgt entweder allein anhand des akustischen Geräusches (Tabelle 4.**15**) oder unter Einbeziehung des Doppler-Frequenzspektrums anhand der maximalen systolischen Fließgeschwindigkeit (Tabelle 4.**16**).

Die Duplexultraschallmethode ist etwas weniger von der Erfahrung des Untersuchers abhängig, da sich die Stenose im B-Bild in der Regel gut darstellen läßt. Die Verwendung der Farbkodierung stellt die Stelle der maximalen Strömungsbeschleunigung dar, so daß das Meßvolumen einfach zu plazieren ist, um die Doppler-Shiftfrequenz bzw. die Fließgeschwindigkeit zu messen. Die Farbe allein läßt keine Aussage über das Ausmaß der Stenose zu. Im Vergleich zur farbkodierten Duplexsonographie läßt sich mit dem Power-Doppler die engste Stelle der Stenose zur Geschwindigkeitsmessung meistens auch dann noch aufsuchen, wenn Schallschatten die Farbkodierung des Blutflusses verhindern.

Eine Einschränkung der Duplexsonographie mit Pw-Modus-Messungen der Shiftfrequenzen ist, daß im Schallschatten kalkhaltiger Plaques die Pw-Methode zur Erfassung des Doppler-Frequenzspektrums aus schallphysikalischen Gründen versagt. Die Rate nicht zu beschallender Ste-

Tabelle 4.**15** Einteilung der Stenosen der A. carotis interna nach akustischen Cw-Doppler-sonographischen Kriterien (nach von Büdingen u. von Reutern 1993, Sitzer et al. 1993)

Klasse	Stenosegrad	Bemerkung
1		Normal
2	50–69%	Abrupt einsetzende, leichte bis mäßige Fließbeschleunigung am Abgang der A. carotis interna mit strikter Beschränkung des turbulenten Blutflusses auf den unmittelbaren poststenotischen Abschnitt.
3	70–79%	Hochgradige Fließbeschleunigung am Abgang der A. carotis interna mit gut hörbarem turbulentem Fluß („Gehen auf Kieselsteinen") poststenotisch und Fortsetzung des turbulenten Flusses bis in die submandibuläre A. carotis interna. Der Fluß in der A. carotis communis ist nicht reduziert.
4	80–89%	Leicht reduzierter Fluß in der A. carotis communis; höchstgradige, noch pulsatile Fließbeschleunigung in der Stenose, turbulenter, etwas reduzierter Fluß in der submandibulären A. carotis interna, Fluß in der A. supratrochlearis zumeist noch orthograd.
5	90–99%	Deutlich reduzierter Fluß in der A. carotis communis, nicht mehr pulsatiles Stenosegeräusch; stark reduzierter bzw. kaum mehr nachweisbarer Fluß in der submandibulären A. carotis interna, retrograder Fluß in der A. supratrochlearis (Farbtafel IV, Abb. 4.**58**).
6	Verschluß	Reduzierter Fluß in der A. carotis communis, retrograder Fluß in der A. supratrochlearis, typisches Verschlußsignal (tieffrequenter „Plop") am Abgang der A. carotis interna, die im Verlauf nicht mehr nachweisbar ist (Farbtafel IV, Abb. 4.**59**).

Tabelle 4.**16** Einteilung der Stenosen der A. carotis interna mit der Duplexsonographie (nach Zwiebel et al. 1982, Chang et al. 1995). Verwendung von Doppler-Shiftfrequenzen bzw. systolischer Maximalgeschwindigkeit bei 5-MHz-Sendefrequenz. Die angegebenen Stenosegrade sind flächenbezogene Gefäßlumenreduzierungen

Stenosegrad	Doppler-Shiftfrequenz	Systolische Maximalgeschwindigkeit (cm/s)
Niedriggradig (<50%)	<5 kHz	<150
Mittelgradig (50–70%)	5–8 kHz	150–250
Hochgradig (70–90%)	8–12 kHz	250–400
Hochgradig (>90%)	>12 kHz	>400
Verschluß	§	

§ Kein Signal der A. carotis interna, typisches Verschlußsignal („Plop") mit geringer systolischer Spitze und gut erkennbarem geringen diastolischen Rückfluß.

nosen liegt auch in Zentren mit großem Erfahrungsschatz zwischen 8 und 22% (Steinke et al. 1996; Griewing et al. 1996). Aus schalltechnischen Gründen lassen sich Stenosen mit Schallschattenproblematik auch nicht nach den anatomischen Verhältnissen im Längs- bzw. Querschnitt ausmessen.

Bei Verwendung der Frequenzspektrumanalyse können die maximalen Doppler-Shiftfrequenzen bzw. systolischen Maximalgeschwindigkeiten (Tabelle 4.**16**) zur Stenosegraduierung herangezogen werden. Zu beachten ist, daß bei Stenosen von mehr als 90–95% Lumeneinengung die maximalen Shiftfrequenzen bzw. Geschwindigkeiten wegen des reduzierten Blutflusses wieder abnehmen können, so daß bei extrem hochgradige Stenosen auch Shiftfrequenzen bzw. Geschwindigkeiten vorkommen können, die man eigentlich bei niedriggradigen oder mittelgradigen Stenosen erwartet (Spencer u. Reid 1979). Die angegebenen Werte sind wegen wechselnder Beschallungswinkelbedingungen als Richtwerte anzusehen.

In der Hand des geübten Ultraschalluntersuchers weist die Stenosegraduierung mittels Cw- oder Duplexmethode eine gute Übereinstimmung mit den korrespondierenden angiographischen Befunden auf, wenn die Ergebnisse in klinisch relevante Gruppen (z.B. niedrig-, mittel- und hochgradige Stenosen) zusammengefaßt werden (Übersicht bei von Büdingen u. von Reutern 1993).

Mit der Farbduplexsonographie lassen sich Stenosen in Querschnittbildern dadurch bestimmen, daß man durch Setzen von Cursorn den Querschnitt der A. carotis interna und den des Restlumens innerhalb der Stenose ermittelt. Der Power-Doppler ist hierbei dem Farb-Doppler etwas überlegen. Eine gute Übereinstimmung mit der Angiographie ist für beide Methoden demonstriert worden. Es bleibt abzuwarten, ob sich die Querschnittbestimmungen zur Stenosegraduierung der herkömmlichen Methode (Doppler-Shiftfrequenzmessung) als klar überlegen erweist.

Bei der Klärung der Operationsindikation einer Karotistenose muß zunächst sicher unterschieden werden, ob eine Stenose symptomatisch ist oder nicht. Eine hirnstammabhängige Symptomatik, also auch Schwindel, ist primär nicht auf eine Stenose der A. carotis interna zu beziehen.

Findet sich bei einer hirnstammabhängigen Symptomatik ein auffälliger Ultraschallbefund am vertebrobasilären System, sollte dieser durch eine nicht-invasive Angiographiemethode (in erster Linie MR-Angiographie) bestätigt werden. Liegt eine gravierende Abgangsstenose der A. vertebralis vor (Farbtafel, Abb 4.**59**), ist eine perkutane transluminäre Angioplastie (PTA) zu erwägen. Daß Unkovertebralarthrosen bei Kopfrotation die A. vertebralis abklemmen und dadurch eine Hirnstammischämie auslösen, ist eine Rarität. Bei entsprechendem klinischen Verdacht läßt sich diese Frage jedoch gezielt mit der transkraniellen Doppler-Sonographie abklären.

5 Neurootologische Krankheitsbilder

5.1 Erkrankungen des Hör- und Gleichgewichtsorganes

Erkrankungen des Hör- und Gleichgewichtsorganes sind gekennzeichnet durch die Hauptsymptome Hörminderung, Schwindel und Tinnitus – in unterschiedlicher Ausprägung, mono- oder polysymptomatisch – und durch mögliche weitere Symptome (Kapitel 2 und 3). Sie gehören zu der sehr heterogenen Gruppe der Erkrankungen mit kochleovestibulären Symptomen. Tabelle 5.1 gibt einen Überblick über wichtige Krankheitsbilder bzw. -gruppen. Im Rahmen dieses Kapitels werden einige wichtige Aspekte kurz aufgezeigt. Eine ausführliche Erörterung aller Krankheitsbilder und der therapeutischen Möglichkeiten übersteigt den Rahmen dieses diagnostisch orientierten Werkes.

5.1.1 Hörsturz und Tinnitus

Hörsturz

Der Begriff „Hörsturz" beschreibt nur eine akut einsetzende Einbuße des Hörvermögens (für Minuten bis Stunden), ohne etwas zur Ätiologie oder Pathogenese auszusagen (siehe dazu Abschnitt 5.5.1). Symptomatische Hörstürze z. B. bei Herpes zoster, Kleinhirnbrückenwinkeltumor oder nach akustischem Trauma sind von idiopathischen Hörstürzen zu unterscheiden:

- Beim *idiopathischen Hörsturz* kann weder anamnestisch noch durch labortechnische, radiologische oder funktionsprüfende Untersuchungen ein Hinweis auf die Ursache der Hörminderung gewonnen werden. Nur wenn alle Untersuchungen keinen Hinweis auf eine zugrundeliegende Erkrankung gebracht haben, ist die Bezeichnung „idiopathisch" gerechtfertigt.
- Für den *symptomatischen Hörsturz* wurden bisher etwa einhundert Ätiologien beschrieben (Hughes et al. 1996). Das therapeutische Vorgehen richtet sich nach der Grunderkrankung, eventuell ergänzt durch die beim idiopathischen Hörsturz eingeleiteten Therapiemaßnahmen. Sie bestehen in einer zügigen Durchführung einer durchblutungsfördernden, metabolisch aktiven Therapie. Spricht der Patient auf diese Therapie nicht an, darf zusätzlich Kortison verabreicht werden unter der Annahme, daß beim idiopathischen Hörsturz neben vaskulären Ursachen auch eine virale oder immunpathologische Genese vorliegen könnte. Ob, wann und in welchen Fällen eine hyperbare Sauerstofftherapie sinnvoll ist, wird zur Zeit noch kontrovers diskutiert.

Tinnitus

Auch Tinnitus (siehe auch Abschnitt 2.6) kann eine eigenständige Erkrankung oder Symptom einer Grunderkrankung sein. Er tritt meistens als Begleitsymptom kochleärer Erkrankungen auf, nur relativ selten ist zumindest beim erstmaligen Auftreten keine kochleäre Funktionsstörung nachweisbar. Gelingt der Nachweis nicht, so darf eine minimale, eben nicht nachweisbare kochleäre Störung doch vermutet werden, möglicherweise im Sinne einer „Minimalvariante" des Hörsturzes. Dies begründet auch die Tatsache, daß bei akutem Tinnitus – auch ohne Hörminderung – die gleichen therapeutischen Maßnahmen ergriffen werden wie beim Hörsturz.

Wie in Abschnitt 2.6 erläutert, kann Tinnitus aber auch einen eigenen Krankheitswert erreichen, vor allem dann, wenn der Patient dadurch so gestört ist, daß die Lebensqualität durch das Ohrgeräusch negativ beeinflußt wird bis hin zum dekompensierten Tinnitus, möglicherweise sogar mit Suizidgefährdung. Wird der Tinnitus für den Patienten aufdringlich, belästigend oder gar angsteinflößend und haben die akuten Therapieformen keinen Erfolg gebracht, müssen weiterführende therapeutische Maßnahmen rechtzeitig eingeleitet werden, um eine Verschlimmerung zu vermeiden. Zur Zeit gelangen unter anderem psychotherapeutische Ansätze, Retrainingtherapie und Methoden der chinesischen Medizin zum Einsatz.

Tabelle 5.1 Einteilung von Erkrankungen mit kochleovestibulärer Symptomatik. Die Zahlenangaben weisen auf Buchabschnitte hin, in denen die Krankheitsbilder erläutert werden

Neurologische Erkrankungen	Systemische Erkrankungen mit Beteiligung von oder Auswirkung auf N. VIII oder Labyrinth	Erkrankung von Strukturen in anatomischer Beziehung zu Labyrinth oder N. VIII oder mit deren sekundärer Beteiligung (Tumor, Trauma, lokale entzündliche Veränderung)	Erkrankungen des Labyrinthes	Idiopathische Erkrankungen
Multiple Sklerose	Herpes simplex oder zoster, Mumps, Aids, Toxoplasmose, Zytomegalie, Röteln, Syphilis, Borreliose	Otitis media mit Labyrinthitis (bakteriell oder viral) (5.1.5)	Isolierte Labyrinthitis (5.1.5)	Hörsturz / Tinnitus (5.1.1)
Vertebrobasiläre Insuffizienz (5.5.1)	Cogan-Syndrom, Morbus Wegener, Polyarteriitis nodosa, Arteriitis temporalis	Otosklerose	Morbus Menière (5.1.4)	
Fokale Ischämie in Pons, Kleinhirn oder Hirnstamm	Caisson-Krankheit	Tumor des inneren Gehörganges (z. B. Akustikusneurinom) (5.2)	Kanalo- / Kupulolithiasis (5.1.3)	
Migräne		Tumor des Mittelohres (z. B. Tumor von Glomus tympanicum oder jugulare) (5.4)	Neuropathia vestibularis / Neuronitis vestibularis (5.1.2)	
Tumoren des Hirnstammes, Kleinhirns, Kleinhirnbrückenwinkels (5.2), andere ZNS-Tumoren		stumpfes Schädeltrauma, Schädeltrauma mit laterobasaler Fraktur (5.7.1)	primäre Autoimmunerkrankung des Labyrinthes ?	
Meningitis		abnorme Gefäßverläufe (5.5.2)	Perilymphfistel (5.7.2)	
Malformation des kraniozervikalen Überganges			angeborene Dys- oder Aplasien (isoliert oder syndromisch)	
			toxische Schäden (5.6)	
			akutes und chronisches Lärmtrauma	

5.1.2 Neuropathia vestibularis

Der synonyme Gebrauch der Begriffe Neuronitis vestibularis und Neuropathia vestibularis läßt bereits vermuten, daß nicht ganz klar ist – und im Einzelfall sicher auch nicht zu entscheiden ist –, ob es sich bei dieser Erkrankung um eine vermutlich virale oder rheologisch/vaskulär bedingte Läsion des Neuroepithels der Vestibularorgane oder der Fasern des N. vestibularis handelt. Das Krankheitsbild ist gekennzeichnet durch plötzlich einsetzenden Schwindel mit heftigem Ausfallnystagmus. Im ENG finden sich die Zeichen einer akuten peripher-vestibulären Läsion (Abschnitt 4.4). In der Regel ist der Ausfall nach 3 Monaten bis 1 Jahr kompensiert, oder das geschädigte Vestibularorgan hat seine Funktion wiedererlangt, so daß dann keine Symptome mehr auftreten.

5.1.3 Benigner paroxysmaler Lagerungsschwindel

Benigner paroxysmaler Lagerungsschwindel (BPLS, Kanalolithiasis, Kupulolithiasis) ist charakterisiert durch kurze (<1 min), heftige Schwindelanfälle bei bestimmten Kopfbewegungen, z. B. bei Drehungen im Bett oder beim Hinlegen. Bei Seitwärtslagerung findet sich ein mit einer kurzen Latenz einsetzender Nystagmus mit deutlich rotatorischer Komponente zum unten liegenden, betroffenen Ohr mit Crescendo-Decrescendo-Phänomen von etwa 30 s Dauer. Beim Aufrichten in die sitzende Position erscheint häufig ein umgekehrt schlagender, etwas schwächerer Nystagmus.

BPLS tritt mit einem Gipfel in der 5. und 6. Lebensdekade in allen Altersstufen auf. Bei jüngeren Patienten findet sich in der Anamnese ein häufig eher banales Schädeltrauma. Unbehandelt dauern die Schwindelepisoden über Wochen bis zu etwa einem halben Jahr an. Ursache sind vom Utrikulus gelöste Otokonienpartikel, die sich im hinteren Bogengang bzw. an der Kupula seiner Crista ampullaris ablagern. Bei Einnahme entsprechender Kopfstellungen bewirken sie über die Einwirkung der Schwerkraft eine Bewegung der Kupula und damit eine einseitig „vorgetäuschte" Bewegungsempfindung verbunden mit Schwindel und Nystagmus. Der Verlauf kann durch Lagerungsmanöver nach Sémon oder Epley deutlich verkürzt werden. In therapieresistenten oder protrahierten Verläufen hat die Obliteration des hinteren Bogenganges sehr gute Ergebnisse gezeigt.

5.1.4 Morbus Menière

Morbus Menière ist eine vestibulokochleäre Erkrankung, die mit anfallartigem Auftreten von Schwindel, Hörminderung und Tinnitus, häufig auch Völlegefühl im Ohr, einhergeht. Die Anfälle dauern meist einige Stunden und treten sehr unterschiedlich häufig – von wenige Male im Jahr bis zu täglich – auf. In 10–30% der Fälle tritt das Leiden (meist zeitversetzt) beidseitig auf. Als pathomorphologisches Korrelat gilt der *endolymphatische Hydrops* mit ebenfalls vergrößertem Lumen von Ductus und Saccus endolymphaticus.

Die genaue Ätiologie ist bisher nicht geklärt. Die Anfälle sollen bei Zerreißung von Membranen zwischen Endo- und Perilymphe durch deren Vermischung und die dadurch verursachte ionalen Umverteilungen mit Depolarisation der Haarzellen entstehen und entsprechend nach Verschluß des Lecks und Wiedereinstellung der ionalen Gleichgewichte wieder abklingen. Rein vestibuläre oder kochleäre Formen kommen vor und können im weiteren Verlauf das Vollbild eines Morbus Menière entwickeln. Im Endstadium, meist nach Jahren, besteht bei den Patienten ein deutlicher, meist pankochleärer Hörverlust und eine vestibuläre Untererregbarkeit. Typische Schwindelanfälle kommen selten vor, einige Patienten haben „drop attacks" oder Otolithenkrisen. *Therapeutisch* steht im akuten Anfall die antivertiginöse Therapie im Vordergrund, hieran schließt sich eine rheologisch-vasoaktive Therapie an. Die Schwindelanfälle lassen sich mit der intratympanalen Gentamycinapplikation in über 90% der Fälle gut kontrollieren. Etwa gleich gute Erfolge werden mit der Sakkotomie angegeben. In therapieresistenten Fällen führt die Neurektomie des N. vestibularis zu einem Sistieren der Anfälle.

5.1.5 Labyrinthitis

Bakterielle und virale Infektionen des Mittelohres können über das runde oder ovale Fenster bei akuten Entzündungen oder über Arrosionen des Knochens bei chronischen Entzündungen, vor allem beim Cholesteatom (z. B. lateraler Bogengang), auf das Innenohr übergreifen. Sie führen zu akuten (symptomatischer Hörsturz) oder progressiven Hörverlusten häufig mit Tinnitus und heftigem Schwindel. Bei Meningitiden wird das Innenohr über den Aquaeductus cochleae oder über den inneren Gehörgang erreicht. Die kochleovestibulären Symptome stehen dann aber meist nicht im Vordergrund, sondern die Mitbeteiligung wird erst im späteren Verlauf aufgedeckt. Mumpsviren sind bei Kindern häufigste Ursache für einseitige Hörverluste, während Röteln und Masern meist zu beidseitigen Hörverlusten führen. Im Vordergrund der Therapie steht bei der Labyrinthitis die Behandlung der ursächlichen Erkrankung.

5.2 Kleinhirnbrückenwinkeltumoren und Erkrankungen des Nervus vestibulocochlearis

Der *Kleinhirnbrückenwinkel* (KHBW) wird durch die Medulla oblongata, die Pons sowie den unteren und mittleren Kleinhirnstiel gebildet. Durch ihn ziehen N. facialis und N. vestibulocochlearis auf ihrem Weg zum Porus acusticus internus.

Symptomatik

Entzündliche, raumfordende oder vaskuläre Prozesse in diesem eng umschriebenen Bereich führen zu einer neurootologischen Symptomatik mit den (Früh-)Symptomen Schwindel, Hörminderung und Tinnitus (Kleinhirnbrückenwinkelsyndrom). Die Symptome können sehr unterschiedlich ausgeprägt sein – einige Tumoren wachsen bis zur ersten Symptomatik zu beträchtlicher Größe an, andere verursachen bereits in sehr frühen Stadien stärkere Beschwerden. Um eine möglichst frühe Diagnose zu ermöglichen, sollte jeder Patient mit einseitiger „Innenohrsymptomatik" frühzeitig einer ausführlichen neurootologischen Funktionsdiagnostik und einer Kernspintomographie des Kleinhirnbrückenwinkels unterzogen werden. Die Funktionsdiagnostik dient dabei der Erfassung der vorliegenden funktionellen Störungen und der sich daraus ergebenden weiteren diagnostischen und therapeutischen Konsequenzen (Gosepath et al. 1996, Frommeld et al. 1998). Durch die Bildgebung kann ein Kleinhirnbrückenwinkeltumor oder ein intrameataler Tumor sicher erkannt bzw. ausgeschlossen werden. Außerdem lassen sich vaskuläre Anomalien durch die Kernspinangiographie feststellen (Maurer et al. 1998).

Die Beschwerden, die den Patienten zum Aufsuchen eines Arztes veranlassen, und die durch Anamnese und klinische Untersuchung festgestellten Störungen beim Kleinhirnbrückenwinkelsyndrom sind sehr unterschiedlich. Am häufigsten werden Hörstörungen als initiale subjektive Symptome bemerkt (Tabelle 5.2). Der Hörverlust kann langsam oder schnell einsetzen. Die Prävalenz von Akustikusneurinomen bei Hörstürzen liegt bei etwa 2,5% (Angeli u. Jackson 1997). Tinnitus ist nur selten Ursache des Arztkontaktes, wird aber von sehr vielen Patienten als Nebensymptom der Hörminderung angegeben. Die vestibuläre Symptomatik ist auf Grund der langsamen Entwicklung eines Tumors subjektiv nicht sehr deutlich ausgeprägt, da parallel mit der Entwicklung des Schadens bereits die zentral-vestibuläre Kompensation einsetzt.

Das *Akustikusneurinom* (AN) stellt etwa 10% aller intrakraniellen Tumoren. Es handelt sich um einen neuroektodermalen Tumor, der meist von den Schwann-Zellen der Pars vestibularis des VIII. Hirnnervs ausgeht. In der Regel handelt es sich um solitäre, eingekapselte Tumoren (Schwannome), gelegentlich auch um nicht von einer Kapsel umgebene Neurofibrome. In etwa 5% kommen sie aber als beidseitige Tumoren im Rahmen einer Typ-II-Neurofibromatose vor. Differentialdiagnosen der Pathologie des inneren Gehörganges und des Kleinhirnbrückenwinkels sind in Tabelle 5.3 zusammengestellt.

Tabelle 5.2 Klinische Symtomatik von 180 Patienten mit Akustikusneurinom (nach Angeli u. Jackson 1997)

Symptom	Häufigkeit bei Vorstellung	Häufigkeit nach Anamnese und klinischer Untersuchung
Hörverlust	75%	95%
Tinnitus	9%	86%
Schwindel	9%	57%
Kopfschmerz	1%	40%
Gesichtsparästhesie	1%	15%
Fazialisschwäche	0%	2%
Andere	5%	10%

Tabelle 5.3 Pathologie des inneren Gehörganges und des Kleinhirnbrückenwinkels

Neoplastisch	Nicht-neoplastisch
Akustikusneurinom	Neuritis
Meningeom	Meningitis
Fazialisneurinom/-hämangiom	Gefäßschlinge der A. cerebelli inferior anterior
Lipom	Aneurysma der A. cerebelli inferior anterior
Metastasen	Hamartom
Lymphom	Arachnoidalzyste
Gliom	

Therapie

Therapeutisch stehen dem Patienten beim Akustikusneurinom drei Möglichkeiten offen, die nach individuellen Gesichtspunkten im Einzelfall abgewägt werden:

- Operation
- stereotaktische Bestrahlung (Gamma-knife) oder
- Beobachtung mit der Option, später erneut zu entscheiden.

Die überwiegende Zahl der Patienten entscheidet sich für eine Operation mit totaler Tumorentfernung. *Gamma-knife-Bestrahlung* ist geeignet für nicht-narkosefähige oder ältere Patienten, Patienten mit Neurofibromatose Typ II oder Rezidivtumoren und Patienten, die sich nicht einem operativen Eingriff unterziehen wollen. *Abwartende Beobachtung* kommt ebenfalls bei den genannten Patientengruppen in Frage, bei bereits einseitig operierten Patienten mit Neurofibromatose Typ II, die einen kleinen Tumor auf der Gegenseite bei noch gutem Gehör haben, um das natürliche Resthörvermögen solange wie möglich zu erhalten.

Patienten, die beobachtet werden, müssen funktionelle Untersuchungen (Audiometrie, otoakustische Emissionen) sowie Kernspintomographie in halbjährlichem bis jährlichem Abstand wiederholen (Maurer et al. 1995). *Operationsindikationen* ergeben sich aus zunehmenden Funktionsverlusten und/oder Größenzunahme des Tumors ab 0,2 cm pro Jahr bzw. bei Druck auf den Hirnstamm, Schmerzen und Beeinträchtigung der Liquorzirkulation.

Ziele der modernen Akustikusneurinomchirurgie sind die vollständige Entfernung des Tumors, Erhaltung der Funktion des N. facialis und Erhaltung des Hörvermögens. Hierzu dienen sowohl verfeinerte mikroskopische Operationstechniken wie auch funktionelles intraoperatives Monitoring der Funktionen des VII. und VIII. Hirnnervs (Maurer et al. 1994). Operativ können Akustikusneurinome über drei *Zugangswege* angegangen werden:

- Der *translabyrinthäre* Zugang, der eine gute Exposition sowohl des inneren Gehörganges als auch des Kleinhirnbrückenwinkels erlaubt, kann nur bei Patienten mit bereits weitgehend verlorenem Hörvermögen eingesetzt werden, da er zwangsläufig mit einem Ausfall der Hörfunktion verbunden ist.

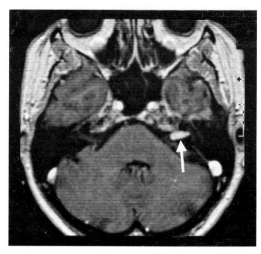

Abb. 5.1 Überwiegend intrameatal gelegenes Akustikusneurinom (Pfeil) links. Bei fast normalem Gehör Operation über transtemporalen Zugang unter Erhalt der Gehör- und Fazialisfunktion. T1-gewichtete Kernspintomographie nach Kontrastmittelgabe.

- Der *transtemporale* Zugang über die mittlere Schädelgrube ermöglicht den Erhalt von Fazialis- und Hörfunktion. Er ist besonders geeignet bei Patienten mit überwiegend intrameatalen Tumoren (Abb. 5.1) und gutem Gehör und liefert eine gute Übersicht über den gesamten inneren Gehörgang. Problematisch kann dieser Zugang sein, wenn Tumoren mehr als 1 cm in den Kleinhirnbrückenwinkel reichen oder bei älteren Patienten wegen der möglichen Kompression des Temporallappens.
- Der *retrosigmoidale* Zugang erlaubt die Entfernung auch größerer Tumoren aus dem Kleinhirnbrückenwinkel unter Erhalt von Fazialis- und Hörfunktion. Reicht der Tumor weit lateral in den Fundus des inneren Gehörganges, wird der Erhalt des Hörvermögens wegen der möglichen Beschädigung des hinteren Bogenganges beim Aufbohren des inneren Gehörganges schwierig.

5.3 Fazialisparese

Eine Lähmung des N. facialis tritt jährlich bei etwa 20 bis 30 Patienten pro 100 000 Einwohner auf. Sie kann als eigenständige, nicht näher klassifizierbare Erkrankung (Bell-Parese, idiopathische Fazialisparese) auftreten oder als Symptom einer Reihe von weiteren Erkrankungen oder deren Komplikationen. Dies steht im Zusammenhang mit dem ungewöhnlich langen Verlauf des N. facialis vom Hirnstamm über die Otobasis, das Mittelohr, das Mastoid und die Glandula parotis zur mimischen Muskulatur.

Klassifikation und Differentialdiagnosen

Bei den Lähmungen werden nach der Ausprägung komplette von inkompletten Paresen unterschieden. Nach Lokalisation der zugrundeliegenden Läsion werden die Fazialisparesen in periphere und zentrale Läsionen unterteilt:

- *Zentrale* Fazialisparesen werden verursacht durch Schädigung des parietalen Motorkortex oder seiner Verbindungen zum Nucleus facialis. *Supranukleäre* Lähmungen betreffen die unteren Gesichtsanteile deutlich mehr als die oberen, so daß die Stirn von der Lähmung nie betroffen ist. Ein weiteres wichtiges Unterscheidungsmerkmal zur peripheren Lähmung besteht darin, daß willkürliche Bewegungen der mimischen Muskulatur nicht möglich sind, während die emotionalen unwillkürlichen Bewegungen häufig intakt bleiben.
- Bei den *peripheren* Fazialisparesen ist die Bell-Parese oder idiopathische Fazialisparese eine Ausschlußdiagnose, nachdem eine symptomatische Fazialisparese durch eine ausgiebige Zusatzdiagnostik nicht festgestellt werden konnte. Die *symptomatischen Fazialisparesen* lassen sich weiter unterteilen in (Tabelle 5.4):
  • Erkrankungen des N. facialis selbst
  • Erkrankungen von Strukturen im Verlauf des N. facialis mit sekundärer Beteiligung des Nervs und
  • systemische Erkrankungen mit Nervenbeteiligungen.

Erkrankungen des N. facialis selbst. Soweit es sich hier nicht um eine Bell-Parese handelt, sind hier vor allem gutartige Tumoren des Nervs (Neurinome, Hämangiome) in Erwägung zu ziehen.

Tabelle 5.4 Einteilung von Fazialisparesen

Zentral (zerebrovaskulär, tumorös, entzündlich)

Peripher
– idiopathisch
– symptomatisch
  • Erkrankung des N. facialis selbst
  • Erkrankung von Strukturen im anatomischen Verlauf des N. VIII mit sekundärer Beteiligung des Nerven (Tumor, Trauma, lokale entzündliche Veränderung)
  • systemische Erkrankungen mit Nervenbeteiligung (Tabelle 5.5)

Sekundäre Nervenbeteiligung bei Erkrankung von umgebenden Strukturen im anatomischen Verlauf des Nervs. In diesem Fall ergeben sich auf Grund des relativ komplizierten intrakraniellen, intratemporalen und extratemporalen Verlaufs des VII. Hirnnervs eine Reihe von differentialdiagnostischen Möglichkeiten:

- Im *intrakraniellen Abschnitt* sind vor allem alle Erkrankungen des Kleinhirnbrückenwinkels (Neurinom, Meningiome, Gefäßanomalien) auszuschließen.
- Der *intratemporale Abschnitt* reicht vom Porus acusticus internus bis zum Foramen stylomastoideum. Im Bereich des inneren Gehörganges kommen ähnliche differentialdiagnostische Überlegungen zum Tragen wie im intrakraniellen Abschnitt im Kleinhirnbrückenwinkel vor allem Neurinome und Hämangiome des N. facialis selbst (Abb. 5.2). In den anschließenden labyrinthären, ganglionären, tympanalen und mastoidalen Segmenten des intratemporalen Verlaufes müssen dann vor allem Komplikationen entzündlicher Erkrankungen des Mittelohres, gutartige und bösartige Tumoren des Mittelohres, Mitbeteiligung bei Herpes zoster oticus und Schädigungen durch laterobasale Schädelbasisfrakturen in Betracht gezogen werden. Selten treten auch hier Neurinome auf.
Außerdem kommen als Ursachen entzündliche Erkrankungen des äußeren Ohres (Otitis externa maligna) und bösartige Tumoren des äußeren Ohres (Plattenepithelkarzinome, adenoidzystische Karzinome, Sarkome) in Betracht.
- Im *extrakraniellen Verlauf* des N. facialis führen vor allem bösartige Tumoren der Glandula par-

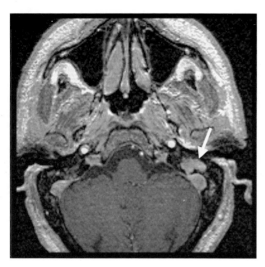

Abb. 5.2 Neurinom des N. facialis (Pfeil) im Bereich des inneren Gehörganges und des Fazialisknies im Felsenbein links. Operation über transtemporalen Zugang.

otis sowie Verletzungen je nach ihrer Lokalisation zum Ausfall einzelner Äste oder auch des gesamten N. facialis.

Systemische Erkrankungen mit Nervenbeteiligung. Die Liste der systemischen Erkrankungen, bei denen über eine Beteiligung des N. facialis berichtet wurde, ist lang. Tabelle 5.**5** zeigt einige wichtige Differentialdiagnosen.

Diagnostik

In der Diagnostik intrakranieller Läsionen und Läsionen des Felsenbeines haben sich die kernspintomographische und die computertomographische Untersuchung bewährt. Veränderungen im extrakraniellen Abschnitt des N. facialis entziehen sich gelegentlich der Darstellung im CT und MRT. Hier hat sich die Ultraschalldiagnostik als überlegene Methode erwiesen. In jedem Fall sollte aber komplementär zur Ultraschalluntersuchung eine Computertomographie durchgeführt werden, um auch tiefere Prozesse des retromandibulären Raumes oder Prozesse, die zu einer Knochendestruktion führen, auszuschließen. Tabelle 5.**6** enthält einige Beispiele für die Symptomatik von Fazialisparesen unterschiedlicher Lokalisation.

Prognose und Therapie

Bei einer unbehandelten idiopathischen Fazialisparese kommt es bei 54% aller Patienten zu einer vollständigen, bei 43% zu einer teilweisen und bei 3% zu keiner Erholung der Nervenfunktion (Stankiecz 1983, Glocker u. Hopf 1997). Pathophysiologisch kommt es im Rahmen einer Entzündungsreaktion über eine Störung der Blut-Nerven-Schranke zu einer Freisetzung vasoaktiver Substanzen mit nachfolgender Vasodilatation. Die daraus resultierende ödematöse Schwellung zieht eine sekundäre Einengung des Nervs im Knochenkanal mit verminderter Durchblutung nach sich. Dies führt zu einer Nervenschädigung anfänglich im Sinne einer Entmarkung (Demyelinisierung) mit Neuropraxie und später zu einer Axonotmesis (Schrader 1994). Hierauf gründet sich der Einsatz von Steroiden und rheologisch wirksamer Substanzen (Adour 1972, Stennert 1981). Durch diese wird nach Schrader (1994) die Rate der kompletten Remission auf 80 bis 90% verbessert. Neben Serumtiteruntersuchungen (Adour 1975) lieferte auch der Nachweis von Herpes-simplex-DNA durch die PCR-Reaktion (Murakami et al. 1996) in der Endoneuralflüssigkeit des N. facialis Hinweise auf eine Mitwirkung von Herpes-simplex-Viren

Tabelle 5.**5** Fazialisparesen bei systemischen Erkrankungen

Viruserkrankungen	Bakterielle Erkrankungen	Autoimmunerkrankungen	Andere Erkrankungen
Herpes zoster	Lues	Guillain-Barré-Syndrom	multiple Sklerose
Mumps	Borreliose	Panarteriitis nodosa	Myasthenia gravis
Mononukleose	Scharlach	Arteriitis temporalis	Melkersson-Rosenthal-Syndrom
Influenza	Botulismus	Sklerodermie	Diabetes mellitus
	Tetanus	Sarkoidose	Hypertonie
			akute Porphyrie

Tabelle 5.6 Symptome und beispielhafte Diagnosen bei Fazialisparesen verschiedener Lokalisation

Lokalisation	Symptome	Beispielhafte Diagnosen
Supranukleär	Lähmung der unteren Gesichtshälfte, Störung vor allem bei Willkürbewegungen, weitere neurologische Symptome	zerebrovaskuläre Ursachen, Trauma, ZNS-Tumor
Nukleär	Beteiligung des N. VI	ZNS-Tumor, vaskuläre Ursachen, multiple Sklerose, Poliomyelitis, Enzephalitis
Kleinhirnbrückenwinkel, innerer Gehörgang	Beteiligung des N. VIII, ausgefallener Stapediusreflex, gestörte Tränensekretion, später Beteiligung der Nn.V, IX–XI	Akustikusneurinom, Meningeom, Gliom, Hämangiom
Ganglion geniculi	Hyperakusis, Geschmacksstörung, gestörte Tränen- und Speichelsekretion	Herpes zoster oticus, Bell-Parese, Neurinom, Fraktur
Tympanomastoidales Segment	ausgefallener Stapediusreflex, Geschmacksstörung, gestörte Speichelsekretion bei intakter Tränensekretion	Bell-Parese, Fraktur, Infektion, Glomus-jugulare-Tumor, fibröse Dyplasie
Extrakraniell	Verletzung, Tumor in der Regio parotidea (Ultraschall, Palpation) gewöhnlich intakt: Stapediusreflexe, Speichel- und Tränensekretion	Trauma, maligner Parotistumor

bei der idiopathischen Fazialisparese in Analogie zur Rolle der Herpes-zoster-Viren beim Rumsay-Hunt-Syndrom. Daher ist die frühzeitige Therapie mit dem Virostatikum Acyclovir bei der idiopathischen Fazialisparese indiziert. Ihr Erfolg wurde in einer Doppelblindstudie belegt (Adour 1996).

5.4 Läsionen des Foramen jugulare und der Pyramidenspitze

5.4.1 Tumoren im Foramen jugulare

Im Foramen jugulare können verschiedene meist gutartige Tumoren zu einer neurootologischen Symptomatik führen (Glomustumore, Neurinome, Meningeome). Gelegentlich treten auch bösartige Tumore auf (Sarkome, adenoidzystische Karzinome, Metastasen).

Glomustumore

Glomustumore (nicht-chromaffine Paragangliome) sind die häufigsten Tumore im Foramen jugulare (Abb. 5.3). Sie entwickeln sich aus dem Neuroektoderm, besitzen den histologischen Aufbau von Chemorezeptoren und sind außerordentlich gut vaskularisiert. Sie entstehen am Hals in der Karotisgabelung (Glomus caroticum), in der Paukenhöhle (Glomus tympanicum) oder an der Adventitia des Bulbus jugulare (Glomus jugulare). Multizentrisches Wachstum der Tumore tritt gelegentlich familär gehäuft auf. Die arterielle Blutversorgung erfolgt über tumorversorgende Äste der A. pharyngea ascendens oder der A. carotis interna.

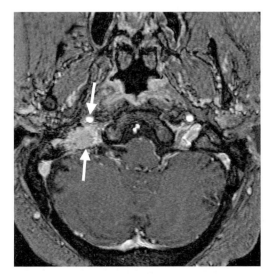

Abb. 5.3 Glomus-jugulare-Tumor rechts (großer Pfeil) mit enger anatomischer Beziehung zur A. carotis interna (kleiner Pfeil) und zur hinteren Schädelgrube. T1-gewichtete Kernspintomographie nach Kontrastmittelgabe.

Frauen sind etwa fünfmal häufiger betroffen als Männer. Die Tumore wachsen infiltrierend und destruierend, aber selten metastasierend. Gehen sie vom Bulbus vv. jugularis aus, breiten sie sich unter Ausfüllung des Mastoids und Destruktion des umliegenden Knochens an der Schädelbasis meist medial der A. carotis interna aus und respektieren relativ lange die Duragrenze, bis sie entweder in den Kleinhirnbrückenwinkel oder den Sinus cavernosus vorwachsen.

Symptomatik

Die Frühsymptome sind *pulssynchrone Ohrgeräusche*, denen zunächst eine Schallleitungsstörung folgt. Zu diesem Zeitpunkt ist der Tumor meist rötlich durch das Trommelfell scheinend zu erkennen. Nach Einwachsen in das Felsenbein mit Labyrinthaffektion treten Schwindel und Innenohrschwerhörigkeit auf. Später entwickelt sich die Symptomatik weiter mit Ausfallserscheinungen der kaudalen Hirnnerven IX bis XII, die zu Heiserkeit, Dysphagie, Aspiration und Armhebeschwäche führen können. Bei Beteiligung des Fazialiskanales im Mastoid kann eine Fazialisparese auftreten.

Charakteristisch in der audiologischen Diagnostik sind neben den Schallleitungsstörungen oder Schallempfindungsstörungen in der Impedanzaudiometrie nachweisbare oder auch mikroskopisch erkennbare pulssynchrone Trommelfellbewegungen. Diagnostisch wegweisend sind die bildgebenden Verfahren CT und MRT, MR-Angiographie sowie die Angiographie.

Die Behandlung der Wahl besteht in der operativen Entfernung, abhängig von Größe und Gefäßversorgung meist nach vorangehender Embolisation.

Tabelle 5.7 Pathologie der Pyramidenspitze

Entzündlich	Neoplastisch	Andere
Cholesteatom	Chordom	Osteodystrophie
Cholesteringranulom	Menigeom	Arachnoidalzyste
Mukozele	Neurinom	Aneurysma der A. carotis interna
Felsenbeinosteomyelitis	Glomusjugulare-Tumor	
Pyramidenspitzeneiterung	Chondrosarkom	
	Metastasen	
	Epipharynxkarzinom	

5.4.2 Pyramidenspitzenprozesse

An der Pyramidenspitze können verschiedene gut- und bösartige Veränderungen zu einer neurootologischen Symptomatik mit Kopfschmerzen, Ohrenschmerzen, Ohrdruck, Doppelbildern, Hörminderung, Schwindel, Tinnitus und/oder gelegentlich Fazialisparese führen. Hierzu zählen entzündliche sowie gut- und bösartige neoplastische Erkrankungen dieser Region (Tabelle 5.7). Ihre *Diagnostik* wird überwiegend durch bildgebende Verfahren bestimmt. Jedoch muß die akute Pyramidenspitzeneiterung mit ihrer Symptomtrias Diplopie, retrobulbärer Schmerz und persistierende Otorrhoe klinisch diagnostiziert werden.

Therapeutisch werden Pyramidenspitzenprozesse meist operativ saniert und/oder bestrahlt. Als Zugangswege stehen von HNO-Seite transtemporale, transmastoidale (supra-, infra- und translabyrinthäre) sowie transethmosphenoidale Methoden zur Verfügung. Hinsichtlich der Operationsindikation sind Beschwerdebild und mögliche funktionelle Folgen zu berücksichtigen. Bei den entzündlichen Veränderungen ist die antibiotische Therapie häufig über 6–8 Wochen erforderlich. Bei der Schädelbasis-/Felsenbeinosteomyelitis führt eine hyperbare Sauerstofftherapie oft zu dem entscheidenden therapeutischen Durchbruch und zu rascher Schmerzfreiheit.

5.5 Vaskuläre Prozesse

5.5.1 Gefäßverschlüsse/-stenosen

Peripherie

Hörsturz und Vestibularisausfall, isoliert oder in Kombination, werden vielfach Gefäßverschlüssen im Innenohr zugeschrieben. Solche Verschlüsse lassen sich nicht nachweisen – es gibt deshalb keine auch nur annähernd gesicherten Angaben darüber, wie oft die auf eine Stenose der intralabyrinthären Gefäße zurückzuführenden Innenohrfunktionsstörungen im Verhältnis zu denen anderer Ursachen tatsächlich vorkommen. Menschen, die einen Hörsturz oder einen akuten Vestibularisausfall erleiden, gehören in ihrer Mehrzahl weder vom Lebensalter noch von den Risikofaktoren her zu der für Gefäßverschlußerkrankungen prädisponierten Bevölkerungsgruppe. Insgesamt dürfte ein Verschluß der A. labyrinthii oder einer ihrer größeren Äste seltener sein als gemeinhin angenommen wird. Hörsturz und Vestibularisausfall in wahrscheinlich kausalem Zusammenhang mit Mikroembolien bei nicht-otologischen Operationen oder Fettembolien sind aber Indizien dafür, daß der Mechanismus existiert.

Die Okklusion der A. labyrinthii führt zum Verlust der kochleären und vestibulären Funktion. Die Verteilung der Äste der A. labyrinthii zugrundelegend wird mitunter auf die Möglichkeit hingewiesen, von der Symptomenkonstellation auf das betroffene Gefäß zu schließen. Variationen der intralabyrinthären Gefäßverteilung, vielfältige Kollateralen und die O_2-Versorgung über die Perilymphe sind wohl die hautsächlichen Gründe dafür, daß diese Symptomkombinationen sich aber nur in Einzelfällen ganz klar darstellen.

Mikrozirkulationsstörungen dürften häufiger als Verschlüsse der A. labyrinthii oder einer ihrer größeren Äste Ursache vaskulärer Kochlea- und Vestibularisstörungen sein. Dafür werden die verschiedensten Gründe vermutet, insbesondere psychische Belastungssituationen, aber auch Stoffwechselstörungen, Kälte- oder Hitzeeinwirkung, allergische und entzündliche Vorgänge.

Vertebrobasiläre Insuffizienz

Die Diagnose einer vertebrobasilären Insuffizienz wird bei weitem zu oft gestellt. Sie sollte nur in Betracht gezogen werden, wenn sich neben Schwindel und Gleichgewichtsstörungen auch Doppelbilder, Sensibilitätsstörungen im Gesicht, Sehstörungen, Parästhesien der Extremitäten, okzipitale Kopfschmerzen und atonisches Stürzen („drop attacks") isoliert oder in verschiedenen Kombinationen einstellen.

Das *intermittierende Kompressionssyndrom der A. vertebralis* bezeichnet die auf Grund der Abklemmung einer Vertebralarterie eintretende Minderdurchblutung des Hirnstammes. Kennzeichnend sind das Auftreten von kopfbewegungsabhängigen Drehschwindelattacken mit Nystagmus und anderen der genannten Symptome und rasches Sistieren der Symptomatik nach Zurückdrehen des Kopfes. Da bei normaler Gefäßbeschaffenheit *eine* Vertebralarterie ausreicht, um die Blutversorgung der hinteren Schädelgrube zu gewährleisten, kann ein solcher Pathomechanismus nur wirksam werden, wenn entweder die bei der Kopfdrehung nicht komprimierte oder beide Aa. vertebralia schon aus anderen Gründen weniger gut durchgängig sind (Abschnitt 4.7).

Subklavia-Anzapfsyndrom

Bei belastungsabhängigem Schwindel, vor allem auch in Zusammenhang mit einseitigen Armschmerzen, ist an das Vorliegen dieser Strömungsanomalie zu denken. Seitenunterschiedliche Blutdruckwerte von mehr als 20 mmHg (der niedrigere Wert am betroffenen Arm) geben einen ersten Hinweis. Der Nachweis erfolgt indirekt Cw-Doppler-sonographisch (Oberarmkompressionstest) bzw. direkt mit Farb-Doppler-Sonographie (Abschnitt 4.7).

5.5.2 Abnorme Gefäßverläufe

Abnorme Gefäßverläufe (Ektasien) der Aa. vertebralia oder basilaris können auf mechanischem Wege, also durch Druck auf die intra- und extramedullären Anteile besonders von N. VIII und N. VII, zu entsprechender Symptomatik mit Schwindel, Hörminderung – beides auch fluktuierend – meist pulssynchronem Ohrgeräusch und Fazialisparesen führen. Der Nachweis erfolgt mit MRT oder Angiographie (Abb. 5.**4**). Schlingenbildung oder sonstige Kontaktaufnahme auch kleinerer Gefäße (A. cerebelli anterior inferior, A. labyrinthii, aber auch Venen) mit dem Nerven kann die gleiche Symptomatik ohne Fazialisbeteiligung verursachen.

In Analogie zur vaskulären Trigeminusneuralgie wird für dieses sog. vaskuläre Kompressionssyndrom neben dem rein mechanischen periodischen Reiz eine durch den permanenten Druck verursachte dauerhafte Störung der Erregungseigenschaften des Nervs angenommen (Maurer et al. 1998).

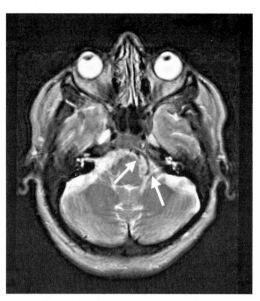

Abb. 5.**4** Vaskuläres Kompressionssyndrom des N. VIII links. Die weit ausgeschwungene A. vertebralis berührt den N. statoacusticus (Pfeile), was vermutlich Ursache der Beschwerden (Gangunsicherheit mit zeitweisem Schwindel, pulssynchrones Ohrgeräusch mit Hörminderung) und der objektivierbaren Befunde (kalorische Untererregbarkeit, Schallempfindungsschwerhörigkeit und Zeichen der retrokochleären Läsion links in der BERA) ist.

5.6 Toxische Schäden

Neben den bekannten durch Medikamente wie Aminoglykosidantibiotika, Schleifendiuretika, Salizylate, Chinine und Zytostatika verursachten ototoxischen Nebenwirkungen kommen auch *Umweltgifte* als Ursache kochleovestibulärer Schäden in Frage.

Industrielle und landwirtschaftliche Produktionsweisen, Auto- und Luftverkehr, Energiegewinnung etc. bringen schädliche Stoffe in Umlauf, die über Atemluft, Trinkwasser und Nahrungsmittel aufgenommen werden und verschiedenste Körperfunktionen beeinträchtigen, manche von ihnen mehr oder weniger spezifisch auch das Innenohr. Hörstörungen, Ohrgeräusche und Schwindel können die Folge sein:

- Bei Arbeitern mit erhöhter Manganbelastung wurden pantonale Schwerhörigkeiten mit Betonung der mittleren Frequenzen gefunden.
- Bei Kindern mit erhöhtem Bleigehalt im Blut sind erhöhte Hörschwellen nachgewiesen.
- Quecksilbervergiftungen rufen Hörstörungen, Gang- und Standataxien hervor (Minnimata-Krankheit).
- Arsenik in der Rauchemission eines Kohlekraftwerkes führte bei in der Umgebung wohnenden Menschen zu eindeutigen Tieftonverlusten.
- Von organischen Lösungsmitteln sind kochleäre und vestibuläre Schäden bekannt, unter ihnen Trichloräthylen und Toluol. Lärmschäden verstärken sich bei gleichzeitiger Einwirkung von Toluol.
- Hörstörungen und Vestibularisstörungen durch Schwefelkohlenstoffe, Kohlenmonoxid und Tetrachlorkohlenstoff sind ebenfalls bekannt.

Für alle diese Stoffe gilt, daß die schädigenden Einflüsse mit der Dauer der Exposition wachsen und daß die gleichzeitige Einwirkung mehrerer von ihnen einen additiven Effekt haben kann. Hörstörungen und Ohrgeräusche fallen im allgemeinen eher und deutlicher auf. Wegen der meist beidseitigen Schäden können sich peripher-vestibuläre Störungen erst in fortgeschrittenen Stadien bemerkbar machen. Die dennoch nicht ganz seltenen Schwindelbeschwerden sind deshalb häufig nicht durch den peripheren Vestibularisschaden verursacht, vielmehr haben viele der in Frage kommenden Substanzen auch *neurotoxische Wirkungen*, so daß zentrale Störungen der Gleichgewichtsregulation wie auch Neuropathien die größere Rolle spielen.

Außer den bisher genannten Substanzen gibt es eine große Zahl von Stoffen, die nicht zu den ototoxischen im engeren Sinn zählen, hier aber erwähnt werden, weil sie entsprechende Symptome verursachen können, besonders Schwindel. Darunter fallen z. B. Medikamente wie *Betablocker, Antihypertensiva, Psychopharmaka, Antidiabetika, Antiarrythmika*. Auch daraus ergibt sich die Notwendigkeit, bei der Beschwerdeerfragung neurootologischer Patienten immer sehr gezielt nach Medikamenteneinnahmen zu fragen.

Sämtliche *psychotropen Drogen* können Schwindel hervorrufen, gleichfalls alle sogenannten *Genußgifte* wie Kaffee, Nikotin, Alkohol. Die Wirkung dieser Stoffe besteht im allgemeinen allenfalls teilweise in einer direkten Beeinflussung peripherer Strukturen, meist handelt es sich um zentralnervöse Effekte.

Alkoholischer Lagenystagmus. Beim Alkohol gibt es neben einer zentralen Wirkung mit entsprechenden Augenbewegungsstörungen (Blickrichtungsnystagmus, gestörter Blickfolge, Störung der visuellen Fixationssuppression) auch eine periphere Wirkung: den alkoholischen Lagenystagmus (positional alcohol Nystagmus, PAN). PAN entsteht dadurch, daß Alkohol (spezifisch leichter als Endolymphe) sowohl in die Kupulae als auch in die Endolymphe diffundiert und deren spezifisches Gewicht verändert. Bei Aufnahme von Alkohol erfolgt zunächst die Einlagerung in die Kupulae, die dadurch spezifisch leichter werden als Endolymphe. Bei aufrechter Kopfhaltung hat das keinen Einfluß auf die Kupulastellung, bei Lageänderung des Kopfes aber werden die Kupulae nach oben abgelenkt, es entsteht Nystagmus zum untenliegenden Ohr verbunden mit Schwindel und Übelkeit. Nach Diffusion des Alkohols in die Endolymphe und Erreichen gleicher Endolymph- und Kupulakonzentrationen bleiben die Kupulae auch bei Lageänderungen in Ruhestellung. Nystagmus und Schwindel treten in dieser mehrere Stunden dauernden Phase deshalb nicht auf. Alkohol wird aus der Endolymphe schneller resorbiert als aus den Kupulae. Deshalb werden die jetzt spezifisch schwereren Kupulae abwärts abgelenkt, es entsteht bei Lageänderungen Nystagmus zum obenliegenden Ohr (PAN II), ebenfalls verbunden mit Schwindel.

5.7 Traumatische und posttraumatische Zustände

5.7.1 Schädeltraumata mit Labyrinthbeteiligung

Traumata ohne Frakturen

Die Begriffe Kommotio und Kontusion sind auf das Labyrinth bezogen weniger gut definiert. Mangels eindeutiger Kriterien ist es wohl besser, allgemein vom *stumpfen Labyrinthtrauma* zu sprechen, das auf mehrere Weisen Schäden verursachen kann:

- Sinneszelluntergänge finden sich als direkte Folge der mechanischen Einwirkung.
- Zerreissungen des häutigen Labyrinthes mit Vermischung der Lymphen und Veränderungen der elektrochemischen Verhältnisse bewirken vorübergehende oder bleibende Funktionsverluste.
- Blutungen in die Innenohrräume können reversible Funktionsbeeinträchtigungen auslösen.
- Die Bildung perilymphatischer Fisteln (Abschnitt 5.7.2) mit entsprechenden Funktionsverlusten kommt ebenfalls vor.

Ein wesentlicher Teil der Funktionsverluste entsteht, zumindest für den Vestibularapparat, durch direkte mechanische Schädigungen der reiztransformierenden Strukturen, also Abrissse oder Teilabrisse einzelner Kupulae und vor allem Zerstörungen der Otokonienmembranen von Utrikulus und/oder Sakkulus. Solchen Schädigungsmechanismen entsprechen für die Kochlea Teilabrisse der Tektorialmembran.

Traumata mit Frakturen

Bei den laterobasalen Frakturen wird unterschieden zwischen Längsfrakturen der Pyramide und Pyramidenquerfrakturen. Dazwischen kommen auch Frakturen vor, die in der klinischen Betrachtungsweise weder den Sachverhalt einer Längs- noch den einer Querfraktur erfüllen.

Die *Fraktur* in der Pyramidenlängsachse trifft in aller Regel nicht das Labyrinth selbst. Als unmittelbare Bruchfolge ergeben sich Beteiligungen des Mittelohres mit Trommelfellzerreißungen und Hämatotympanon und deshalb einer Schalleitungsstörung; im äußeren Gehörgang kann sich eine Stufenbildung zeigen. Finden sich Anzeichen einer Innenohrbeteiligung, so sind diese auf das begleitende stumpfe Labyrinthtrauma zurückzuführen. In etwa 20 % der Fälle stellt sich eine Fazialisparese ein, der Nerv wird meist im Bereich seines 1. Knies geschädigt.

Die *Felsenbeinquerfraktur* verläuft senkrecht zur Pyramidenlängsachse und meist durch das Labyrinth bzw. den inneren Gehörgang. Die Labyrinthweichteile werden zerrissen und gequetscht, die Innenohrräume füllen sich mit Blut, der N. statoacusticus kann zusätzlich direkt geschädigt werden. Die Folgen sind Taubheit oder zumindest hochgradige Innenohrschwerhörigkeit sowie intensiver Schwindel als subjektives Symptom des meist vollständigen Vestibularisausfalles. Der Vestibularisschaden zeigt sich im näheren posttraumatischen Stadium als lebhafter bis heftiger Spontannystagmus zur ungeschädigten Seite und läßt sich später anhand der Kalorik nachweisen. Typisch für den Spontannystagmus bei subtotalem oder totalem Vestibularisausfall ist eine sehr deutliche rotatorische Komponente, die bei rechtsseitigen Schäden im und bei linksseitigen gegen den Uhrzeigersinn schlägt. In etwa 50 % der Fälle tritt eine Fazialisparese auf, der Nerv wird in seinem intrakanalikulären oder intralabyrinthären Verlauf geschädigt. Den schweren Funktionsausfällen des Innenohres steht ein meist unauffälliger otoskopischer Befund gegenüber.

Spätfolgen

Bezüglich kochleärer Störungen bleibt den Betroffenen lebenslang ein Hörverlust verschiedener Ausprägung, meist mit Ohrgeräusch. Den Vestibularisschaden betreffend ist auch bei bleibendem peripherem Funktionsdefizit wegen der vestibulären Kompensationsmechanismen eine Rückbildung der objektivierbaren Symptome und der subjektiven Beschwerden zu erwarten.

Rein periphere Schäden werden in aller Regel – ältere Menschen ausgenommen – soweit kompensiert, daß die Symptome sich vollständig verlieren. Handelt es sich um periphere und zentrale Läsionen, etwa bei einer Commotio oder Contusio cerebri, hängt das Ausmaß der Kompensation von der Lokalisation und der Schwere der zerebralen Schädigung ab. ZNS-Schädigungen, vornehmlich Hirnstammläsionen mit Beteiligung der Vestibulariskerne selbst, beeinträchtigen die Kompensationsmechanismen oder machen einen vollständigen Ausgleich unmöglich. Das erklärt die oft jahrelangen Schwindelbeschwerden und Gleichgewichtsstörungen nach Schädel-Hirn-Trauma.

Offensichtliche Fehlverarbeitungen solcher nicht ausreichend kompensierter Vestibularisschäden können bei einem Teil der Betroffenen zur Entwicklung situativer Schwindelzustände führen. Man spricht auch von phobischen, weil psychogenen Schwindelzuständen, die sich dann unter anderem als Agora- und Akrophobie äußern. Regelrechter Höhenschwindel als Ausdruck einer Störung optisch-vestibulärer Integrationsmechanismen tritt ausgesprochen häufig nach traumatischen peripher-zentralen Vestibularisschäden mit unvollständiger Kompensation auf.

An sonstigen Vestibularissymptomen finden sich – ebenfalls oft noch nach Jahren – Lage- und Lagerungsschwindel in verschiedenen Formen. Teilweise handelt es sich dabei um persistierende, peripher oder zentral bedingte Störungen der Interaktion von Bogengängen und Otolithenorganen, bei anderen werden mechanisch verursachte Veränderungen der Bogengangreaktionen angenommen, wie etwa für den peripheren Lagerungsschwindel. Letztlich soll sich als Traumafolge ein Morbus Menière entwickeln können (posttraumatischer Menière).

5.7.2 Perilymphatische Fisteln

Der Austritt von Perilymphe nach Eröffnung des ovalen oder des runden Fensters führt zu Innenohrfunktionsstörungen mit den Symptomen Hörminderung, Ohrgeräusch und Schwindel in unterschiedlicher Konstellation und häufig fluktuierend. Typisch ist das plötzliche Auftreten (Hörsturz mit vestibulärer Beteiligung bzw. akuter Vestibularisausfall mit kochleärer Beteiligung).

Der Perilymphabfluß über das ovale Fenster kann nach einer Fraktur der Steigbügelfußplatte oder einer Ruptur des Ringbandes erfolgen. Ursachen dafür sind die oben besprochenen Traumata, weiter sind Mittelohroperationen zu erwähnen, insbesondere die Stapesoperation.

Eine Ruptur der Membran des runden Fensters ermöglicht den Austritt von Perilymphe über die Scala tympani. Solche Membranrupturen können wiederum Folge von Traumata mit oder ohne Fraktur sein. Außerdem treten sie als Folge plötzlicher Druckänderungen an der Fenstermembran auf:

- Beim „*implosiven*" Trauma wirkt die Druckänderung vom Mittelohr aus auf das Fenster, etwa beim Detonationstrauma oder beim Barotrauma.
- Das „*explosive*" Trauma ist Folge intrakranieller Drucksteigerungen, die ihren Weg über den inneren Gehörgang oder den Aquaeductus cochleae nehmen, beispielsweise beim Heben schwerer Lasten oder bei sonstigen körperlichen Anstrengungen wie Pressen, Husten- und Niesanfällen.

Über die Häufigkeit solcher „spontanen" Fensterrupturen wird gestritten. Besonderheiten der Mittel- und Innenohrstrukturen gelten als Voraussetzungen.

Der Verdacht auf eine Perilymphfistel wird geäußert, wenn der Symptomatik eindeutig ein vorangegangenes entsprechendes Ereignis zuzuordnen ist. Der sichere Nachweis einer Ruptur der Rundfenstermembran ist letztlich nur durch eine Tympanoskopie mit Inspektion der Fensternische zu führen, aber auch dabei ergeben sich Fehlermöglichkeiten durch schlecht einsehbare Fensternischen oder Flüssigkeitsansammlungen anderer Art als Perilymphe. Bei sicherem Nachweis oder genügend wahrscheinlichem Verdacht besteht die Behandlung im Abdichten der Fistel.

5.7.3 Druckschäden ohne Perilymphfistel

Druckeinwirkungen können auch ohne Eröffnung des Perilymphraumes zu Innenohrschäden führen. Der Druck wird über die geschlossenen Fenster weitergegeben und kann zu Einrissen des häutigen Labyrinthes, Blutungen in den Perilymphraum, seltener in den Endolymphraum oder zu direkter mechanischer Schädigung von Sinneszellen führen. Praktisch die gleichen Vorgänge, die auch Fensterrupturen hervorrufen, vermögen einen solchen Mechanismus auszulösen, also Explosionsdruckwellen, Schlag mit der flachen Hand auf das Ohr, Barotrauma.

6 Neurootologische Symptome und Erkrankungen der Halswirbelsäule

Die Halswirbelsäule (HWS) mit ihren unzähligen Muskeln, Sehnen, Bändern, Gelenken und Gelenkkapseln hat die Aufgabe, Statik und Kinetik des Kopfes zu ermöglichen. Durch die Tatsache, daß sich die Orientierungsorgane für Sehen, Gleichgewicht und Gehör im Kopf und die meisten Propriozeptoren für den Bewegungsapparat im Körper befinden, ist es für Orientierung und Lagebestimmung des *gesamten* Körpers notwendig, die Bewegungen der Halswirbelsäule zu erfassen. Dies geschieht durch die Somatosensoren in Muskeln, Sehnen und Gelenken der Halswirbelsäule.

Die Verbindung der Wirbelkörper durch Muskel und Bänder auch über längere Strecken der gesamten Wirbelsäule hat zur Folge, daß sich Fehlfunktionen in entfernten Abschnitten auch in der Halswirbelsäule auswirken können. Das bedeutet, daß man sich bei Diagnose und Therapie der Halswirbelsäule mit der Wirbelsäule als Ganzes beschäftigen muß.

6.1 Anatomie der Halswirbelsäule

Anatomisch und funktionell läßt sich die Halswirbelsäule in einen oberen und einen unteren Abschnitt einteilen:

- Die *obere Halswirbelsäule* (C1 – C2) beginnt bei den Gelenken zwischen den Hinterhauptkondylen des Schädels und den Processus articulares superiores des Atlas (obere Kopfgelenke). Die seitlichen Fortsätze dieses 1. Wirbels sind so prominent, daß sie unterhalb des äußeren Gehörganges zwischen Mastoid und aufsteigendem Unterkieferast zu tasten sind. Da an ihnen sehr viele Muskel ansetzen, ist es verständlich, daß bei Verspannungen schmerzhafte Druckpunkte zu finden sind bzw. Schmerzen ins Ohr projiziert werden (Scherer 1992). Der 2. Halswirbel, der Axis, ist vor allem durch den Dens axis gekennzeichnet, der mit dem Atlas durch Gelenkflächen und Bänder verbunden ist (untere Kopfgelenke). Mittels dieser beiden ersten Halswirbel erfolgt ein Teil der Bewegungen des Kopfes. Während die oberen Kopfgelenke vor allem Inklination und Reklination, also „Nicken" gewährleisten, wirken die unteren Kopfgelenke überwiegend bei den Drehbewegungen mit.
- Die *untere Halswirbelsäule* (C3 – C7) besteht aus dem 3. bis 7. Halswirbelkörper. Mechanisch dient sie ebenfalls den Bewegungen des Kopfes sowie der statischen Funktion für Kopf und Halseingeweide sowie -weichteile.

Die A. vertebralis verläuft nach Ihrem Ursprung aus der A. subclavia hinter dem M. scalenus anterior und ab dem 6. Halswirbel in den Foramina costovertebralia der folgenden Wirbel aufwärts, biegt dann nach dorsolateral ab, um durch das Foramen costotransversarium des Atlas zu ziehen. Nach dem Austritt aus dem Atlas bildet die Arterie eine dorsokraniale Schlinge und durchbohrt schließlich die Membrana atlantooccipitalis. An der Vorderseite des Hirnstammes vereinigt sie sich mit der Arterie der Gegenseite zur A. basilaris. Die A. cerebelli inferior posterior, meist aus der A. vertebralis, versorgt großteils den Hirnstamm, die A. labyrinthi, ein Ast aus der A. cerebelli inferior anterior, das Innenohr.

Die A. vertebralis wird über ihren gesamten Verlauf von einem sympathischen Nervengeflecht begleitet. Fasern aus dem Ganglion cervicale caudale formieren sich zum N. vertebralis, der mit anderen Verbindungen den Plexus vertebralis bildet.

Die propriozeptiven Reize des Halses gelangen über den Fasciculus spinothalamicus anterior zum Nucleus vestibularis inferior. Aus den Foramina intervertebralia treten die Spinalnerven aus, die mit ihren ventralen Wurzeln den Plexus cervicalis und den Plexus brachialis bilden.

Alle diese anatomischen Eigenheiten der Halswirbelsäule haben folgende *klinische Bedeutung*:

- Eine Rotation des Kopfes bewirkt schon physiologischerweise eine Reduktion des Blutstromes der A. vertebrales.

- Die gleichzeitige Versorgung von Hirnstamm *und* Labyrinth durch Äste der Aa. vertebrales bzw. der A. basilaris bedeutet, daß Peripherie und Zentrum der Gleichgewichtsfunktionen gleichzeitig gestört sein können.
- Der Abgang der A. vertebralis aus der A. subclavia ist eine Prädilektionsstelle für Arteriosklerose.
- Degenerative Veränderungen im Bereich der Foramina costotransversaria können den Vertebralkanal und damit die Arterie von außen einengen.
- Das sympathische Nervengeflecht um die A. vertebralis bewirkt Kaliberänderungen des Gefäßes.
- Die engen Verhältnisse der knöchernen Strukturen mit Nerven und Gefäßen der Halswirbelsäule haben Auswirkung bei osteochondrotischen Knochenappositionen und bei Dysfunktion.
- Von überbeanspruchten Propriorezeptoren gehen die Meldungen direkt zu den Gleichgewichtszentren.
- Die vielen kleinen und vor allem flachen Gelenkflächen können sich leicht ausrenken.
- Vorgefallene Zwischenwirbelscheiben können auf die Nervenwurzeln drücken.

6.2 Untersuchungsmethoden

Zur Untersuchung der Halswirbelsäule gibt es viele Methoden mit unterschiedlicher Wertigkeit, wie Erhebung von Anamnese und Symptomen, manualmedizinische Untersuchung, Funktionsröntgen der Halswirbelsäule, Gleichgewichtstests mit Untersuchung des Zervikalnystagmus. Alle *zusammen* ermöglichen eine sehr gute und eindeutige Diagnostik. Dies ist vor allem deshalb wichtig, da einerseits differentialdiagnostisch Krankheiten mit ähnlichen Symptomen abgegrenzt werden müssen und andererseits Schwindel mit Ursache in der Halswirbelsäule therapeutisch recht günstig zu beeinflussen ist.

Tabelle 6.**1** Ursachen des Zervikalsyndroms, die bei der Anamnese angegeben wurden (Überschneidungen möglich)

Ursache	Häufigkeit
Schädel-Hirn-Trauma	54%
Schleudertrauma	32%
Degeneration	26%
Sportverletzung	16%
Lage, Schlaf, Narkose	9%
Hexenschuß	8%
Überlastung, Tragen	3%

6.2.1 Anamnese und Symptome

Die Anamnese hat in Zusammenhang mit der Halswirbelsäule eine besonders große Bedeutung, denn in den meisten Fällen (immerhin in 63%!) läßt sich die Diagnose „Zervikalsyndrom" schon alleine durch die Anamnese ohne jede andere Untersuchung stellen.

Der aufgeklärte Patient weiß selber, daß er es mit der Wirbelsäule und im speziellen Fall mit der Halswirbelsäule zu tun hat. Sehr häufig werden in der Anamnese Unfälle mit Schädel-Hirn-Trauma oder Schleudertrauma der Halswirbelsäule und Sportunfall genannt, aber auch „Hexenschuß" und degenerative Veränderungen der Halswirbelsäule selbst (Tabelle 6.**1**).

Symptome

Die Symptome des Zervikalsyndroms sind einerseits sehr typisch mit Schwindelattaken bei Kopf-Hals-Drehungen, Schulter-Arm-Beschwerden und Kopfschmerzen, werden aber andererseits in der Literatur sehr vielgestaltig angegeben und schwanken von Untersucher zu Untersucher und auch von Patient zu Patient (Foletti u. Regli 1995).

In unserem Krankengut haben wir die Ergebnisse von 2300 Patienten mit Zervikalsyndrom analysiert (Tabelle 6.**2**):

- Führende Symptome sind *Kopf-* bzw. *Nackenschmerzen*, die sich ihm Rahmen des Teufelskreises Fehlfunktion → Schmerz → Verspannung → Blockierung → Fehlfunktion → ... verstärken, wenn dieser nicht therapeutisch

Tabelle 6.2 Häufigkeit subjektiver Symptome von 2 300 Patienten mit Zervikalsyndrom

Subjektives Symptom	Häufigkeit
Kopfschmerzen	57 %
Nackenschmerzen	51 %
Schwindel	48 %
Ohrgeräusche	19 %
Hörstörungen	16 %
Schulter-Arm-Beschwerden	14 %
Globusgefühl	9 %
Heiserkeit	1 %
Augensymptome	1 %

6.2.2 Manualmedizinische Untersuchung

Grundsätzlich muß die manualmedizinische Untersuchung ausgebildeten Chirotherapeuten überlassen bleiben. Trotzdem sollte man sich einige Handgriffe zur Untersuchung der Halswirbelsäule angewöhnen, um sich ein Bild über deren Funktionszustand zu machen. Diese Handgriffe sind leicht zu erlernen und zu üben, und man bekommt sehr rasch ein Gefühl für eine Bewegungseinschränkung. Die Untersuchung der Halswirbelsäule kann ebenso wie die Untersuchung der Hirnnerven im Rahmen einer allgemeinen HNO-Untersuchung durchgeführt werden.

Die Untersuchung der Beweglichkeit der Halswirbelsäule in verschiedenen Kopfstellungen gibt ausreichend Information für eine grobe Orientierung (Hülse 1983). Folgende Handgriffe sollten im Rahmen der Erstuntersuchung ausgeführt werden:

– Drehung der Halswirbelsäule in aufrechter Haltung des Kopfes nach rechts und links. Normalerweise läßt sich der Kopf um jeweils 60–90° drehen.
– Drehung des vorwärts und rückwärts gebeugten Kopfes. Normalerweise kann man den Kopf vorgebeugt 45° und zurückgebeugt ca. 40–60° nach beiden Seiten drehen.
– Im Anschluß daran wird der Kopf nach vorne gebeugt. Der Abstand Kinn–Sternum sollte weniger als 2 cm betragen, bei Rückwärtsbeugung des Kopfes ca. 20 cm.
– Suchen eines Schmerzpunktes am Processus transversalis des Atlas zwischen Mastoid und aufsteigendem Oberkieferast.
– Kontrolle der Schmerzhaftigkeit der okzipitalen Muskelansatzpunkte.
– Abtasten der tiefen Nackenmuskulatur in der Nähe funktionsgestörter Gelenke nach Schmerzpunkten.

6.2.3 Gleichgewichtsuntersuchungen

In Zusammenhang mit der Halswirbelsäule sollen hier nur die Untersuchung des Zervikalnystagmus beschrieben werden und jene Gleichgewichtsuntersuchungen, die differentialdiagnostisch mögliche Erkrankungen ausschließen helfen.

durchbrochen wird. Eine Steigerung bis zu migräneartigen Schmerzattacken und Trigeminusneuralgien ist möglich.
– *Schwindelanfälle* bei Kopf-Hals-Drehung sind ebenfalls sehr typisch. Sie treten entweder während der Drehbewegungen des Halses auf oder werden durch sie ausgelöst und klingen dann erst allmählich wieder ab. Typisch ist auch nur ein unangenehmes Unsicherheitsgefühl z. B. beim Reversieren des Autos und Rückwärtsschauen. Ausgelöst werden die Schwindelbeschwerden aber auch durch längere Extremlagerung in Narkose, wie z. B. bei Ohroperationen, nach chiropraktischen Manipulationen oder nach falscher Lage im Schlaf.
– Als weiteres Symptom kommen *Ohrgeräusche* hinzu, die vor allem deshalb sehr unangenehm sind, da sie nicht nur *während* der Kopf-Hals-Drehungen auftreten, sondern meist persistieren. Bei Tinnituspatienten ist daher immer auch nach einer zervikalen Ursache zu fahnden, da eine Fehlfunktion der Halswirbelsäule meist beeinflußt werden kann und die Manualtherapie bei zervikalem Tinnitus zu den erfolgreichen Behandlungsmöglichkeiten dieser Krankheit zählt.
– Andere Symptome wie *Schwerhörigkeit, Schulter-Arm-Symptome* und *Globusgefühl* kommen ebenfalls immer wieder vor. Sehstörungen in Form von Augenflimmern und Verschwommensehen und Heiserkeit waren selten zu beobachten.

Zervikalnystagmus

Die Untersuchung sollte am besten unter elektronystagmographischer Ableitung erfolgen, wobei es gleichgültig ist, ob die Elektroden monokulär oder binokulär angelegt sind. Die vertikale Ableitung der Augenbewegungen ist dagegen notwendig, um Lidschläge von anderen Nystagmuserscheinungen zu trennen. Die Untersuchung erfolgt im Dunkeln mit geöffneten Augen, Blick geradeaus. Am besten wird auf dem Pendelstuhl untersucht (Abb. 6.1), jeder andere drehbare Untersatz ist aber möglich.

Der Kopf des Patienten wird mit beiden Händen des Untersuchers festgehalten, während eine Hilfsperson den Sessel nach rechts und links jeweils um ca. 60° auslenkt. Neuere Untersuchungssessel bewegen sich elektronisch gesteuert automatisch hin und her, wobei sich die Auslenkung der Amplitude zwischen 30 und 60° vorwählen läßt.

Das erste Hin- und Herpendeln des Körpers dient als beruhigende Lockerungsmaßnahme, um ängstliche Verspannungen zu beseitigen. Erst jetzt beginnt die eigentliche Untersuchung, indem der Sessel 20 s in die eine Richtung ausgelenkt gehalten wird. Anschließend wird der Sessel ganz langsam auf die andere Seite gedreht und ebenfalls 60° ausgelenkt 20 s lang gehalten. Abschließend wird der Sessel mehrmals rasch hin und hergedreht. Der Patient muß dabei in der Mitte des Sessels sitzen, so daß der Kopf keine exzentrischen Exkursionen mitmacht. Sonst könnte ein perrotatorischer Nystagmus ausgelöst werden.

Während der ganzen Untersuchung wird elektronystagmographisch registriert. Tritt ein Nystagmus *während* der Drehung auf und ist er vor allem gegen die Sesseldrehung gerichtet, so handelt es sich um einen *Zervikalnystagmus I. Grades*. Bleibt der Zervikalnystagmus bestehen, solange der Kopf gedreht gehalten wird, so handelt es sich um einen *Zervikalnystagmus II. Grades* (Abb. 6.2). Von der Bezeichnung Zervikalnystagmus III. Grades sind wir abgekommen, da er eigentlich irreführend ist und sich in den meisten Fällen mit dem Zervikalnystagmus I. Grades deckt (Moser u. Ranacher 1984).

Bei sorgfältiger Untersuchung ist dieser Nystagmus ein sehr sicheres Zeichen und vor allem eine objektive Feststellung der behaupteten Schwindelbeschwerden bei Kopf-Hals-Drehung. Es gibt aber einige Fehlerquellen, die zu vermeiden sind.

Fehlerquellen

Fehler entstehen durch unsachgemäße Vorgehensweise, aber auch die Eigenheiten der Elektronystagmographie können zu falschen Interpretationen führen (Moser 1978).

Durch die *Mitdrehung des Patientenkopfes* mit dem Sessel werden die Labyrinthe gereizt, und es entsteht im Moment der Drehung ein perrotatorischer Nystagmus, der in die Richtung der Sesseldrehung schlägt. Der Kopf kann sich mitdrehen, wenn er entweder zu locker gehalten wird oder wenn die Halswirbelsäule (vor allem bei älteren Patienten) so steif ist, daß sie sich nur schwer rotieren läßt. Manchmal ist auch der Hals so verspannt, daß er sich nur ruckweise bewegt. Auch dann entsteht ein perrotatorischer Nystagmus.

Zervikalnystagmus zusammen mit Spontannystagmus ist immer schwer zu beurteilen. Spontannystagmus kann aber grundsätzlich durch eine Kopf-Hals-Drehung verändert werden und ist dann als solcher zu werten. Schwierig ist es aller-

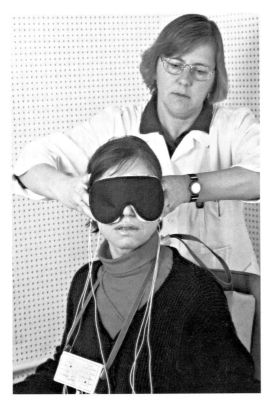

Abb. 6.1 Untersuchung des Zervikalnystagmus.

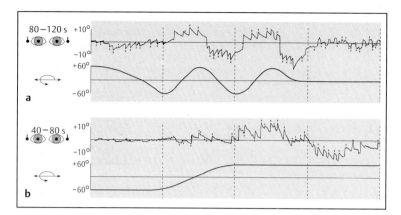

Abb. 6.2 Zervikalnystagmus I. Grades (a) und II. Grades (b).

dings dann, wenn der Spontannystagmus durch eine pathologisch veränderte Halswirbelsäule ausgelöst wurde und eigentlich als spontaner Zervikalnystagmus zu bezeichnen wäre.

Bei Positionsänderungen des Kopfes treten häufig *Lidschläge* auf, die auch in der Horizontalableitung zu sehen sind und dort als Nystagmus imponieren können. Im Moment der Kopf-Hals-Drehung wird dadurch ein Zervikalnystagmus vorgetäuscht. Gerade bei Schädel-Hirn-Traumatikern, bei denen frequente Lidschläge *und* Zervikalnystagmus vermehrt auftreten, ist die Befundung deshalb erschwert.

Bei sonst artefaktfreien Elektronystagmogrammen treten manchmal während der Untersuchung *Störungen* auf. Sie entstehen durch Berühren der Elektroden beim Kopfhalten, oder es handelt sich um myographische Potentiale muskulär angespannter Patienten, die der Kopf-Hals-Drehung Widerstand entgegensetzen. Bei ängstlichen Patienten treten manchmal Schwitzartefakte auf. Im Moment der Halsdrehung kann dadurch ein Zervikalnystagmus überdeckt bzw. vorgetäuscht werden.

Optokinetischer Nystagmus: Sind im finsteren Untersuchungsraum Lichtpunkte vorhanden (z. B. undichte Stellen in der Verdunkelung) oder sieht der Patient unter der Augenmaske heraus, so können schnelle Blickwendungen im Moment der Drehung einen Zervikalnystagmus vortäuschen.

Läßt sich der *Untersuchungssessel nicht leicht bewegen* und ist die Sesseldrehung ruckartig, so kann sich der Kopf mitbewegen. Dadurch entsteht perrotatorischer Nystagmus. Je schwerer der Untersuchungsstuhl ist und je leichter er sich bewegen läßt, desto „runder" wird die Drehung.

6.2.4 Bildgebende Verfahren

Funktionsröntgen der Halswirbelsäule

Obwohl die Funktionsaufnahmen der Halswirbelsäule (Abb. 6.3) einen guten Überblick über die knöchernen Strukturen geben, wird die Wertigkeit des Röntgens immer wieder angezweifelt.

Der Grund dafür liegt darin, daß viele Menschen mit pathologischem HWS-Röntgen beschwerdefrei leben. Umgekehrt entsprechen geringe röntgenologische Veränderungen oft nicht den ausgeprägten Symptomen. Das Röntgenbild ist alleine nicht aussagekräftig, wohl aber in Zusammenhang mit Anamnese, manualmedizinischer Untersuchung und den Vestibularistests. Unabhängig davon ist für jede Untersuchung durch einen Manualtherapeuten die vorherige Röntgendiagnostik zwingend notwendig.

Mit dem konventionellen Röntgen lassen sich vor allem alte degenerative Veränderungen der Halswirbelsäule von frischen Verletzungsfolgen unterscheiden (Griffiths et al. 1995). Morphologische Veränderungen am Knochen wie Osteochondrose sind dabei zu unterscheiden von funktionellen Fehlstellungen oder Bewegungsabläufen (Abb. 6.4).

Computertomographie, Magnetresonanztomographie

CT und MRT der Halswirbelsäule werden vor allem dann geordert, wenn bestimmte Erkrankungen, Tumoren, Fehlbildungen oder Frakturen zu diagnostizieren sind (Schnarkowsky et al. 1995).

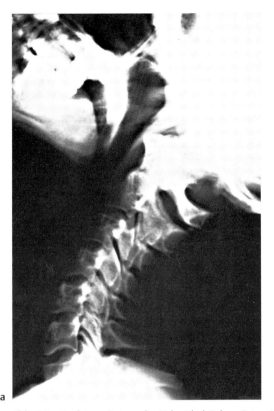 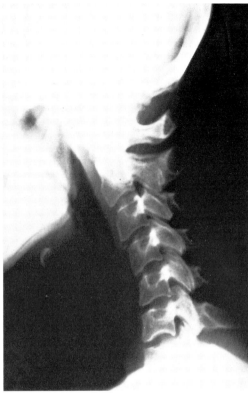

Abb. 6.3 Funktionsröntgen der Halswirbelsäule. **a** Extensionsstellung. **b** Flexionsstellung.

Knöcherne Strukturen sind im CT besser zu sehen, da sich die geometrischen Bilder der Knochen sowie Frakturlinien und osteochondrotischen Veränderungen besser darstellen lassen. Auch die Konfiguration der Intervertebralgelenke und die Weite der Foramina transveralia treten besser hervor. Am kraniozervikalen Übergang ist ein CT zur Abbildung von z.B. Gelenkdysplasien sehr gut, da diese durch koronale und transversale Schichten sehr schön aufgenommen werden können.

Läßt sich die Symptomatik durch neurologische Untersuchung klar eingrenzen, so ist wiederum das CT besser, da nicht nur die Weichteile, sondern auch die knöchernen Strukturen besser zu sehen sind.

Zur Darstellung des Rückenmarkes eignet sich das MRT besser, da hier eine Abgrenzung z.B. von Myelon und Duralsack ebenso gut gelingt wie die Visualisierung der Auswirkung eines Diskusprolaps auf das Rückenmark. Will man sich bei eher diffuser Symptomatik einen Überblick verschaffen (z.B. Suche nach einem Tumor), so ist auch dafür dem MRT der Vorzug zu geben.

CV-Sonographie der Arteria vertebralis

Diese nicht-invasive Ultraschallmeßmethode der Karotis- und Vertebralisarterien kann wichtige Hinweise bei Verdacht auf vertebrobasiläre Insuffizienz oder bei vaskulären Syndromen im Bereich der A. vertebralis oder A. basilaris liefern. Aussagekräftig sind aber nur Gefäßverengungen von 30–50%, die Richtung des Blutflusses und die Differenz im Strömungsverhalten der Arterien beider Seiten. Da schon physiologischerweise eine Drosselung des Blutstromes bei Rotation stattfindet, geht es bei dieser Prüfung darum, einen frühzeitigen Strömungsstopp zu verifizieren (Dvořák u. Dvořák 1985).

Angiographie der Arteria vertebralis

Diese invasive Untersuchungsmethode wird nur dann eingesetzt, wenn die anderen Untersuchungsverfahren nicht ausreichen und eine Erweiterung der Befunde zu erwarten ist bzw. ein

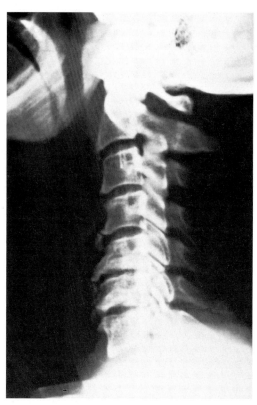

Abb. 6.4 Röntgen einer pathologisch veränderten Halswirbelsäule: Osteochondrose, Arthrose, Streckhaltung.

konkreter Verdacht besteht. Eine deutliche Einschränkung des Blutflusses der A. vertebralis im Sonogramm oder Zervikalnystagmus bzw. Schwindel, der bei gedreht gehaltenem Kopf auftritt, ist ein solcher Grund. Im Angiogramm sind auch Verlaufsanomalien der Arterien wie zu starke Schlingen und jede Einengung von innen und außen nachzuweisen.

6.2.5 Ausschluß anderer Ursachen/ Differentialdiagnose

Allgemeine Durchuntersuchung zum Ausschluß

Durch eine pathologisch veränderte Halswirbelsäule verursachter Schwindel gehört zu jenen Erkrankungen in der Neurootologie, die sich mit Erfolg behandeln lassen. Voraussetzung ist allerdings eine sehr genaue Diagnose. Sie ist dann zu erhalten, wenn man neben der gezielten Untersuchung im Hinblick auf ein „Zervikalsyndrom" auch noch an die Möglichkeit anderer Ursachen für Anfallsschwindel denkt. Läßt sich die Schwindelsymptomatik nicht eindeutig der Halswirbelsäule zuordnen, so ist eine Durchuntersuchung zur weiteren Abklärung erforderlich, und zwar nach folgendem Schema:

- HNO-Status mit Untersuchung der Hirnnerven
- audiologische Tests
- Vestibularisuntersuchungen inklusive Zervikalnystagmus
- EEG und kompletter neurologischer Status
- Virusserologie aus Blut und wenn notwendig aus dem Liquor
- Funktionsröntgen der Halswirbelsäule
- interne Untersuchung mit EKG (eventuell Belastungs-EKG), Blutdruckmessungen
- Labor mit Feststellung der Risikofaktoren
- Augen mit Visus und Fundus
- CT/MRT des Gehirnschädels (Pyramide, Halswirbelsäule)

Selbstverständlich ist hierbei nach einem medizinischen und wirtschaftlichen Stufenplan vorzugehen.

Morbus Menière

Nach wie vor dient als Grundlage der Diagnose eines Morbus Menière seine klassische *Symptomentrias*: anfallartiger Drehschwindel, Schwerhörigkeit in typischer Form und Ohrgeräusche. Zwar kann eine Halswirbelsäule auch einmal eine Hörstörung oder Ohrgeräusche verursachen, dies kommt aber selten und meist ohne vegetative Symptome vor. So ist die tatsächliche Differentialdiagnose Morbus Menière durch eine gewissenhafte Anamnese, typische Symptome und auch den Ausschluß anderer Erkrankungen zu stellen.

Hypotonie

Bei hypotoner Kreislaufsituation reicht die Durchblutung für die Gleichgewichtszentren meist aus, und es bestehen keine wirklichen Beschwerden. Erst wenn eine gewisse kritische Grenze unterschritten ist, entsteht Schwindel. Dieser Moment ist natürlich nicht während der Untersuchung zu erfassen, da dann der Blutdruck immer etwas erhöht ist. Eine andere differentialdiagnostische Schwierigkeit liegt darin, daß hypotone Patienten oft in der Halswirbelsäule hypermobil sind und dadurch gleich zwei Ursachen für anfallartige Schwindelbeschwerden vorliegen. Oftmalige Blutdruckkontrolle bzw. 24-Stunden-Messungen geben Aufschluß über die Kreislaufsituation.

Zerebralsklerose

Auch hier ist die differentialdiagnostische Abgrenzung am besten durch die Anamnese möglich. Abgesehen von schweren Zerebralsklerosen, die ja ohnehin eine eindeutige Symptomatik haben, sind auch bei beginnender Arteriosklerose der Hirngefäße eindeutige Hinweise in der Anamnese zu finden: Gedächtnis- und Merkstörungen, diskrete passagere Fazialisparese, anfallartiger Schwindel und Ohrgeräusche. Die Symptomatik ist zervikalbedingten Beschwerden noch am ähnlichsten, da sowohl anfallartiger Schwindel als auch Ohrgeräusche bei Arteriosklerose im fortgeschritteneren Alter vorkommen können.

6.3 Gutachten

Im Rahmen der Begutachtung von Halswirbelsäulenerkrankungen ist grundsätzlich zu unterscheiden, ob es sich um eine eigenständige Störung, eine Degeneration von Knochen und Stützgewebe oder um eine frische Verletzung, z.B. durch ein Schleudertrauma, handelt. Die Beurteilung der Kombination einer bereits degenerativ veränderten Halswirbelsäule mit Veränderung durch einen frischen Unfall ist außerordentlich schwierig (Meenen et al. 1994).

Unabhängig von der Genese sind bei der Begutachtung die geforderten diagnostischen Schritte einzuhalten, da sie die absolute Grundlage für die Beurteilung des Zusammenhanges der Beschwerden mit Erkrankungen der Halswirbelsäule sind. Dies ist vor allem deshalb so wichtig, da gerade auf dem Gebiete der Unfallbegutachtung, aber auch der Frühberentung beurteilt werden muß, ob und inwieweit die behaupteten Beschwerden tatsächlich bestehen und vorhandene Erkrankungen mit ihnen zusammenhängen. Dabei ist zu betonen, daß es zu wenig ist, die Kausalität der Beschwerden entweder festzustellen oder abzulehnen. Zum Repertoire der Antworten eines Gutachters sollten auch die Aussagen gehören, daß ein *Zusammenhang* nur *wahrscheinlich* oder gegebenenfalls *unwahrscheinlich* ist.

Die vier Eckpfeiler der Diagnostik – Anamnese, Zervikalnystagmus, Manualmedizin und HWS-Röntgen – sollten berücksichtigt werden:

Im Rahmen der *Anamnese* sollte man besonderen Bedacht auf Vorerkrankungen der Halswirbelsäule legen.

Auch ist es wichtig, aus dem Gutachtensakt die *Unfallmechanik* aus dem Polizeibericht herauszulesen bzw. im Rahmen der Anamnese zu erfragen. Man erhält dadurch ein besseres Gesamtbild über die Unfallsituation (Sturzenegger et al. 1994). Sehr häufig werden nämlich Bagatelltraumen dazu verwendet, „wenigstens" für ein Schleudertrauma entschädigt zu werden. Umgekehrt verändern sich bei schwereren Unfällen häufig die Symptome bis zu Begutachtungsuntersuchung. Zuerst sind die Symptome vor allem durch die schweren Unfallfolgen zugedeckt und kristallisieren sich erst allmählich heraus (Stefano u. Radanov 1993). Bei der Tendenz, bei Begutachtungen zu simulieren, ist auch zu bemerken, daß die nicht überprüfbaren Symptome, wie Tinnitus oder Schwindel, in den Vordergrund treten.

Die Unfallmechanik hat insofern eine Auswirkung auf die Symptome, als Auffahrunfälle von hinten, unerwartete Unfälle und Patienten, deren Kopf/Hals zum Zeitpunkt des Aufpralles rotiert war, signifikant mehr und stärkere Beschwerden von seiten der Halswirbelsäule haben (Sturzenegger et al. 1994).

Die *Gleichgewichtsuntersuchungen* haben eine besondere Bedeutung, da ein Zervikalnystagmus beweisend für behauptete Schwindelbeschwerden bei Kopf-Hals-Drehung ist. Allerdings ist ein nicht vorhandener Zervikalnystagmus kein Gegenbeweis gegen behauptete Beschwerden! Der Zervikalnystagmus ist aber mit regelmäßiger Sicherheit anzutreffen, immerhin tritt er beim Schleudertrauma zu über 70% auf.

Die Nystagmusschrift bei der Pendelprüfung hilft zur weiteren Abklärung. Zeichen der Irritation der vestibulären Zentren durch eine zentrale Nystagmusschrift bei der Pendelprüfung weisen darauf hin, daß es durch Kontusion des Hirnstammes zur funktionellen Ablaufstörung der Vestibularisreflexe gekommen ist. In diesem Fall ist die Halswirbelsäule im Rahmen der Begutachtung durch den Unfallchirurgen mit abgedeckt und nicht eigens durch den HNO-Arzt zu berücksichtigen. Sind Zeichen einer Mangeldurchblutung der Vestibulariszentren zu sehen, so ist zu überlegen und zu beurteilen, ob die Beschwerden nicht von der zerebralen Mangeldurchblutung herrühren.

Die *manualmedizinische Untersuchung* und das Röntgen der Halswirbelsäule dienen vor allem der Unterstützung der Diagnose „Zervikalsyndrom", also der Klärung der Frage, ob überhaupt eine Schädigung der Halswirbelsäule bzw. eine Einschränkung ihrer Funktion besteht.

Für die gutachterliche Beurteilung des Schleudertraumas sind folgende Punkte von Wichtigkeit:

- War die Unfallmechanik typisch?
- Sind die Beschwerden typisch für ein Zervikalsyndrom?
- Bestehen zum Zeitpunkt der Untersuchung Beschwerden?
- Sind die Befunde typisch?
- Sind die Befunde objektivierbar?
- Gibt es andere Ursachen für die Beschwerden?

Die Antwort des Gutachters sollte eindeutig sein, wie die folgenden Beispiele verdeutlichen:

- »Der Zusammenhang mit dem Unfall ist gegeben.«
- »Der Zusammenhang mit dem Unfall ist möglich.«
- »Der Zusammenhang mit dem Unfall ist nicht wahrscheinlich.«
- »Das HWS-Syndrom hat eine andere Ursache.«

7 Psychosomatische Aspekte

7.1 Psychogener Schwindel

7.1.1 Definition und Epidemiologie

Schwindel kann als ein Zustand der mehr oder weniger unvermittelt einsetzenden, meist mit vegetativen Symptomen sowie Unlustgefühlen verbundenen Störung der Körper-Raum-Beziehung definiert werden (Soyka 1977). Es ist eine subjektive Sensation, eine Beeinträchtigung der im Zeitlauf sonst harmonischen räumlich-dynamischen Relation zur Umwelt.

Schwindelsymptome sind weit verbreitet: etwa 60 % der Patienten einer Allgemeinpraxis sprechen von Schwindelsymptomen (Kroenke et al. 1992). Der Anteil der psychogen verursachten Schwindelsymptome wurde auf 25–30 % geschätzt (Nedzelski et al. 1986), teilweise auch deutlich höher (Eckhardt et al. 1996). Bei etwa 40 % aller Schwindelpatienten spielen psychische Faktoren für die subjektiv empfundene Intensität der Symptomatik und für den Krankheitsverlauf (z. B. Chronifizierung) eine wesentliche Rolle (Kroenke 1990).

Bei Patienten mit psychischen und psychosomatischen Ursachen des Schwindels ist die Lebensqualität nicht weniger, sondern meist stärker beeinträchtigt als bei Patienten mit organischer Ursache. Dennoch bleiben diese Patienten, wenn die somatische Diagnostik abgeschlossen ist, häufig sich selbst überlassen. Psychische Ursachen werden oft gar nicht erkannt oder erst nach langer Odyssee, die bereits mit einer Chronifizierung einherging.

7.1.2 Symptomkonstellation

Der psychisch verursachte Schwindel tritt monosymptomatisch oder in Verbindung mit anderen Symptomen auf.

Meist wird der *psychogene (monosymptomatische) Schwindel* als ein „Schwankschwindel" oder „diffuser Schwindel" („wie betrunken", Leeregefühl im Kopf mit Gangunsicherheit") geschildert. Ein Dauerschwindel, der an Intensität zu- oder abnehmen kann, ist häufiger als ein Attackenschwindel. Prinzipiell können alle Schwindelqualitäten, d. h. auch ein „Drehschwindel mit subjektiver Fallneigung" psychisch bedingt sein; insbesondere Patienten, die zunächst eine periphere vestibuläre Läsion hatten und dann einen psychogenen Schwindel entwickeln, zeigen solche Symptome manchmal weiterhin (siehe unten).

Wesentlich zur Klärung einer psychischen Genese ist die Exploration *psychopathologischer Begleitsymptome*, die in einem hohen Prozentsatz von Patienten mit Schwindel nicht unbedingt spontan berichtet werden. Diese Begleitsymptome sind je nach zugrundeliegender psychischer Störung unterschiedlich. Am prägnantesten lassen sie sich in der Regel bei zugrundeliegenden Angststörungen herausarbeiten, vor allem wenn eine Agoraphobie zugrunde liegt.

Typische Auslösesituationen, die zu einer Auslösung oder Verstärkung des Schwindels führen, werden bei genauer Exploration geschildert: Menschenmengen, enge Räume, Rolltreppen, Kaufhäuser und Supermärkte, freie Plätze, Auto-, Bus- oder Bahnfahrten, Warteschlangen, Staus, aber auch zwischenmenschliche Situationen wie Gespräche, Vortragssituationen und vieles mehr. Vegetative Begleitsymptome wie Schweißausbrüche, Mundtrockenheit, Herzrasen, Engegefühle und Atemnot, Leeregefühl im Kopf („wie vor einer Ohnmacht") sind häufig vorhanden. Meist entwickeln die Patienten ein Vermeidungsverhalten, das je nach Schwere der zugrundeliegenden Angststörung unterschiedlich stark ausgeprägt ist. Schlafstörungen mit nächtlichem Aufwachen und Schwindelattacken kommen vor.

Monosymptomatischer Schwindel als Angstäquivalent vertritt den unangenehmen Angstaffekt oder ein Schuld-/Schamgefühl und führt zunächst zu einer erfolgreichen Verdrängung der Angst. Die so bewirkte „Ausschaltung" des Affektes bringt psychisch (vorübergehend) Entlastung. Die Angst (oder Scham) wird nicht bewußt wahrgenommen. Gleichwohl findet sie häufig als sekundäre Angst Ausdruck (Angst zu fallen, zu sterben, Hilflosigkeit, Ausgeliefertsein, starke Beschämung). Dieses Erleben schildert der Patient nun in der Regel als Folge, nicht als Ursache der Schwindelzustände. Hinzu kommt, daß die Vorstellung, an einer psychischen Störung zu leiden, häufig mit Schamgefühlen und der Angst, nicht mehr ernst genommen oder als Simulant gesehen zu werden, verbunden ist.

Nach und bei Hyperventilationszuständen, die ihrerseits häufig Folge von Angstaffekten sind, finden sich häufig Schwindelsymptome. Der Patient nimmt meist nur die körperlichen Symptome, nicht aber die Hyperventilation wahr. Er mißinterpretiert diese Symptome katastrophisch z.B. als Zeichen eines bedrohlichen körperlichen Zustandes; die Angst steigert sich und dementsprechend auch die Hyperventilation, was wiederum zu einer Verstärkung des Schwindels führt; regelrechte Panikanfälle mit Todesangst und notfallmäßiger Einweisung in die Klinik sind die Folge.

Bei ängstlich angespannten Patienten ist außerdem zu bedenken, daß es zu Verfälschungen der Befunde vestibulärer Funktionsuntersuchungen kommen kann, da diese stark von der Entspannungs- und Kooperationsfähigkeit der Patienten abhängen. Das kann irrtümlich zur Diagnose eines organisch bedingten Schwindels führen.

Dem von Brandt et al. (1986, 1996) sowie von Kapfhammer et al. (1995) als zweithäufigster Schwindel überhaupt beschriebenen „phobischen Schwankschwindel" können nach neueren Forschungsergebnissen (Eckardt-Henn et al. 1997) verschiedene psychische Störungen zugrunde liegen. Die gewählte Bezeichnung „phobischer Schwankschwindel", die insofern verdienstvoll war, weil sie auf psychische Schwindelzustände und auf die häufigen zugrundeliegenden Angstphänomene hingewiesen hat, sollte nach dem gegenwärtigen Forschungsstand weiter differenziert werden.

Psychopathologisch ist der Begriff „phobisch" gerichteten Ängsten vorbehalten, d.h. die Angst kann durch die konsequente Vermeidung der Situation völlig gebunden werden – während die beschriebene Gruppe offenbar eine viel größere Breite von Angstphänomenen umfaßt. Insbesondere die „antizipatorische Angst", die „Angst vor der Angst" ist typisch für die Agoraphobie, aber auch für die Panikstörung und für andere Angststörungen.

Depressive Symptome (Antriebsmangel, Rückzugsverhalten, Schlafstörungen, Appetit- und Libidoverlust, Konzentrationsstörungen, affektive Störungen und gelegentliche Tagesschwankungen (»morgens ist der Schwindel besonders schlimm!«) werden ähnlich wie bei den Angststörungen meist nicht spontan berichtet, sondern müssen exploriert werden. Die Patienten machen häufig den Schwindel und die damit verbundenen Einschränkungen für die Depression verantwortlich.

Schließlich sind vorangegangene Belastungssituationen, z.B. Verlusterlebnisse (Tod eines Angehörigen oder Freundes, Arbeitsplatzverlust etc.), sowie familiäre oder berufliche Konfliktsituationen zu explorieren. Der zeitliche Beginn der Symptomatik kann in direktem Zusammenhang stehen, der Schwindel kann aber auch mit wenigen Wochen Verzögerung auftreten. Auch hier ist den Patienten selbst ein Zusammenhang oft nicht bewußt.

7.1.3 Psychogene Schwindelzustände auf der Grundlage psychischer Störungen

In die differentialdiagnostischen Überlegungen sind (nach der ICD-10) die im folgenden aufgeführten psychischen Erkrankungen einzubeziehen, d.h. das Symptom Schwindel muß einem anderen nosologischen Zusammenhang zugeordnet werden:

- phobische Störungen (F40)
- Angststörungen (F41)
- depressive Störungen (F32, F33, F34)
- Reaktionen auf schwere Belastungen und Anpassungsstörungen (F43)
- dissoziative Störungen/Konversionsstörungen (F44)
- somatoforme Störungen (F45)
- sonstige neurotische Störungen (F48), insbesondere Depersonalisations- und Derealisationssyndrome (F48.1)
- artifizielle Störungen (F68.1) sowie
- Simulanz, Psychosen oder schwere Persönlichkeitsstörungen.

Der *monosymptomatische Schwindel* tritt am häufigsten *als Angstäquivalent* im Rahmen von Angsterkrankungen, als Konversionssymptom bei dissoziativen Störungen, als Depressionsäquivalent bei einer zugrundeliegenden depressiven Störung im Sinne der ICD-10 (ehemals „larvierte" oder

„maskierte Depression", „depressio sine depressione") oder als somatoforme Störung auf. Der Schwindel im Rahmen eines Symptomenkomplexes kann bei allen genannten psychischen Störungen auftreten; am häufigsten aber ist er als Angstkorrelat (er begleitet den Angstaffekt, aber dieser wird subjektiv vom Patienten wahrgenommen) bei verschiedenen Angsterkrankungen zu finden, gefolgt von den depressiven und den somatoformen Störungen (Eckhardt et al. 1996). 78 % der Patienten, die an Angststörungen leiden, geben Schwindel als Begleitsymptom an (Margraf et al. 1989).

Angststörungen und phobische Störungen (F40, F41)

Am häufigsten sind die Agoraphobie mit und ohne Panikstörung (F40.00, F40.01), die Panikstörung (F41.0) und die generalisierte Angststörung (F41.1). Aber auch spezifische (isolierte) Phobien (F40.2), z. B. Akrophobie oder Klaustrophobie, soziale Phobien (F40.1) und gemischte Angststörungen (Angst und depressive Störung, gemischt, F41.2) kommen vor.

Depressive Störungen (F32, 33, 34.1)

Depressive Störungen können – insbesondere häufig bei älteren Patienten – psychisch bedingten Schwindelzuständen zugrunde liegen (Sloane et al. 1994). Der Schwindel kann als monosymptomatischer Schwindel den depressiven Affekt ersetzen oder als Begleitsymptom auftreten. Sowohl bei organisch wie auch bei psychogen bedingten Schwindelzuständen können sich reaktive depressive Symptome aus dem Gefühl heraus entwickeln, dem Schwindel völlig ausgeliefert zu sein, die Kontrolle verloren zu haben und psychosozialen Einschränkungen ausgesetzt zu sein. Bei organischen Schwindelzuständen kann das zur Fehldiagnose eines psychogen bedingten Schwindels führen.

Reaktionen auf schwere Belastungen und Anpassungsstörungen (F44.8)

Posttraumatische Belastungsstörungen und Anpassungsstörungen können zu psychisch bedingten Schwindelzuständen führen. Zum einen kann es aufgrund schwerer Belastungen (Unfallereignisse, schwere körperliche Erkrankungen, Verlusterlebnisse etc.) zu einer psychischen Dekompensation kommen, die unter anderem mit psychisch bedingten Schwindelzuständen einhergehen kann. Zum anderen können auch Erkrankungen, die mit schweren organisch bedingten Schwindelzuständen einhergehen, zu Anpassungsstörungen und pathologischer Krankheitsverarbeitung führen.

Dies ist häufig beim *Morbus Menière* der Fall. Viele Betroffene erleben diese Erkrankung als psychisch äußerst belastend. »Der Menière-Anfall scheint ein existentielles Ereignis zu sein, das einer traumatischen Realerfahrung entspricht« (Lamparter 1994). Im Verlauf der Erkrankung kommt es häufig zu reaktiven depressiven Symptomen oder Angstsymptomen mit begleitendem Vermeidungsverhalten. Die Patienten fühlen sich den Anfällen hilflos ausgesetzt und von der Umgebung oft nicht ihrer Beeinträchtigung entsprechend ernst genommen. Somatopsychische Mechanismen (d.h. psychische Folgen körperlicher Erkrankungen) stehen hier im Vordergrund und lassen eine entsprechende psychotherapeutische Behandlung, die zu einer Reduktion der emotionalen Grundspannung und zu einer Hilfe bei der Bewältigung der Erkrankung führt, indiziert erscheinen. Denkbar wäre, daß zugrundeliegende psychische Störungen die Häufigkeit der Anfälle beeinflussen bzw. als eine Art „Triggerung" der Anfälle fungieren, wie von vielen Patienten beschrieben. Den Patienten sind solche Zusammenhänge überwiegend durchaus bewußt, und sie sind zu entsprechenden supportiven psychotherapeutischen Maßnahmen meist gut zu motivieren.

Dissoziative Störungen (Konversionsstörungen; F44.8)

Eine weitere große Gruppe psychischer Störungen, die psychogenen Schwindel verursachen, sind die dissoziativen Störungen oder Konversionsstörungen. Hier steht der Beginn der Schwindelsymptomatik in nahem zeitlichen Zusammenhang zu traumatisierenden Ereignissen, gestörten Beziehungen oder unlösbaren und unerträglichen Konfliktsituationen. Vielen Patienten sind diese Zusammenhänge aber zunächst nicht bewußt. Bei länger bestehender Symptomatik kommt es sekundär zu Konditionierungsprozessen, d.h. die „psychosomatische Reaktion" Schwindelanfall tritt schließlich auch unabhängig von der Auslösesituation auf, wenn es zu geringfügigen psychischen Irritationen (Spannungen etc.) kommt. Das erschwert die Diagnose, weil der ursprüngliche auslösende Konflikt verdeckt sein kann. Restriktive Verhaltensweisen sind hier im Gegensatz zu den Angststörungen und zur Agoraphobie selten vorhanden. Vegetative Begleiterscheinungen fehlen in der Regel.

Psychodynamisch geht es häufig um existentielle (z. B. finanzielle) Krisen, aber auch Erfolgssituationen oder aggressive Triebkonflikte, die Schuld- und Schamgefühle verursachen, können Auslöser sein. Das Symptom „Schwindel" bringt diese Konflikte körpersprachlich zum Ausdruck: Das Gefühl, plötzlich massiv verunsichert zu sein, den Boden unter den Füßen zu verlieren, zu schwanken, zu fallen, ins Bodenlose zu stürzen, drückt die innere Verunsicherung, den drohenden Verlust der inneren Struktur und Sicherheit aus.

Somatoforme Störungen (F45.38)

Wenn psychischer Schwindel Ausdruck einer autonomen somatoformen Störung ist, ist die Diagnose unseres Erachtens nach am schwierigsten, weil hier die Gefahr am größten ist, einen organisch bedingten Schwindel fälschlich einzuordnen (»wenn nichts Organisches gefunden wird, muß es psychogen sein«). Die Kombination einer eindeutigen vegetativen Beteiligung mit zusätzlichen nicht-spezifischen subjektiven Klagen und einem hartnäckigen Beharren auf einem besonderen Organ oder Organsystem als Ursache des Schwindels ergibt das typische klinische Bild.

Auslösende Belastungs- und Konfliktsituationen können vorhanden sein, werden aber von den Patienten hartnäckig verleugnet. Bei einem Teil der Patienten sind sie nicht explorierbar. Diese haben typischerweise lange Krankengeschichten mit häufigen Arztwechseln hinter sich. Sie sind bezüglich einer psychosomatischen Untersuchung oft entsprechend unkooperativ (»Es gibt keinerlei Probleme, und in meinem Leben war und ist alles völlig in Ordnung!«). Die Anamnese bleibt „leer". Diese Patienten neigen am stärksten zu einer Chronifizierung, was leider häufig iatrogen verstärkt wird, indem der Schwindel z. B. auf leichtere degenerativen Wirbelsäulenerkrankungen („vertebragener Schwindel") oder ähnliches zurückgeführt wird. Damit verstärkt der Arzt die Abwehrhaltung des Patienten.

Depersonalisations- und Derealisationssyndrome (F48.1)

Patienten, die an Depersonalisationssymptomen leiden, beschreiben diese manchmal wie „Schwindel", eher aber als diffusen Schwindel: „diffuse Benommenheit", „Schwebegefühl im Kopf", „als ob man nicht wirklich da sei". Umgekehrt können diese subjektiv empfundenen Schwindelsymptome Anlaß zur Verwechslung mit Depersonalisationssymptomen geben.

7.1.4 Psychogener Schwindel nach leichteren organischen Läsionen

Psychisch bedingter „Schwindel" kann sich nach organischen Erkrankungen, z. B. einer Neuropathia vestibularis, entwickeln – nicht selten mit zeitlicher Verzögerung. Die bei der organischen Erkrankung erlebten vegetativen Begleitreaktionen und heftigen Angstgefühle dienen gewissermaßen als Modell der nachfolgenden Symptombildung.

Bei Patienten mit prädisponierenden Persönlichkeitszügen oder anderen prädisponierenden Faktoren (z. B. akute Konflikt- und Krisensituationen) können vestibuläre Störungen akute psychische Störungen auslösen, insbesondere phobische Störungen, Angst- und dissoziative Störungen (Konversionsstörungen). Da eine Störung der peripheren Labyrinthfunktion nach 6–8 Wochen in der Regel zentral kompensiert wird, spricht ein Dauerschwindel über Monate bis Jahre meist für eine psychogene Verursachung oder Fixierung. Die subjektiven Symptome bleiben bestehen, verstärken sich sogar und chronifizieren schließlich. Häufig kommt es zu einer Veränderung der subjektiv empfundenen Schwindelqualität von einem Dreh- zu einem Schwankschwindel oder diffusen Schwindel. Manchmal bleiben auch beide Schwindelqualitäten bestehen. Differentialdiagnostisch bereitet diese nosologische Überschneidungszone daher besondere Schwierigkeiten.

Nach geringfügigen Verletzungen, z. B. einer Commotio cerebri oder einem HWS-Schleudertrauma („whiplash injury") können sich Schwindelsymptome entwickeln und sekundär chronifizieren. Toglia (1985) fand bei 309 Patienten nach HWS-Schleudertraumen chronische Schwindelzustände bei nachweisbaren geringfügigen pathologischen Befunden. Auch hier kommt es in den meisten Fällen zu einer iatrogenen Chronifizierung, weil der Schwindel immer wieder auf das Schleudertrauma zurückgeführt wird und oft zahlreiche Behandlungsmaßnahmen (chiropraktische oder orthopädische Maßnahmen, „Halskrawatte", chronisch rezidivierende Behandlung mit Lokalanästhetika, etc.) angewendet werden, die den Patienten in seiner somatogenen Fixierung bestärken.

Bezüglich der Diagnose „vertebragener Schwindel" gehen die Meinungen auseinander. Dies kann hier nicht ausführlich diskutiert werden. Sicher ist, daß diese Diagnose bei einer großen Gruppe von Patienten, die eigentlich an einer psychogenen Störung leiden, fälschlich gestellt wird. Der primäre Krankheitsgewinn, der in einem Ausgleich der psychischen Homöostase besteht – belastende Affekte werden Ich-fern erlebt, es kommt zu einer akuten Entlastung durch die Krankheit –, trägt zur Chronifizierung der Schwindelsymptome bei und führt nicht selten zur völligen Invalidisierung und frühzeitigen Berentung dieser Patienten.

Bei der Simulanz, die von diesen Störungen oft schwer abzugrenzen ist, fallen Inkonsistenzen auf: die klinischen Untersuchungen (Gleichgewichtstests) werden oft bizarr dargestellt; das kann allerdings auch bei Konversionssymptomen (dissoziativen Störungen) der Fall sein. Im Zentrum steht hier der sekundäre Krankheitsgewinn, z. B. der Wunsch nach finanzieller oder anderer Entschädigung etc. (Renten- oder Versicherungsbegehren).

7.1.5 Erklärungsmodelle

Schwindel als Ausdruck einer psychischen Störung wurde bereits 1770 von de Sauvages beschrieben, der die Phobien als „vertige hysterique" oder „vertige hypochondriac" bezeichnete. Freud wies 1895 daraufhin, daß der Schwindel eine hervorragende Stellung in der Symptomgruppe der Angstneurosen einnähme und eines der „folgenschwersten Symptome der Neurose" sei. Benedikt prägte 1870 den Begriff „Platzschwindel", und 1899 beschrieben Lannois und Tournier Fälle, bei denen es in Zusammenhang mit Ohrerkrankungen zum Auftreten agoraphober Symptome gekommen war.

Das während eines Schwindelzustands gestörte Gleichgewicht zwischen entero-, proprio- und exterozeptiven Wahrnehmungen, das gestörte Gleichgewicht der Körper-Raum-Beziehung, kann zu einer Störung des Gefühls der Ich-Grenzen und des Selbstgefühls führen (Rigatelli et al. 1984) und ist meist *körpersprachlicher Ausdruck des gestörten innerseelischen Gleichgewichtes*. Schwindel bezieht per se immer die Seele und den Körper mit ein und ist als eine Verbindungsstelle zwischen Psyche und Soma anzusehen.

Die Koordination des Gleichgewichtes hat wesentlichen Einfluß auf die psychomotorische Entwicklung des Kindes und somit auf die Entwicklung des Körperselbst und des Körpererlebens. Deutlich wird, daß der Schwindel als psychosomatisches Symptom sich gewissermaßen ausgezeichnet eignet, einige der Grundkonflikte des Menschen (Konflikt zwischen Autonomie und Abhängigkeit, aggressiven und regressiven Impulsen, Kontrolle und Kontrollverlust) zu versinnbildlichen. Letzteres wird insbesondere offensichtlich, wenn der psychogene Schwindel Ausdruck eines Konversionssymptoms ist.

7.1.6 Vestibuläre Störungen und Angst

Eine Beziehung zwischen vestibulären Störungen und Angstsymptomen wird schon länger angenommen, weil sich bei Patienten mit Angststörungen wiederholt vestibuläre Störungen nachweisen ließen (Frommberger et al. 1994, Jacob et al. 1996) und umgekehrt bei Patienten mit Schwindel oft erhöhte Angstwerte auffielen. Allerdings ist hier kritisch anzumerken, daß es kaum Studien gibt, die zwischen organischem und psychogenem Schwindel differenzierten, so daß diese Ergebnisse wahrscheinlich durch die Patienten mit psychogenem Schwindel zustande kamen. Wie Jacob et al. (1996) schließlich zeigten, haben Patienten mit agoraphoben Symptomen signifikant häufiger pathologische vestibuläre Testergebnisse als Patienten mit anderen Angststörungen oder depressiven Störungen und als gesunde Normalpopulationen. Mithin steht zu vermuten, daß vestibuläre Störungen eher agoraphobe Symptome auslösen.

Wie bereits dargelegt, ist bei einer vestibulären Dysfunktion oder dem einseitigen Ausfall des vestibulären Systems normalerweise eine gute Kompensation über das visuelle und propriozeptive System möglich. Die ausgelösten Panikzustände könnten bei den Betroffenen aber auf andere Stimuli konditioniert werden und dann trotz erfolgter zentraler Kompensation der vestibulären Störung anhalten. Ebenso können sie auf bereits vorhandene neurotische Störungen treffen, die dann eventuell dekompensieren. Bei bestimmten psychischen Erkrankungen könnte es zu einer erhöhten Sensitivität des vestibulären Systems kommen und damit auch zu einer Verminderung der Habituationsfähigkeit, so daß sich eine Art Circulus vitiosus entwickelt, wie z. B. von Patienten mit funktionellen Herzrhythmus- und Panikstörungen bekannt.

Brandt (1996) hat im Zusammenhang mit der Beschreibung des „phobischen Schwankschwindels" ausführlich auf den hypothetischen Mechanismus einer *Entkopplung der Efferenzkopie* (*Mismatch-Theorie*: transiente Störungen der Abstimmung zwischen Efferenz und Efferenzkopie) hingewiesen: dieser führt zur subjektiven Wahrnehmung einzelner Körperschwankungen und Kopfbewegungen, die als verunsichernde exogene Beschleunigung mit gleichzeitiger Umweltscheinbewegung empfunden werden. Mittlerweile gibt es vielfältige Untersuchungen (Ehlers u. Breuer 1992), die zeigen, daß solche Patienten gewisse körperliche Sensationen stärker wahrnehmen und empfindlicher für entsprechende Reize sind, daß sie sich also schlechter abschirmen können. Es kommt zu einer katastrophischen Verarbeitung und möglichen Auslösung von phobischem Vermeidungsverhalten oder Angstsymptomen.

7.1.7 Therapie und interdisziplinäre Diagnostik

Bei anhaltendem Schwindel sollte eine interdisziplinäre, d.h. somatische *und* psychosomatische Diagnostik immer zur Routine gehören. Die ausführliche Aufklärung des Patienten über die psychosomatischen und somatopsychischen Zusammenhänge ist wesentlich. Oft kommt es schon dadurch zu einer subjektiven Besserung und Entlastung. Die jeweilig indizierte psychotherapeutische Methode richtet sich nach der zugrundeliegenden psychischen Störung und ist dementsprechend sehr unterschiedlich. Bei zugrundeliegenden Angsterkrankungen ist eine Psychotherapie im Sinne tiefenpsychologisch fundierter Therapie oder Verhaltenstherapie am geeignetsten; insbesondere Kombinationsverfahren sind erfolgversprechend. In schweren chronifizierten Fällen mit ausgeprägtem Vermeidungs- und Rückzugsverhalten ist nach unserer Erfahrung eine stationäre psychosomatische Behandlung unumgänglich, die tiefenpsychologische mit verhaltenstherapeutischen Verfahren kombiniert und an die sich eine längere ambulante Behandlung anschließen sollte.

Zusätzliche *Entspannungsverfahren* und *körpertherapeutische Maßnahmen* sind notwendig, um die emotionale Grundspannung zu reduzieren (z.B. bei Morbus-Menière-Patienten), sekundäre Konditionierungsreaktionen aufzulösen und die Patienten wieder Zutrauen in ihre Bewegungsfähigkeit finden zu lassen. Bei dissoziativen Störungen (Konversionsstörungen) sind tiefenpsychologische Verfahren noch immer die Methode der Wahl.

Bei depressiven Störungen und in der Anfangsphase auch bei bestimmten Angststörungen (insbesondere Panikstörung und generalisierte Angststörung) kann eine *medikamentöse Therapie* notwendig sein. Bei den Angststörungen gelten gegenwärtig Imipramin und Clomipramin als Mittel der Wahl, die sich in schweren Fällen zu Beginn mit einem Benzodiazepin (Lorazepam oder Alprazolam) kombinieren lassen. Bei den depressiven Störungen kommen auch andere Antidepressiva zur Anwendung. Benzodiazepine sind aus Gründen der Abhängigkeitsgefahr zu vermeiden oder nur begrenzt (s.o.) und kontrolliert einzusetzen. Am schwierigsten sind aus den beschriebenen Gründen Patienten mit somatoformen Störungen zu behandeln. Vereinzelt werden auch hier medikamentöse Behandlungen mit Antidepressiva als erfolgversprechend beschrieben (Benkert u. Hippius 1996).

Wiederholte, nicht indizierte Diagnostik und Therapie (z.B. wiederholte Infusionsbehandlungen mit Antivertiginosa oder durchblutungsfördernden Mitteln) sollte bei psychogenen und psychosomatischen Schwindelzuständen in jedem Fall vermieden werden, weil sie zu einer iatrogenen Fixierung beitragen, d.h. der Patient bleibt von einer organischen Ursache überzeugt, und der Zugang zu einer psychotherapeutischen Behandlung ist dann nur noch schwer möglich. Die psychische Grunderkrankung weitet sich aus und chronifiziert.

7.2 Hörsturz

7.2.1 Psychosomatische Aspekte

Gegenwärtig geht es nicht mehr um die Frage, *ob* psychische Faktoren bei der Entstehung des Hörsturzes mitwirken, dies scheint auch in der HNO-ärztlichen Literatur anerkannt; vielmehr geht es um die Frage der genauen Beschaffenheit solcher Faktoren, ihrer klinischen Relevanz und ihres Einflusses auf den Verlauf der Erkrankung (Lamparter 1994). Es gibt allerdings bis heute wenige systematische Untersuchungen zu dieser Thematik. Greuel beschrieb 1986 häufige Persönlichkeitsfaktoren bei Hörsturzpatienten: Perfektionismus, überhöhtes Anspruchsniveau, Ehrgeiz mit sich selbst überforderndem Leistungsstreben bis hin zur Selbstaufgabe. Er charakterisiert den Hörsturzpatienten als einen Menschen, der in einem ständigen emotionalen Spannungszustand lebe. 1988 untersuchten Kropp u. von Rad 64 Hörsturzpatienten mit 90 Hörsturzfällen im Rahmen psychologischer Interviews: Bei 70% der Patienten stellten sie eine aktuelle psychische Belastungssituation *vor* dem Hörsturzgeschehen fest.

Lamparter (1994) hat die wohl aktuellste systematische Untersuchung an insgesamt 160 Hörsturzpatienten durchgeführt. Er kommt zu dem Ergebnis, daß sich der Hörsturz unter psychosomatischen Aspekten nicht als eine einheitliche Erkrankung erweist, sondern daß man ebenso wie bei der somatischen auch bei der psychosomatischen Genese von *heterogenen Faktoren* ausgehen muß. Es treten aber gehäuft charakteristische Merkmale auf, so daß eine umschriebene Genese im Sinne einer „psychosomatischen Reaktion" wahrscheinlich ist. Zwölf verschiedene „psycho-ökonomische Funktionen", die sich inhaltlich zusammenfassend als die Bereiche „Notabschaltung bei zu großer Belastung und Konfliktdruck", „Wunsch nach Ruhe", „Reizschutz" und als Ausdruck einer aggressiven Dynamik: „Implosion einer Ohnmachtswut", „Protestäquivalent" beschreiben lassen.

Lamparter (1994, S. 234) formuliert die folgende *integrierende Modellvorstellung des Hörsturzes*: »Beim Hörsturz als psychosomatischer Reaktion erfolgt seine Manifestation in einer krisenhaften oder anhaltend vor allem im Beruf belastenden Lebenssituation durch ein interaktives auslösendes Ereignis, das mit lebensgeschichtlich angelegten Konflikten in starke „Resonanz" gerät. Die vollgültige Selbstwahrnehmung der ausgelösten Affekte muß aus Gründen der psychischen Homöostase abgewehrt werden. Affekte, die hier vor allem zum Tragen kommen, sind Ohnmachtsgefühle in Verbindung mit heftiger Wut oder Schuldgefühlen, seltener Ängste. Die nur unvollkommene Integration dieser Affekte in den „psychischen" Regulationsvorgang führt zu einer Somatisierung, im Sinne einer „vegetativen Entgleisung" oder sogar einer „zeitbewußt" erscheinenden Abschaltung des wahrnehmenden Sinnesorgans.«

7.2.2 Interdisziplinäre Diagnostik und Therapie

Aufgrund der Hinweise, daß Belastungsfaktoren eine wichtige Bedeutung bei der Auslösesituation des Hörsturzes haben, scheint es angezeigt, von Beginn an eine *psychosomatische Diagnostik* in die Routinediagnostik zu integrieren. Insbesondere berufliche Belastungen, aber auch andere Belastungsfaktoren sollten dabei systematisch untersucht werden, um danach auch die Therapieplanung auszurichten. Akut geht es aus psychosomatischer Sicht um eine Reizabschirmung, Herauslösung aus der belastenden Alltagssituation und Entspannung. Hier kommen Entspannungsverfahren zum Einsatz. Lamparter weist daraufhin, daß insbesondere bei Patienten, bei denen eine Über-Ich-Problematik (hoher Leistungsanspruch mit ständiger Selbstüberforderungstendenz) und/oder belastende konflikthafte Beziehungssituationen im Vordergrund stehen, eine dezidierte konfliktzentrierte psychotherapeutische Behandlung erfolgen sollte, die die Bearbeitung dieser Konflikte und die Möglichkeit der „inneren Beruhigung" in sich birgt.

Was die Beratung hinsichtlich einer Rezidivprophylaxe betrifft, geht es um den Fokus „alles zuviel" und um eine „pathologische Tendenz, aggressive Impulse gegen sich selbst zu richten"; hier sollten gezielte therapeutische Interventionen erfolgen (Lamparter 1994).

7.3 Die psychogene Hörstörung

Eine „psychogene Hörstörung" ist eine *mittel- bis hochgradige zentrale, symmetrisch doppelseitige unbewußte Hörstörung*. Auffallend ist, daß diese Hörstörung häufig nur in den Untersuchungssituationen auftritt, nicht aber am Telefon oder bei ungezwungener Unterhaltung; dennoch geht es hier nicht um eine Simulanz. Psychogene Hörstörungen sind eher selten; aktuellere epidemiologische Untersuchungen fehlen. Eine Untersuchung aus dem Jahr 1951 beschreibt 3% aller Hörstörungen als psychogen (Doerfler 1951).

Sopko u. Bauer (1995) geben die folgenden diagnostischen Kriterien an:

- Diskrepanz zwischen normalem Unterhaltungsgehör und schwer pathologischem Untersuchungsgehör
- Diskrepanz zwischen hochgradig erhöhter Schwelle im Reintonaudiogramm und relativ guter Schwelle im Sprachaudiogramm
- pathologisches Bekesy-Audiogramm mit Absinken von Dauer- und Impulskurve
- normale Ergebnisse objektiver audiologischer Untersuchungsverfahren.

Bei den psychogenen Hörstörungen handelt es sich fast immer um *dissoziative Störungen* (Konversionsstörungen). Den Patienten sind die zugrundeliegenden Konflikte zunächst nicht unbedingt bewußt; sie erzählen bereitwillig von ihrer Hörstörung, die sie oft mit früheren Erkrankungen oder einem Ereignis (laute Musik, Knallgeräusch oder ähnlichem) in Verbindung bringen. Erst im ausführlichen psychodynamischen Gespräch treten häufig Konflikte zutage, die mit der Hörstörung in Verbindung stehen. Meist handelt es sich um Beziehungskonflikte; das Symptom bietet eine unmittelbare psychische Entlastung und geht mit einem direkten sekundären Gewinn einher.

Die *Prognose* gilt als gut. Man sollte dem Patienten über eine psychosomatische Ursache der Symptomatik aufklären, ohne ihm das Gefühl zu vermitteln, man nähme ihn nicht ernst oder man habe ihn „durchschaut". Man sollte ihm im Gegenteil deutlich machen, daß sich die Symptomatik aufgrund einer Überforderungssituation entwickelt hat, und bei anhaltender Symptomatik eine konfliktzentrierte ambulante Psychotherapie anbieten. Diese erfolgt in der Regel als Kurztherapie über einen begrenzten Zeitraum von etwa 15 bis 20 Sitzungen mit niedriger Stundenfrequenz (1 Stunde pro Woche); je nach zugrundeliegender Konfliktsituation ist in einzelnen Fällen eine längerfristige Psychotherapie erforderlich.

7.4 Reaktive psychische Störungen

7.4.1 Tinnitus

Psychosomatische Aspekte

Neben den vielfältigen somatischen Ursachen (Kapitel 5) spielen externe Belastungen sowie psychische Belastungsfaktoren und Persönlichkeitsfaktoren eine wesentliche Rolle für die subjektive Wahrnehmung der Intensität des Tinnitus und für die Krankheitsverarbeitung. Viele Patienten beschreiben eine Zunahme der Lautheit des Tinnitus im Zusammenhang mit familiären oder beruflichen Belastungssituationen (Lenarz 1992). Bislang läßt sich nur ein kleiner Teil der Tinnituspatienten erfolgreich behandeln.

Die Konfrontation mit dem Tinnitus kann zu einer Lebenskrise führen. Schnell entwickeln sich Gefühle wie Ausgeliefertsein, Ohnmacht, Hilflosigkeit, Resignation. Dabei ist es von großer Bedeutung, daß es sich um ein subjektives Symptom handelt, d.h. daß die Umgebung den Tinnitus nicht wahrnimmt. Dadurch fühlen sich viele Patienten unverstanden und nicht genügend ernst genommen, was diese Gefühle noch verstärkt. In einer nächsten Phase der Auseinandersetzung mit dem Symptom kommt es meist zu Ablenkungsversuchen; am häufigsten wird Musikhören eingesetzt. Überwiegend haben diese Versuche aber keinen bleibenden Erfolg. Ein Großteil der Patienten versucht dann das Symptom zu akzeptieren und damit zu leben.

Die Möglichkeiten der persönlichen Krankheitsverarbeitung werden bestimmt von den primären Persönlichkeitsfaktoren, psychischen Grunderkrankungen, sowie der privaten und beruflichen Lebenssituation (soziale Unterstützung). Bei etwa 0,5 – 1,0% der Patienten entstehen schwere psychische Probleme („Teufelskreis des Tinnitus"); der Tinnitus kann zu einem regelrechten Verfolger werden, der die gesamt Lebensführung bestimmt. Sozialer Rückzug und reaktive depressive Störungen können die Folge sein.

Eine „Tinnituspersönlichkeit" konnte empirisch nicht verifiziert werden. Fichter u. Goebel (1996) beschreiben aber eine Häufung bestimmter *Grundhaltungen* bei den von ihnen psychotherapeutisch behandelten Patienten:

- relativ großes Kontrollbedürfnis über das, was mit einem selbst geschieht
- relativ ausgeprägte „Kopfbezogenheit"
- Schwierigkeit, Verletzungen oder Kränkungen emotional und nicht nur über den Kopf zu verarbeiten
- Perfektionismus in bestimmten Bereichen
- hohe Verantwortungsbereitschaft
- „Durchhaltenmüssen"
- einige Typ-A ähnliche Grundmuster (Leben in innerer Unruhe, Hektik und unter Zeitdruck).

Nach einer Umfrage an Tinnituspatienten berichten 20% von sehr negativen Erfahrungen mit Ärzten: Desinteresse, Hilflosigkeit, Unwissenheit, wenig Aufklärung und Verständnislosigkeit wurden erfahren (Kurth u. Gefken 1992). Auch die Erfahrungen mit somatischen Behandlungsversuchen waren sehr entmutigend, während die Erfahrungen mit psychotherapeutischen Verfahren positiver waren. Immerhin hatten 41 % der Patienten Erfahrungen mit Selbsthilfegruppen (Deutsche Tinnitusliga e.V., Wuppertal) und Psychotherapie unterschiedlicher Art.

Der sekundäre Krankheitsgewinn oder die *Funktionalisierung* des Symptoms können den Verlauf negativ beeinflussen, weil sie zu einer Fixierung führen.

Psychiatrische Komorbidität

Der Anteil depressiver Störungen bei Tinnituspatienten wird nach unterschiedlichen Studien mit 32 bis 85% eingeschätzt. Auch Angststörungen mit 31% und Störungen durch Einnahme psychotroper Substanzen mit 23% sowie chronische Schmerzsyndrome (Hiller u. Goebel 1992) sind häufig. Tinnituspatienten, die sich in psychotherapeutische Behandlung begeben, stellen also meist eine schwerer belastete Patientengruppe mit erheblicher psychischer Vulnerabilität, aufgrund derer es durch den Tinnitus zur Auslösung einer schwereren psychischen Störung kommen kann. Nicht selten reagieren Tinnituspatienten mit akuter Suizidalität.

Interdisziplinäre Diagnose und Therapie

Aufgrund dieser Befunde sollte eine psychosomatische Diagnostik zur Routinediagnostik gehören. Dabei geht es um die Exploration bereits vorhandener psychischer Störungen mit dem Ziel, etwas über die Vulnerabilität zu erfahren und somit frühzeitig prophylaktisch eingreifen zu können. Bei akuten depressiven Symptomen oder gar akuter Suizidalität ist eine sofortige supportive Psychotherapie (Krisenintervention), eventuell in Kombination mit einer medikamentösen antidepressiven Therapie angezeigt. In entsprechenden Fällen ist eine stationäre Behandlung unumgänglich. Schlafstörungen müssen immer exploriert werden und sind gegebenenfalls symptomatisch zu behandeln. Trizyklischen Antidepressiva sollte angesichts der hohen Belastung der Patienten und der Gefahr der Medikamentenabhängigkeit der Vorzug vor Benzodiazepinen gegeben werden.

Gegenwärtig gibt es einige psychosomatische Kliniken, die sich auf die Behandlung von Tinnituspatienten spezialisiert haben und vorwiegend verhaltenstherapeutisch arbeiten. Leider sind die Wartezeiten noch immer relativ lang, was auf den hohen Bedarf hinweist.

Längerfristige Psychotherapie

Für einige Patienten scheinen Biofeedbacktraining zur gezielten Entspannung einzelner Muskeln oder Muskelgruppen (z. B. M. masseter bei Myoarthropathie der Kiefergelenke) und Entspannungsverfahren (Autogenes Training oder Progressive Muskelrelaxation) zu genügen. Wenn aber ein hoher Leidensdruck, depressive Symptome, Angststörungen oder andere psychische Störungen vorhanden sind, müssen zusätzliche Therapieverfahren zur Anwendung kommen. Am häufigsten wurde berichtet über *verhaltenstherapeutische Ansätze* mit den Zielen:

- kontinuierliche Veränderung der spezifischen Tinnituswahrnehmung
- Abbau tinnitusverstärkender Faktoren (negatives Körpergefühl durch ständige Überforderung und Streß, unbearbeitete familiäre oder berufliche Konfliktsituationen)
- Abbau jeglicher Funktionalisierung bzw. sekundären Krankheitsgewinnes, der zu einer Fixierung führt, und
- Übernahme von Eigenverantwortung, d. h. Aufgabe passiver Erwartungshaltungen und aktives Streben nach Akzeptanz des Tinnitus.

Die Kombination von psychoanalytischen Behandlungsmethoden mit verhaltenstherapeutischen Ansätzen kann in entsprechenden Fällen eine »innovative Bereicherung effektiver Therapieverfahren der teilweise sehr komplexen chronischen Störung« sein (Goebel 1992). Noch existieren diesbezüglich wenige Untersuchungen.

7.4.2 Morbus Menière

Psychosomatische Aspekte

In den 70er und 80er Jahren wurde diskutiert, ob der Morbus Menière eine klassische psychosomatische Erkrankung ist. Die diesbezüglichen Studien waren schlecht und methodisch unzureichend (Grigsby u. Johnston 1989). Heute erscheint eine organische Ursache dieser Erkrankung gesichert. Es handelt sich aber um eine Erkrankung, die aufgrund ihrer Symptomatik und Unkontrollierbarkeit zu psychischen Belastungen führen kann bis hin zu schweren reaktiven psychischen Störungen. Auch hier spielen – wie bereits bei Tinnituspatienten beschrieben – externe Belastungsfaktoren, psychische Belastungsfaktoren und Persönlichkeitsfaktoren ebenso wie die soziale Unterstützung (Verständnis und Hilfe von Angehörigen, Freunden, Kollegen) bei der subjektiven Beschwerdeintensität und der Krankheitsverarbeitung eine wesentliche Rolle.

Die Betroffenen leiden besonders an der Plötzlichkeit, mit der die Attacken auftreten, und an deren Unkontrollierbarkeit. Viele Patienten beschreiben, daß es unter psychischen Belastungs- und Streßsituationen zu häufigeren Anfällen kommt. Hinzu kommen die Komplikationen wie Tinnitus und Hörminderung, die ihrerseits zu starken Belastungen führen. Daher ist es wesentlich, eine *psychosomatische Diagnostik* durchzuführen, um begleitende psychische Störungen (insbesondere depressive Störungen und Angststörungen, phobische Störungen mit Vermeidungsverhalten) frühzeitig zu diagnostizieren und entsprechende psychotherapeutische Behandlungen einzuleiten.

Auch bei Morbus-Menière-Patienten sind Entspannungsverfahren (Autogenes Training, Progressive Muskelrelaxation) und Biofeedback hilfreich und stellen ein wesentliches Element der Behandlung dar. Bei sehr belasteten Patienten oder vorhandenen psychischen Störungen sollten zusätzlich verhaltenstherapeutische Methoden, eventuell in Kombination mit psychoanalytischen Therapien, im Einzelfall Anwendung finden. Wichtig sind akute Entlastungsmaßnahmen, die dem Patienten den Umgang mit der Erkrankung erleichtern, beispielsweise die Möglichkeit, an seiner Arbeitsstelle einen Platz zu haben, wo er sich zurückziehen kann, wenn ein Anfall auftritt (Cohen et al. 1995).

Literatur (Auswahl)

Adour KK, Wingerd J, Bell DN, Manning JJ, Hurley JP: Prednison treatment for idiopathic facial paralysis (Bell's palsy). New Engl J Med 1972, 287: 1268–1272.

Adour KK, Bell DN, Hilsinger RL Jr: Herpes simplex virus in idiopathic facial paralysis (Bell palsy). JAMA 1975, 233: 527–530.

Adour KK, Ruboyianes JM, Von Doersten PG: Bell's palsy treatment with acyclovir and prednidone compared with prednisone alone: a double-blind, randomised, controlled trial. Ann Otol Rhinol Laryngol 1996, 88: 787–801.

Amedee RG: The effects of chronic otitis media with effusion on the measurement of transiently evoked otoacoustic emissions. Laryngoscope 1995,105:589–595.

Antony MM, Brown TA, Craske MG: Accuracy of heartbeat perception in panic disorder, social phobia, and non-anxious subjects. J Anxiety Disord 9, 1995: 355–371.

Baer JE, Hall JW: Effects of nonpathologic factors on otoacoustic emissions. Hear J 1992, 45: 17–23.

Barany R: Untersuchungen über den vom Vestibularapparat des Ohres reflektorisch ausgelösten rhythmischen Nystagmus und seine Begleiterscheinungen. Monatsschr Ohrenheilkd 1906, 41 : 191.

Battmer RD, Lenhard E: Beziehungen zwischen der Tonhörschwelle und dem Einsilberverstehen bei Innenohr-Hochtonschwerhörigkeit. HNO 1984, 32: 69–73.

Baumgarten RJ von, et al.: Influence of proprioceptive information on space orientation on the ground and in orbital weightlessness. Adv Space Res 1989, 9: 223–230.

Békésy GV von: Traveling wave as frequency analysers in the cochlea. Nature 1970, 225: 1207–1209.

Berlin CI, Hood LJ, Wen H: Contralateral suppression of nonlinear click evoked otoacoustic emissions. Hear Res 1993, 71: 1–11.

Bisdorff AR: The perception of body verticality (subjective postural vertical) in peripheral and central vestibular disorders. Brain 1996, 119: 1523–1534.

Bles W, De Graaf B: Ocular rotation and perception of the horizontal under static tilt conditions in patients without labyrinthine function. Acta Otolaryngol Stockh 1991, Suppl 520: 456–462.

Boenninghaus, HG: Ohrverletzungen. In: Berendes J, Link R, Zöllner F: Hals-Nasen-Ohren-Heilkunde in Klinik und Praxis, Bd. 5.: Ohr I. Thieme, Stuttgart 1979, S. 20.

Bonfils P, Uziel A: Evoked otoacoustic emissions in patients with acoustic neuromas. Am J Otol 1988, 9: 412–441.

Bonfils P, Uziel A, Pujol R: Evoked otoacoustic emissions: A fundamental and clinical survey. ORL 1988, 50: 212–218.

Brackmann DE, Selters WA: Brainstem electric audiometry: acoustic neurinoma detection. Rev Laryngol 1979, 100: 49–51.

Brackmann DE, Arriaga MA: Differential diagnosis of neoplasms of the posterior fossa. Cummings CW et al.: Otolaryngology Head and Neck Surgery 1986, Vol. 4, 188: 3271–3291.

Brackmann DE, Kwartler JA: A review of acoustic tumors: 1983–1988. Am J Otol 1990, 11: 216–232.

Brandt T, Büchele W: Augenbewegungsstörungen. G. Fischer, Stuttgart 1983.

Brandt T: Vertigo. Its Multisensory Syndromes. Springer 1991.

Brandt T: Phobic postural vertigo. Neurology 1996, 46: 1515–1519.

Britton TC: Postural electromyographic responses in the arm and leg following galvanic vestibular stimulation in man. Exp Brain Res 1993, 94: 143–151.

Brownell WE: Observations on a motile response in isolated outer hair cells. In: Webster WR, Aitken LM: Mechanisms of Hearing. Monash University Press 1983, pp. 5–10.

Brownell WE: Outer hair cell electromotility and otoacoustic emissions. Ear Hear 1990, 11: 89–92.

Büdingen HJ von, Reutern GM von: Ultraschalldiagnostik der hirnversorgenden Arterien, 2. Aufl. Thieme, Stuttgart 1993.

Cane MA, Lutman ME, ODonoghue GM: Transiently evoked otoacoustic emissions in patients with cerebellopontine angle tumors. Am J Otol 1994, 15: 207–216.

Carl JR: Principles and Techniques of Electro-Oculography. In: Jacobson BP: Handbook of Balance Function Testing.

Cass SP: Galvanic induced postural movements as a test of vestibular function in humans. Laryngoscope 1996, 106: 423–430.

Cawthorne T, Hallpike CS, Wood JD: The investigation of vestibular function. Pro Med Bul 1956, 12: 131–142.

Chandrasekhar SS, Brackmann DE, Devgan KK: Utility of auditory brainstem response audiometry in diagnosis of acoustic neuromas. Am J Otol 1995, 16: 63–67.

Chang YJ, Golby AJ, Albers GW: Detection of carotid stenosis. From NASCET results to clinical practice. Stroke 1995, 26: 1325–1328.

Clark DB, Leslie MI, Jacob RG: Balance complaints and panic disorder: A clinical study of panic symptoms in member of a self-help group for balance disorders. J Anxiety Disord 1992, 6: 47–53.

Clark MR, Sullivan MD, Fischl M, Katon WJ, Russo JE, Dobie A: Symptoms as a clue to otologic and psychiatric diagnosis in patients with dizziness. J Psychosom Res 1992, 38: 461–470.

Cohen H, Ewell LR, Jenkins HA: Disability in Meniere's disease. Arch Otolaryngol Head Neck Surg 1995, 121: 29–33.

Coker EJ, Coker RR, Jenkins HA, Vincent KR: psychological profile of patients with Meniere's disease. Arch Otolaryngol Head Neck Surg 1989, 115: 1355–1357.

Collet L, Kemp DT, Veuillet E: Effect of contralateral auditory stimuli on active cochlear-micromechanical properties in human subjects. Hear Res 1990, 43: 251–262.

Davis H: Principles of electric response audiometry. Ann Otol Rhinol Laryngol 1976, 85, Suppl 28: 1–96.

De Sauvages F: Nosologie Méthodique. Herrissant, Paris, 1770–1771.

Diener HC, Dichgans J, Scholz E, Ackermann H: Long Loop Reflexes in a Standing Subject and Their Use for Clinical Diagnosis. In: Igarashi M, Black FO: Vestibular and Visual Control on Posture and Locomotor Equilibrium. Karger, Basel 1985, pp. 290–294.

Di Fabio, Richard P: Meta-analysis of the sensitivity and specifity of platform posturography. Arch Otolaryngol Head and Neck Surg 1996, 122: 150–156.

Dilling H, Mombour W, Schmidt MH: Internationale Klassifikation psychischer Störungen, 2. Aufl. Huber, Bern 1993.

Dix MR, Hallpike CS. The pathology, symptomatology and diagnosis of certain common disorders of the vestibular system. Proc R Soc Med 1945 (1952): 341–354.

Doerfler LG: Psychogenic deafness and ist detection. Ann Otol 60 1951: 1045.

Dohlen P, Hennaux C, Cbantry P: The occurrence of 12 evoked otoacoustic emissions in a normal adult population and neonates. Scand Audiol 1991, 20: 203–204.

Dohlmann ((Abschnitt 4.6.3))

Don M, Eggermont JJ: Analysis of the click evoked brain stem potentials in man using high-pass noise masking. J Acoust Soc Am 1978, 63: 1084–1092.

Don M, Masuda A, Nelson R, Brackmann D: Successful detection of small acoustic tumors using the stacked derived-band amplitude. Am J Otol 1998 (in press).

Doty RL: The Olfactory Event-Related Potentials. In: Doty RL. Handbook of Olfaction and Gustation. Marcel Dekker, New York 1995, pp. 206–209.

Dvorák J, Dvorák V: Manuelle Medizin, 2. Aufl. Thieme, Stuttgart 1985 (3. Aufl. 1997).

Eckhardt A, Tettenborn B, Krauthauser H, Thomalske C, Hartmann O, Hoffmann SO, Hopf HC: Schwindel- und Angsterkrankungen – Ergebnisse einer interdisziplinären Untersuchung. Laryngo-Rhino-Otol 1996, 75: 617–522.

Eckhardt-Henn A, Steinhorst N, Thomalske C: Krankheitsspezifische Kontrollüberzeugungen bei Patienten mit der Leitsymptomatik „Schwindel" Psychother Psychosom Med Psychol 47, 1998 (im Druck).

Eggermont JJ: Tinnitus Some thoughts about its origin. J Laryngol Otol 1983, Suppl 9: 31–37.

Ehlers A, Breuer P: Increased cardiac awareness in panic disorder. J Abnorm Psychol 1992, 101: 371–382.

Erlandsson SI, Hallberg LRM, Axelsson A: Psychological and audiological correlates of perceived tinnitus severity. Audiology 1992, 31: 168–179.

Ernst A: Die galvanische Labyrinthreizung – medizinhistorische Aspekte. Laryngorhinootologie 1994, 73, 324–325.

Esslen E: The acute facial palsies. Springer, Berlin 1977.

Federspil P: Antibiotikaschäden des Ohres. Barth, Leipzig 1979.

Feldmann H: Pathophysiologie des Tinnitus. In: Feldmann H: Tinnitus. Thieme, Stuttgart 1992. (2. Aufl. 1998.)

Fichter M, Goebel G: Psychosomatische Aspekte des chronischen komplexen Tinnitus. Dscht Ärztebl 1996, 93: 1390–1395.

Fisch U: Maximal nerve excitability testing vs. electroneurography. Arch Otolaryngol 1980, 106: 352–357.

Fitzpatrick R: Task-dependent reflex responses and movement illusions evoked by galvanic vestibular stimulation in standing humans. J Physiol Lond 1994, 478: 363–372.

Foletti G, Regli F: Caracteristiques des cephalées chroniques après entorse cervicale. Press Med 1995, 24: 1121.

Frenzel H: Spontan- und Provokationsnystagmus als Krankheitssymptom, Springer, Berlin 1955.

Freud S: Studien über Hysterie. Ges. Werke, Bd. 1. Imago, London 1952 (1895).

Freud S: Über die Berechtigung von der Neurasthenie einen bestimmten Symptomenkomplex als „Angst-Neurose" abzutrennen. Ges. Werke, Bd. 1. Imago, London 1952 (1895).

Frommberger U, Schmidt S, Dieringer H, Tettenborn B, Buller R: Panikstörung und Schwindel. Nervenarzt 1993, 64: 377–383.

Frommeld T, Maurer J, Mann W: Postoperative vestibuläre Kompensation und Facialisfunktion nach Akustikusneurinomoperation in Abhängigkeit vom Ursprungsort des Tumors. HNO 1998, 46: 324–331.

Fürst G, Maurer J, Schlegel J: Monitoring ototoxischer Nebenwirkungen bei Streptomycintherapie von Tuberkulosepatienten mit Hilfe der transitorisch evozierten otoakustischen Emissionen (TEOAE). Pneumologie 1995, 49: 590–595.

Glocker FX, Hopf HC: Die periphere Facialisparese: Differentialdiagnose mittels elektrischer und magnetischer Stimulation und therapeutisches Procedere. Akt Neurol 1997, 24: 175–181.

Goebel G: Studien zur Wirksamkeit psychologischer Therapien beim chronischen Tinnitus – eine Übersicht. In: Goebel G: Ohrgeräusche – Psychosomatische Aspekte des komplexen chronischen Tinnitus. Quintessenz, München 1992.

Goebel G, Garcia G: Prevalence of post-headshake nystagmus in patients with caloric deficit and vertigo. Otolaryngol Head Neck Surg 1992, 106: 121–127.

Gold T: The physical basis of the action of the cochlea. Proc R Soc Lond Ser B 1948, 135: 492–498.

Gorga MP, Neely ST, Bergman B: Otoacoustic emissions from normal-hearing and hearing-impaired subjects:

Distortion product responses. J Acoust Soc Am 1993, 93: 2050–2060.

Gosepath K., Maurer J, Mann W: Diagnostik intrameatal gelegener Akustikusneurinome – Die Rolle akustisch evozierter Hirnstammpotentiale und anderer otoneurologischer Untersuchungsverfahren. Laryngorhinootologie 1995, 74: 728–732.

Greuel H: Persönlichkeitsmerkmale als Hörsturzrisiko. HNO 1986, 34: 146.

Griewing B, Morgenstern C, Driesner F, Kallwellis G, Walker ML, Kessler C: Cerebrovascular disease assessed by color-flow and power Doppler ultrasonography. Comparison with digital subtraction angiography in internal carotid artery stenosis. Stroke 1996, 27: 95–100.

Griffiths, HJ: Hyperextension strain or whiplash injuries to the cervical spine. Skeletal Radiol 1995, 24: 263.

Grigsby JP, Johnston CL: Depersonalization, vertigo, and Meniere's disease. Psychology 1989, Rep. 64: 527–534.

Gunzenhäusser E, Maurer J, Beck A, Mann W: Effekt der kontralateralen Stimulation auf evozierte otoakustische Emissionen bei akutem Hörverlust. Laryngorhinootologie 1994, 73: 311–314.

Hahlbrock KH: Kritische Betrachtungen und vergleichende Untersuchungen der Schubertschen und Freiburger Sprachteste. Z Laryngol Rhinol 1960, 39: 100–108.

Hain TC, Spindler J: Head-Shaking Nystagmus. In: Sharpe JA, Barber HO: The Vestibulo-Ocular Reflex and Vertigo. Raven, New York 1993, pp. 217–228.

Harris FP, Probst R: Transiently evoked otoacoustic emissions in patients with Menieres disease. Acta Otolaryngol 1992, 112: 36–44.

Harris P, Ruckenstein MJ: Sudden Sensorineural Hearing Loss, Perilymph Fistula. In: Ballenger JJ, Snow JB Jr: Otorhinolaryngology, 15th ed. Williams & Wilkins, 1996.

Herberhold C: Nachweis und Reizbedingungen olfaktorisch und rhino-sensibel evozierter Hirnrindensummenpotentiale sowie Konzept einer klinischen Computer-Olfactometrie. Westdeutscher Verlag, Opladen 1973.

Hiller W, Goebel G: Komorbidität psychischer Störungen bei Patienten mit komplexem chronischem Tinnitus. In: Goebel G: Ohrgeräusche – Psychosomatische Aspekte des komplexen chronischen Tinnitus. Quintessenz, München 1992.

Hoehmann D, De Meester C, Duckert LG: Electrical evaluation of the facial nerve in acoustic neuroma patients comparing transcranial magnetic stimulation and electroneurography. Eur Arch Otorhinolaryngol 1994, 5: 227–229.

Höhmann DJ, Dornhöfer L: Klinische Präsentation und Diagnose kleiner Akustikusneurinome. Laryngorhinootologie 1994, 73: 320–323.

Hoke M, Pantev C, Ansa L, Lütkenhörner B, Herrmann E: A time-saving BERA technique for frequency-specific assessment of the auditory threshold through tone puls series stimulation (TOPSTIM) with simultaneous gliding high-pass noise masking. Acta Otolaryngol 1991, Suppl 482: 45–46.

Hotz MA: Veränderungen der transitorisch evozierten otoakustischen Emissionen bei Aminoglykosidtherapie. ORL 1991, 14: 295–300.

House JW, Brackmann DE: Facial nerve grading system, Otolarhyngol Head Neck Surg 1993: 146–147.

Huges GB: Facial nerve manual. Prognostic tests in acute facial palsy. Am J Otol 1989, 10: 304–311.

Hülse M: Die zervikalen Gleichgewichtsstörungen. Springer, Berlin 1983.

Huppert D, Brandt T, Dieterich M, Strupp M: Phobischer Schwankschwindel. Nervenarzt 1994, 65: 421–423.

Huppert D, Kunihiro T, Brandt T: Phobic postural vertigo (154) patients: In association with vestibular disorders. J Audiol Med 1995, 4: 97–103.

Iles JF, Pisini JV: Vestibular-evoked postural reactions in man and modulation of transmission in spinal reflex pathways. J Physiol Lond 1992, 455: 407–424.

Jacob RG, Furman JM, Durrant JD, Turner SM: Panic, agoraphobia, and vestibular dysfunction. Am J Psychiatry 1996, 153: 503–512.

Jacobson RR: The post-concussional syndrome. Physiogenesis, psychogenesis and malingering. An integrative model. J Psychosom Res 1995, 39: 675–693.

Jemma M, Maurer J: Distorsionsprodukte otoakustischer Emissionen bei Kindern vor und nach Adenotonsillektomie und Paracentese oder Paukendrainage. Otorhinolaryngologica Nova. 14: 14–20

Johansson R: Galvanic vestibular stimulation for analysis of postural adaptation and stability, IEEE Trans Biomed Eng 1995, 42: 282–292.

Jung R: Nystagmographie: Zur Physiologie und Pathologie des optisch-vestibulären Systems beim Menschen. In: Bergmann G von, Frey W, Schwiegk H: Handbuch der inneren Medizin, Bd. VI. Springer, Berlin 1953, S. 1325.

Kanesada K: Counter-rolling after regional destruction of the saccule by laser spot irradiation in the guinea pig. Acta Otolaryngol Stockh 1989, 468: 301–305.

Kapfhammer HP, Mayer C, Hock U, Huppert D, Dieterich M, Brandt T: Phobischer Schwankschwindel. Nervenarzt 1995, 66: 308–310.

Kass JR, Vogel H: Subjective vertical before and after space flight. Adv Space Res 1986, 6: 171–174.

Kellman RM: Facial nerve manual. Physiology and pathophysiology. Am J Otol 1989, 10: 62–67.

Kemp DT: Stimulated acoustic emissions from within the human auditory system. J Acoust Soc Am 1978, 64: 1386–1391.

Khanna SM, Leonard DGB: Basilar membrane tuning in the cat cochlea. Science 1982, 215: 305–306.

Kikuchi T: Fine structure of guinea pig vestibular kinocilium. Acta Otolaryngol Stockh 1989, 108: 26–30.

Kobal G, Hummel T: Olfactory event-related potentials. Toxicol Ind Health 1994, 10: 587–596.

Kornhuber HH: Nystagmus and Related Phenomena in Man: An Outline of Otoneurology. In: Kornhuber HH: Handbook of Sensory Physiology, Vol. IV/2. Springer, Berlin 1974, p. 193.

Kotlarz JP, Eby TL, Borton TE: Analysis of the efficiency of retrocochlear screening. Laryngoscope 1992, 102: 1108–1112.

Kroenke K, Arrington ME, Mangelsdorff AD: The prevalence of symptoms in medical outpatients and the adequacy of therapy. Arch Intern Med 1990, 150: 1685–1689.

Kroenke K, Lucas CA, Rosenberg ML: Causes of persistent dizziness – a prospective study of 100 patients on ambulatory care. Ann Intern Med 1992, 117: 898–904.

Kropp U, Rad M von: Psychosomatische Aspekte des Hörsturzes. Psychother Psychosom Med Psychol 1988, 38: 407–412.

Kurth H, Gefken R: Psychische Belastungen durch Ohrgeräusche. Ergebnisse einer Umfrage bei Personen mit chronischem Tinnitus. In: Goebel G: Ohrgeräusche – Psychosomatische Aspekte des komplexen chronischen Tinnitus. Quintessenz. München 1992.

Lamparter U: Studien zur Psychosomatik des Hörsturzes. Habilitation, Universität Hamburg 1994.

Lannois M, Tournier C: Les lesions auriculaires sont une cause determinante frequente de l'agoraphobie. Ann Maladies Oreille Larynx Nez Pharynx 1899, 24: 286–301.

Lehnhard E: Praxis der Audiometrie, 6. Aufl. Thieme, Stuttgart 1987. (7. Aufl. 1996.)

Lenarz T: Probleme der Diagnostik und Therapie des chronischen Tinnitus aus HNO-ärztlicher Sicht. In: Goebel G: Ohrgeräusche – Psychosomatische Aspekte des komplexen Tinnitus. Quintessenz München 1992.

Lenarz T: Epidemiologie des Tinnitus. In: Feldmann H: Tinnitus. Thieme, Stuttgart 1992. (2. Aufl. 1998.)

Lenarz T: Pathophysiologie des Tinnitus: Elektrophysiologische Korrelate und Ansätze für eine Objektivierung. Otorhinolaryng Nova 1995, 5: 142–147.

Lonsbury-Martin BL, Martin GK: The clinical utility of distortion-product otoacoustic emissions. Ear Hear 1990, 11: 144–154.

Lotsch S: Altersveränderungen otoakustischer Emissionen. Dissertation, Universität Mainz, 1996.

Maier W, Löhle E: Audiologische Diagnostik bei vorgeschädigtem Innenohr. HNO Aktuell 1994, 2: 255–258.

Margraf J, Taylor B, Ehlers A, Roth WT, Agras WS: Panic attacks in the natural environment. J Nerv Ment Dis 1989, 175: 558–565.

Maurer J, Beck A, Mann W: Veränderungen otoakustischer Emissionen unter gleichzeitiger Beschallung des Gegenohres bei Normalpersonen und bei Patienten mit einseitigem Akustikusneurinom. Laryngol Rhinol Otol 1992, 71: 69–73.

Maurer J, Hinni M, Beck A, Mann W: Effects on contralateral white noise stimulation on transitory evoked otoacoustic emissions in patients with acoustic neuroma. Otolaryngol Head Neck Surg 1995, 112: 654–658.

Maurer J, Pelster H, Amedee RG, Mann W: Intraoperative monitoring of motor cranial nerves in skull base surgery. Skull Base Surg 1995, 5: 161–175.

Maurer J, Ecke U, Schmidt CL, Stoeter P, Mann W: Vaskuläre Ursachen des „Kleinhirnbrückenwinkelsyndroms". HNO 1998 (im Druck).

Maurer R, Kremer A: Die Klinik des Hörsturzes. HNO 1984, 32: 334–337.

May M: Nerve excitability test in facial palsy: Limitations in its use, based on a study of 130 cases. Laryngoscope 1972, 82: 2122–2128.

Mayo Clinics. Clinical Examination in Neurology. Eds.: Members of the Department of Neurology Mayo Clinic and Mayo Foundation for medical Education and Resources. Mosby Yearbook. St. Louis 1991.

Meenen NM: Vorerkrankungen der Halswirbelsäule – über die Rolle degenerativer Vorerkrankungen. Unfallchirurgie 1995, 20: 138.

Menière P: Mémoire sur les lésions de loreille interne donnant lieu à des symptômes de congestion cérébrale apoplectiforme. Gaz Med Paris 1861 Ser 3,16: 597.

Modestin J: Schwindel als psychosomatisches Phänomen. Psychother Psychosom Med Psychol. 1983, 33: 77–86.

Moser M: Fehlermöglichkeiten bei der Untersuchung des Cervicalnystagmus. HNO 1978, 26: 142.

Moser M, Ranacher G: Die Gleichgewichtsuntersuchung. Maudrich, Wien 1984.

Moulin A, Collet L, Duclaux R: Contralateral auditory stimulation alters acoustic distortion products in humans. Hear Res 1993, 65: 193–210.

Mumenthaler M: Neurologie, 9. Auflage, Thieme, Stuttgart 1990. (10. Aufl. 1996.)

Mumford JM: Orofacial Pain, 3rd ed. Churchill Livingstone, Edinburgh 1982.

Murakami S, Mizobuchi M, Nakashino Y: Bell palsy and herpes simplex virus: identification of viral DNA in endoneural fluid and muscle. Ann Int Med 1996, 124: 27–30.

Nashner LM, Black FO, Wall C: Adaptation to altered support and visual conditions during stand: Patients with vestibular deficits. J Neurosci 1982, 2: 536–544.

Nashner LM, Shupert CL, Horak FB: Organization of posture controls: An analysis of sensory and mechanical constraints. Prog Brain Res 1990, 80: 411–418.

Nedzelski JM, Barber HO, McIlmoyl L: Diagnoses in a dizziness unit. J Otolaryngol 1986, 15: 101–104.

Norré ME: Can posturography contribute to the diagnosis of vertigo in patients where tests fail to do so? Acta Otolaryngol 1994, 114: 465–472.

Nuti D: Benign paroxysmal positional vertigo of the horizontal canal: a form of canalolithiasis with variable clinical features. J Vestib Res 1996, 6: 173–184.

Owens JJ, McCoy MJ, Lonsbury MBL: Otoacoustic emissions in children with normal ears, middle ear dysfunction and ventilating tubes. Am J Otol 1993, 14: 3440.

Pantev C, Hoke M, Lütkenhörner B: Frequenzspezifische BERA-Schwellenbestimmung mittels Tonpulsserien-Stimulation bei simultaner gleitender Verdeckung mit Hochpaßrauschen. In: Heinemann M: Subjektive Audiometrie bei Kindern und akustisch evozierte Potentiale. Gross, Bingen 1990, S. 51–62.

Parisi L, Valente G, Ralli G: Terracciano, M., Calandriello, E.: Bells palsy and magnetic stimulation: longitudinal study. Eur Arch Otorhinolaryngol 1994, 94: 234–235.

Picton TW, Hillyard SA, Krausz HI, Galambos R: Human auditory evoked potentials. I. Evaluation of components. Electroencephalogr Clin Neurophysiol 1974, 36: 179–190.

Popelka GR, Osterhammel PA, Nielsen LH: Growth of distortion product otoacoustic emissions with primary tone level in humans. Hear Res 1993, 71 : 12–22.

Prieve BA, Gorga MP, Schmidt A: Analysis of transient-evoked otoacoustic emissions in normal-hearing and hearing-impaired ears. J Acoust Soc Am 1993, 93: 3308–3319.

Probst R, Harris FP: Transiently evoked and distortion-product otoacoustic emissions: Comparison of results from normally hearing and hearing-impaired human ears. Arch Otolaryngol Head Neck Surg 1993, 119: 858–860.

Probst T: Vestibulary evoked potentials (VESTEPs) of the horizontal semicircular canals under different body positions in space. J Vestib Res 1995, 5: 253–263.

Robnette MS: Clinical observations with transient evoked otoacoustic emissions with adults. Sem Hear 1992, 12: 23–26.

Rybak LP, Matz GJ: Auditory and Vestibular Effects of Toxins. In: Cummings C: Otolaryngology, Head and Neck Surgery, 2nd ed. Mosby, St. Louis 1993.

Scherer H: Das Gleichgewicht, Springer, Berlin 1992 (2. Aufl. 1996).

Scherer H: Die kalorische Reaktion in der Schwerelosigkeit des Weltalls. Arch Ohren Nasen Kehlkopfheilkd 1984 (Suppl II).

Scherg M: Akustisch evozierte Potentiale – Grundlagen, Enstehungsmechanismen, Quellenmodell. Kohlhammer, Stuttgart 1991.

Schilder P: The relations between clinging and equilibrium. Int J Psychoanal 1939, 20: 58–64.

Schmidt D, Malin J-P: Erkrankungen der Hirnnerven. Thieme, Stuttgart 1986 (2. Aufl. 1994).

Schmidt NB, Telch MJ, Joiner TE: Factors influencing health perceptions in patients with panic disorder. Br. J. Brain Psychol 1996, 37: 253–260.

Schmitt CL: Der Mechanismus des benignen, peripheren, paroxysmalen Lagerungsschwindel. Laryngorhinootologie 1998 (im Druck).

Schnarkowsky R: MR Funktionsdiagnostik der Halswirbelsäule nach Schleudertrauma. Fortschr Röntgen Neue Bildgeb Verfahren 1995, 162: 319.

Schneider E: Neue Möglichkeiten der objektiven Gehördiagnostik mit Hilfe einer modifizierten Bera-Reizmethode. Saarl Ärztebl 1991, 12: 716–720.

Schrader B: Idiopathische periphere Facialisparese. Therapie und Verlauf neurologischer Erkrankungen. Kohlhammer, Stuttgart, 1994, S. 79–83.

Schuknecht HF: Pathology of the Ear. Harvard University Press, Cambridge 1974.

Scott B, Lindberg P: Tinnitus-Inzidenz und ihre Auswirkungen. In: Goebel G: Ohrgeräusche – Psychsosomatische Aspekte des komplexen chronischen Tinnitus. Quintessenz, München 1992.

Sekitani T: Differential diagnosis of vertigo-combined galvanic test and MRI. Acta Otolaryngol Stockh 1988, 458: 113–119.

Selesnick SH, Jackler RK: Atypical hearing loss in acoustic neuroma patients. Laryngoscope 1993, 103 : 437–441.

Sellick PM, Patuzzi R, Johnstone BM: Measurement of basilar membrane motion in the guinea pig using the Mossbauer technique. J Acoust Soc Am 1959, 31: 1619–1625.

Sitzer M, Fürst G, Fischer H, Siebler M, Fehlings T, Kleinschmidt A, Kahn T, Steinmetz H: Between-method correlation in quantifying internal carotid stenosis. Stroke 1993, 24: 1513–1518.

Sloane PD, Hartmann M, Mitchell M: Psychological factors associated with chronic dizziness in patients aged 60 and older. JAGS 1994, 42: 847–852.

Smith IM, Murray JAM, Mountain R: The prognostic value of electroneurography in Bells palsy. Eur Arch Otorhinolaryngol 1994: 230–232.

Sopko J, Bauer HH: HNO-Heilkunde. In: Uexküll T von: Psychosomatische Medizin, 5. Aufl. Urban & Schwarzenberg, München 1996.

Soyka D: Schwindelzustände: Einleitung und Übersicht. In: Wieck HH: Schwindelzustände: Diagnostik und Therapie in der Praxis. Schattauer, Stuttgart 1977.

Special Report from the National Institute of Neurological Disorders and Stroke: Classification of cerebrovascular diseases III. Stroke 1990, 21: 637–676.

Spencer MP, Reid JM: Quantitation of carotid stenosis with continuous wave (cw) Doppler ultrasound. Stroke 1979, 10: 326–330.

Stankiewicz J: Steroids and peripheral facial paralysis. Otolaryngol Head Neck Surg 1983, 91: 672–677.

Steddin S, Brandt T: Benigner paroxysmaler Lagerungsschwindel. Nervenarzt 1994 65: 505–510.

Stefano G, Radanov BP: Neuropsychologische und psychosoziale Befunde beim Verlauf nach HWS-Distorsionen: eine prospektive klinische Studie. Z Unfallchir Versicherungsmed 1993, 86, 97.

Steinke W, Meairs S, Ries S, Hennerici M: Sonographic assessment of carotid stenosis. Comparison of power Doppler imaging and color Doppler flow imaging. Stroke 1996, 27 : 91–94.

Stennert E: Pathomechanismus in cell metabolism: a key to treatment of Bell's palsy. Ann Otol Rhinol Laryngol 1981, 90: 577–580.

Steurer O: Lehrbuch der Hals-Nasen-Ohrenkrankheiten. München, Bergmann 1948.

Straub RH, Thoden U: Evaluation of the galvanic vestibulo-ocular response recorded with a modified electronystagmographic technique. ORL J Otorhinolaryngol 1992, 54: 133–138.

Sturzenegger M: Presenting symptoms and signs after whiplash injury: the influence of accident mechanism. Neurology 1994, 44: 688.

Takeda T Kitahara M: Compensation of otolithic function. Acta Otolaryngol Stockh 1989, 468: 283–288.

Ter Braak JWG: Untersuchungen über optokinetischen Nystagmus. Arch Néerl Physiol 1936, 21: 309.

Toglia YL, Todd AM, Lacoudray-Harter NM, Ingham R: Psychological consequences of recurrent vertigo. Psychol Health 1992, 6: 85–96.

Tonndorf J: Acute cochlear disorder: The combination of hearing loss, recruitment, poor speech discrimination and tinnitus. Ann Otol 1980, 89: 353–358.

Tonndorf J: Stereociliary dysfunction, a cause of sensory hearing loss, recruitment, poor speech discrimination and tinnitus. Acta Otolaryngol Stockh 1981, 91: 469–473.

Toru S: Test for otolithic organs with barbecue rotation. Acta Otolaryngol Stockh 1991 Suppl 481: 59–63.

Van Zanten GA, Brocaar MP: Frequency specific auditory brainstem responses to clicks masked by notched noise. Audiology 1984, 23: 253–264.

Vogel H: Ocular counterrolling. Some practical considerations of a new evaluation method for diagnostic purposes. Acta Otolaryngol Stockh 1986, 102: 457–462.

Vogel H, Kass J: European vestibular experiments in the Spacelab-1 mission: 7. OCR measurements pre- and postflight. Exp Brain Res 1986, 64: 284–290.

Von Holst E, Mittelstaedt H: Das Reafferenzprinzip. Wechselwirkungen zwischen Zentralnervensystem und Peripherie (1950). In: Von Holst E: Zentralnervensystem. Fünf Beiträge zur Verhaltensphysiologie. dtv, München 1974, S. 38–72.

Voorhees RL: The role of dynamic posturography as a screening test in neurotologic diagnosis. Laryngoscope 1989, 99: 995–1001.

Widder B: Doppler- und Duplexsonographie der hirnversorgenden Arterien, 4. Aufl. Springer, Berlin 1995.

Widick MP, Telischi FF, Lonsbury-Martin BL: Early effects of cerebellopontine angle compression on rabbit distortion-product otoacoustic emissions: A model for monitoring cochlear function during acoustic neuroma surgery. Otolaryngol Head Neck Surg 1994, 111: 407–416.

Williams EA, Brookes GB, Prasher DK: Effects of olivocochlear bundle section on otoacoustic emissions in humans: Efferent effects in comparison with control subjects. Acta Otolaryngol 1994, 114: 121–129.

Yaku Y: High-voltage electron microscopic observations on the suprastructure of the macula utricle. Acta Otolaryngol Stockh 1989, 108: 201–205.

Yardley L: Contribution of symptoms and beliefs to handicap in people with vertigo: A longitudinal study. Br J Clin Psychol 1994, 33: 101–113.

Yardley L, Britton J, Lear S, Bird J, Luxon L: Relationship between balance system function and agoraphobic avoidance. Behav Res Ther 1995, 33: 435–439.

Zenner HP: Modern Aspects of Hair Cell Biochemistry, Motility and Tinnitus. In: Feldmann H: 3rd Int. Tinnitus Seminar, Münster 1987. Harsch, Karlsruhe 1987.

Zenner HP: Cochlear Hair Cell Metabolism: Clinical Aspects. In: Helms J: Sensorineural Hearing Loss and Equilibrium Disturbances. Thieme, Stuttgart 1989, S. 7–12.

Zorowka P, Schmitt HJ, Gutjahr P: Evoked otoacoustic emissions and pure tone audiometry in patients receiving cis-platinum therapy. J Pediatr Otorhinolaryngol 1993, 25: 73–80.

Zwicker E: Psychoakustik. Springer, Berlin 1982.

Zwiebel WJ, Zagzebski JA, Crummy AB, Hirscher M: Correlation of peak Doppler frequency with lumen narrowing in carotid stenosis. Stroke 1982, 13: 386–391.

Sachverzeichnis

A

Abduzensparese 18 ff, 37
Abszeß, extraduraler 20
Acyclovir 139
Adaptationstest 120
AEP s. akustisch evozierte
  Potentiale
Aggravation 70
Agoraphobie 144, 155 ff
Akustikusneurinom 81
– akustisch evozierte Potentiale
  79 ff
– Elektrokochleographie 82
– Hitselberger-Zeichen 16
– Hörsturz 135
– Kopfschmerzen 32
– otoakustische Emissionen 68 f
– Schwerhörigkeit 53, 55
– Schwindel 24
– Spontannystagmus 91
– Symptomatik 135
– Therapie 136
– Tinnitus 30
– Zugangsweg 136
Akustisch evozierte Potentiale 71 ff
– – – Einteilung 72
– – – frühe 72 ff
– – – Frequenzspezifität 81
– – – Hörstörung 76 ff
– – – Interpeaklatenz 74 f, 77, 79
– – – mittlere 72
– – – späte 72
– – – Synonyme 72
– – – Vertäubungspegel 74
Alexander-Regel 91
Aliasing 129
Alkohol 25, 143
Amboß 1
Aminoglykoside 25, 68
Anamnese 33 f, 44 f
Aneurysma 18
Angst, sekundäre 155
Angststörung 155 ff
– Dysfunktion, vestibuläre 159 f
– Therapie 160
– Tinnitus 163
Anpassungsstörung 157
Ansa cervicalis 15
Antiarrhythmika 143
Antidepressiva 160

Antidiabetika 143
Antihypertensiva 25, 143
Antikonvulsiva 25
Apertura aquaeductus 11
Arachnoidalzyste 30, 135, 140
Armhebeschwäche 140
Arnold-Chiari-Fehlbildung 92
Arsen 142
Arteria basilaris 6, 146
– – Verlauf, abnormer 141
– carotis communis 127
– – Duplexsonographie 127 f
– – externa 127 f
– – interna 127 f, 139
– – – Stenosegradeinteilung 129 ff
– – Stenose 29, 131
– cerebelli inferior anterior 6, 135
– – – posterior 146
– cochlearis communis 6
– labyrinthi 6
– – Verschluß 141
– ophthalmica 11
– spiralis modioli 6
– subclavia 128
– supraorbitalis 127
– vertebralis 151
– – Abgangsstenose 131
– – Angiographie 151 f
– – Arteriosklerose 147
– – Kompressionssyndrom,
    intermittierendes 141
– – Stenose 29
– – Ultraschalluntersuchung 127 f
– – Verlauf 146
– – – abnormer 141
– vestibularis anterior 6
– vestibulocochlearis 6
Arteriosklerose 147, 153
Aspiration 140
Ataxie 25 f, 44
– sensible 26
– spinale 26
– zerebelläre 25 f
Atemnot 20
Atlas 146
Audiologie, Untersuchungsverfahren, objektives 54 ff
– – subjektives 49 ff
Auditives System 1 ff
Augenbewegung 9
– Aufzeichnung 82 f

– fixationsabhängige 89
– konjugierte, assoziierte 94 f
– Nystagmographie 88 ff
– optokinetische 99
– rechteckförmige 90
– reflektorische 103
– sinusoidale 90
– tonische 103
– torsionale 123 f
– unwillkürliche 87
– vorprogrammierte 94
– willkürliche 87
– Winkelgeschwindigkeit 88
Augenbewegungsform 87
Augenbewegungsstörung 37
– alkoholbedingte 143
– kleinhirnspezifische 94 f
– Schwindel 24
Augengegenrollung 103, 123 ff
– Bilddokumentation,
    photographische 124
– dynamische 121
– Registrierung,
    videographische 124
– statische 121
– taktil generierte 124
Augenmuskellähmung 18 ff
Augenoszillation 27
Aurikulotemporalisneuralgie 17
Ausfallnystagmus 27, 133
Ausgleichsbewegung 119 f
Autophonie 20
Axonotmesis 48
Azetylcholin 6

B

Bahn, vestibuläre 9 f
Barbiturate 25, 92 f
Barotrauma 145
Basilarismigräne 31 f
Basilarmembran 3
– Bewegung 4 f, 57
– – fehlende 29
B-Bild, Tiefenausgleichreduktion 129
Befund, neurootologischer 44
Belastungssituation 161 f
Belastungsstörung, posttraumatische 157

Bell-Parese 137
Bell-Phänomen 86
Benommenheit 23, 32, 158
Benzodiazepine 160
Berentung 159
Betablocker 143
Bewegung, lineare 8
Bewegungskoordinationstest 119 f
Bielschowsky-Phänomen 18
Bildwanderung, retinale 99
Biofeedbacktraining 163
Bleibelastung 142
Blickfeldstabilisierung, optische 27
Blickfolge 87, 95 ff
– glatte 95 f
– pathologische 96
– vertikale 97
– Winkelgeschwindigkeit 88
Blickfolge-Gain 97
Blickfolgesakkadierung 96, 98 f
– vertikale 97
Blickfolgestörung 98
Blickhalteregulation, gestörte 27 f
Blickrichtungsnystagmus 25, 28, 93 f
– dissoziierter 20
– Folgebewegung 98
– Sonderform 94
Blickstabilisierung 9, 27
Blindgang 44
Blinkreflex 38, 49
Blutdruckwert, seitenunterschiedlicher 141
Blutflußgeschwindigkeit 126 f
Blutflußrichtung 129
Blutung 143
Bogengang 7 f
– Drehstuhluntersuchung, exzentrische 123
– horizontaler 103, 106, 111
– Orientierung 8
– Veränderung, pathologische 121
– vertikaler 103
Bogengangampulle 8
Bogengangfistel 43
Bogengangreizung 103, 123
Brechreiz 10
Bruns-Nystagmus 94
Bulbus olfactorius 10
– venae jugularis, hochstehender 29, 56
Bündel, olivokochleäres, laterales 6
– – mediales 6

C

Canaliculus tympanicus 14
Canalis caroticus 11

– hypoglossi 11, 14
– opticus 11
– pterygoideus 13
Cerumen obturans 28
Charcot-Trias 25
Charlin-Neuralgie 17
Chiasma nervi optici 11
Cholesteatom 24, 134, 140
– genuines 43
Cholesteringranulom 140
Chorda tympani 13
Chordom 140
Cis-Platin 68
Claudius-Zellen 5
Clomipramin 160
Cogan-Syndrom 24
Commotio cerebri 144, 158
Condensation 74
Coriolis-Reiz 123
Corpus geniculatum laterale 11
Corti-Organ 3 ff
Corti-Tunnel 3, 5
Costen-Syndrom 30, 32
Crista ampullaris 8
CW-Doppler-Sonographie 126 f

D

Dauerschwindel, psychogener 158
Deiters-Zellen 3, 5
Dens axis 146
Depersonalisationssyndrom 158
Depolarisation 4, 8
– periodische 28
Depression 156 f
– Therapie 160
Deprivation, visuelle 28
Derealisationssyndrom 158
Deviation 87
Dezibel 50
Diabetes mellitus 31
Diadochokinese 44
Diazepam 25
Diphenylhydantoin 92 f
Diplakusis 31, 33
Diplopie s. Doppelbilder
Diskrimationsvermögen 52
Diskriminationsverlust 52
Diskusprolaps 151
Distorsionsprodukt 59 f
Doppelbilder 18 f, 34
– Durchblutungsstörung 125
– Nervus-trochlearis-Parese 37
– Pyramidenspitzeneiterung 140
– vertebrobasiläre Insuffizienz 141
Doppler-Effekt 126
Doppler-Shiftfrequenz 126 f

– Frequenzspektrumanalyse 129, 131
Doppler-Sonographie 125 ff
– Beschallungswinkel 126
– Cw-Methode 126
– Meßvolumen 126
– Pw-Methode 126
– Tiefenausgleich 127
Downbeat-Nystagmus 92, 94
DP (directional preponderance) 106 f
DP-Gram 60, 66
Drehbeschleunigung 123
Drehbewegung 8
Drehpendeltest 108 ff
Drehprüfung 104 ff, 116 f
– Befundinterpretation 108 ff
– Pendelreiz 104
– Reiz, rampenförmiger 104, 106 ff
Drehschwindel 23 f, 121
Drehschwindelattacke 141
Drehstoptest 106 ff
Drehstuhlsystem 106
Drehstuhluntersuchung, exzentrische 123
Droge 143
Drop attacks 134, 141
Druckänderung, intrakranielle 27
Druckgefühl 24, 31
Druckschaden 145
Ductus cochlearis 3
– endolymphaticus 7
– – Lumenvergrößerung 134
– semicircularis 7
Duplexsonographie 127 f
– farbkodierte 128 f
Durchblutungsstörung 31, 125
Dysarthrie 125
Dysdiadochokinese 26
Dysphagie 40, 125, 140

E

ECoG s. Elektrokochleographie
Efferenzkopie 160
Einsilberverständlichkeit 52 f
Ektasie 141
Elektrokochleographie 69 f, 81 f
– Anwendungsbereich 73
– Indikation 82
– Nadelelektrode, transtympanale 81 f
Elektromyographie 48 f
Elektroneurographie 47 f
Endolymphbewegung 104, 110 ff
Endolymphe 3
Endolymphhydrops 31, 134

– Elektrokochleographie 82
– Schwerelosigkeit 122
– Tinnitus 30
Endolymphraum 7
Endstellungsnystagmus 27, 94
Enophthalmus 37
Entspannungsverfahren 160, 163 f
Enzephalitis 92
Epitympanon 2
ERA s. Reaktionsaudiometrie, elektrische 72
Erholungsnystagmus 27
Erkrankung, psychische 156 ff
Erregungsverarbeitungsstörung 106
Eye-tracking 99, 101

F

FAEP s. Akustisch evozierte Potentiale, frühe
FAEP-Welle 74
– Latenzverzögerung 77
Fallneigung 26
– richtungsbestimmte 43
– Romberg-Versuch 43
– ungerichtete 26, 43
Fallschwindel 121
Farbumkehr 129
Fast Component Velocity 88
Fast-Fourier-Transformation 61
Fazialisneurinom 135, 137 f
Fazialisneurographie 47
Fazialisparese 137 ff
– Ätiologie 138 f
– Diagnostik 138
– Einteilung 40
– Elektromyographie 48
– Felsenbeinfraktur 144
– Gefäßektasie 141
– Hyperakusis 31
– idiopathische 137 f
– inkomplette 49
– komplette 49
– periphere 39, 137
– Prognose 48
– Reinnervation 49
– Stapediusreflex 57
– symptomatische 137
– Therapie 138 f
– zentrale 39, 137
Fazialisschwäche 39
Felsenbeinlängsfraktur 144
Felsenbeinosteomyelitis 140
Felsenbeinquerfraktur 24, 144
Felsenbeintumor 24
Fensterruptur 145
Fettembolie 141

Fibrillation 49
Fila olfactoria 10 f
– – Funktionsuntersuchung 37 f
Finger-Nase-Versuch 26, 44
Fissura orbitalis superior 11 f, 20
– petrotympanica 14
– sphenopetrosa 14
Fistel, perilymphatische 24, 143 ff
Fistelsymptom, pressorisches 43
Fixation, visuelle 88 ff
Fixationsnystagmus 28
– kongenitaler 92
Fixationspendelnystagmus 94
Flokkulusläsion 98, 103
Folgebewegung s. Blickfolge
Foramen
– costotransversarium, Degeneration 147
– jugulare 11, 14
– – Läsion 139 f
– lacerum 11
– magnum 11
– ovale 11
– rotundum 11
– spinosum 11
– stylomastoideum 12, 137
– transversum 128
Fraktur 144
Freiburger Sprachtest 52 f
Frenzel-Brille 41, 124
Frequenz 50
– hohe 4
– tiefe 4
Frequenzdichtespektrum 129
Frequenzselektivität 5
Frequenzzeitspektrum 129
Frey-Syndrom 17
Funktionsdiagnostik 46 ff

G

Gain 88
Gamma-aminobuttersäure 6
Gamma-knife-Bestrahlung 136
Gang, ataktischer 25
Ganglienzellen Typ I 6
– Typ II 6
Ganglion cervicale caudale 146
– – superius 12
– Gasseri 12
– geniculi 12 ff
– – Neuralgie 17
– oticum 12, 14
– pterygopalatinum 12 f
– – Neuralgie 17
– spirale 3, 5 ff
– – Läsion 22

– submandibulare 12, 14
– vestibulare 9
Gauer-Henry-Reflex 122
Gaumenreflex 20
Gefäß, hirnversorgendes, Ultraschalluntersuchung 125 ff
– – Schlingenbildung 141
Gefäßstenose 141
Gefäßtumor 28
Gefäßverlauf, abnormer 141 f
Gefäßverschluß 141
Gegenrucke 89
Gehör, Frequenzspektrum 1 f
– Untersuchung, orientierende 35 f
Gehörgangelektrode, extratympanale 81
Gehörgangentzündung 32
Gehörgangwand, hintere, Hypästhesie 16
Gehörknöchelchen, Funktionsstellung 1
Gehörknöchelchenkette 2
– Schwingungsfähigkeit 2
– Unterbrechung 55 f
Gentamycinapplikation, intratympanale 134
Genußgift 143
Geräuschunterdrückung 2
Geruchssinn 37 f
Geruchsstörung 38
Geschmacksfaser 12, 14
Geschmacksprüfung 39, 41
Geschmacksstörung 37
Gesichtsasymmetrie 20
Gesichtsfeldeinschränkung 125
Gesichtsfelduntersuchung 36
Gesichts-Kopf-Schmerzen 32
Glandula parotis 41
Gleichgewichtsfunktion 118
Gleichgewichtsprüfung 41 ff, 44, 148 ff
Gleichgewichtsregulation 7
Gleichgewichtsstörung 23
– medikamentös bedingte 25
– Nystagmographie 83
– Posturographie 118 ff
– vertebrobasiläre Insuffizienz 141
Glissade 95
Glomus caroticum 139
– jugulare 139
– tympanicum 139
Glomustumor 24, 139 f
– Befund 35
– Symptomatik 140
– Tympanometrie 56
Glossopharyngeusneuralgie 17
Glossopharyngeusparese 20
Glutamat 6

Gradenigo-Syndrom 20
Gravitationsbeschleunigung 120
Großhirnläsion, parietookzipitale 98, 103
Gutachten 153 f

H

Haarzellen, äußere 3 f
– – Aktivität, elektrische 82
– – Funktion 5, 22
– – Funktionsprüfung 68
– – Innervation 5 f
– – Kemp-Echos 58
– Fehlfunktion 22
– innere 3 f
– – Erregungsmuster, pathologisches 29
– – Funktion 5
– – Innervation 5 f
– vestibuläre 8 f
Haarzellschädigung 28
Halsdrehnystagmus 26 f
Halswirbelsäule, Anatomie 146 f
– Beweglichkeitsprüfung 148
– Computertomographie 150 f
– Funktionsröntgen 150 f
– Magnetresonanztomographie 151
– pathologisch veränderte 152
– Untersuchungsmethode 147 ff
– – manualmedizinische 148
Halswirbelsäulenerkrankung 30
– Begutachtung 153 f
Halteversuch 26
Hämatotympanon 144
Hammer 1
Hammergriff 2
Hearing Level 50
Heiserkeit 20, 140
Helikotrema 3
Hennebert-Zeichen 43
Herpes-simplex-Virus 138
Herzklopfen 10, 155
Herz-Kreislauf-Erkrankung 30
Hirndruck, gesteigerter 19
Hirnnerv, Durchtrittstelle 11
– Funktionsbeeinträchtigung 16, 20
– Funktionsprüfung 36 ff
Hirnstammaudiometrie 73
– Indikation 67
– Vertäubung 74
Hirnstammischämie 131, 141
Hirnstammkern 9
Hirnstammkontusion 153
Hirnstammläsion 44, 103
Hirnstammpotentiale, akustisch evozierte 69 f

Hitselberger-Zeichen 16, 39
HNO-Status 34 f
Hochpaßfilter 73
Hochtonabfall 53
Hochtonschwerhörigkeit 77 f
Höhenschwindel 121, 144
Hörbahn 7, 71
Hörempfindlichkeit 49 f
Hörfunktion, Monitoring 68
Hörgeräteanpassung 52
Horizontale, subjektive 123
Hörminderung 21 f
– Kleinhirnbrückenwinkeltumor 135
– Menière-Krankheit 134
Horner-Syndrom 37
Hörschwellenbestimmung 51 f
– frequenzspezifische 73
– objektive 72, 74 ff
Hörschwellenkurve, begradigte 50 f
Hörstörung, kochleäre 33, 77
– – Stapediusreflexschwelle 56
– psychogene 70 f, 162
– retrokochleäre 77
– – akustisch evozierte Potentiale 79 f
– – Audiometrie 55
– – otoakustische Emissionen 62, 68 f
– sensorineurale 77
– Topodiagnostik 62, 72, 76 ff
– Umweltgifte 142 f
– zentrale 21
Hörsturz 24
– Akustikusneurinom 135
– Druckgefühl 31
– Fistel, perilymphatische 144
– Gefäßverschluß 141
– idiopathischer 132
– psychosomatische Aspekte 161
– rezidivierender 81
– Sinusitis 31
– symptomatischer 132, 134
– Therapie 132, 161
– Tinnitus 30
Hörverlust, Anamnese 33
– beidseitiger 134
– einseitiger 134
– lärmbedingter 1
– pankochleärer 134
– für Zahlen 52 f
Hörvermögen, räumliches 1
Hörweite 36
Hustenreiz 16
Hydantoin 25
Hydrops, endolymphatischer 30 f, 82, 134
– – Schwerelosigkeit 122

Hyperakusis 31
Hypermetrie 95
Hyperventilation 156
Hypoglossusparese 21, 41
Hypometrie 95
Hypotonie 152 f
– orthostatische 25

I

Imipramin 160
Impedanz, akustische 54
Impedanzaudiometrie 22, 54 ff
– Ohrgeräusch 28
Impendanzanpassung 1
Innenohr, Blutversorgung 6
– Schallwellenwiderstand 1
Innervation, kochleäre, efferente 62, 69 f
Insuffizienz, vertebrobasiläre 141
Intentionstremor 25 f, 44
Interpeaklatenz 74 f, 77
– Normalwert 79
Intervall, intersakkadisches 94
Intoxikation 98
Isophone 50

K

Kaliumkanal 4
Kalziumkarbonatkristalle 9
Kanalolithiasis 122
– Lagerungsnystagmus 134
Kanzerophobie 16
Kaumuskulatur, Parese 39
Kaustörung 20 f
Kehlkopfspiegelung 40
Keilbeinflügel 11
Kemp-Echos 58
Kernspintomographie 81
Kiefergelenk, Myoarthropathie 32
Kinetose 121 f
Kinozilien 8 f, 120 f
Kippdeviation 89 f
Kippschwindel 121
Kleinhirnbrückenwinkeltumor 81, 95
– Symptomatik 135
– Therapie 136
Kleinhirnschädigung 44
– Blickfolgesakkadierung 98
Kleinhirnsystematrophie 92
Klickreiz 58 f, 61
Knie-Fersen-Versuch 44
Knochenleitung 35
Knochenleitungshörschwelle 51

Kochlea, Anatomie 3 ff
- Funktionsuntersuchung 62
- Impedanz 1
- Innervation 5 f
- - efferente 62, 69 f
- Organisation, tonotopische 57
- Resonanzmechanismus,
  aktiver 58
Kochleariskern 5
Kohlenmonoxid 142
Kompressionssyndrom,
  vaskuläres 142
Konversionsstörung 157 ff, 162
Koordinationsapparat,
  motorischer 7
Koordinationsprüfung 43 f
Koordinationsstörung 24, 44
- zerebelläre 26
Kopfbewegung 10, 27
Kopfdruck 32
Kopfgelenk, oberes 146
- unteres 146
Kopf-Hals-Drehung 146 ff
- Zervikalnystagmus 149
Kopfhaltung, kompensatorische 18
Kopfneigung 121
Kopfschmerzen 31 f, 140
- okzipitale 141
- Zervikalsyndrom 147
Kopfschüttelversuch 43
Korneareflex 38 f
Körperschwankung 118
Kotugno-Kanal 6
Krampfleiden 86
Kraniokorpographie 117
Kraniozervikaler Übergang 92
Kulissenphänomen 20, 40
Kupula 8
Kupulaabriß 143
Kupulaauslenkung 43, 103 f, 110 ff
Kupulolithiasis 122

L

Labyrinth 3, 7
- Übererregbarkeit 106, 108,
  113 ff, 117
- Untererregbarkeit 106, 108,
  114 ff, 134
Labyrinthfistel 43
- Tullio-Phänomen 123
Labyrinthitis 24, 134
Labyrinthläsion 24, 117
Labyrinthtrauma, stumpfes 143 f
Lagenystagmus 27
- alkoholischer 143
- Erkennung 42

Lagerungsnystagmus 27, 42
- paroxysmaler, benigner 134
Lagerungsschwindel, paroxysmaler
  24, 32
- - Nachweis 42
- systematischer 25
Lageschwindel, paroxysmaler 122
Lamina cribrosa 10
Lärmempfindlichkeit 33
Lateropulsion 23, 121
Lautstärke 50
- hohe 33
Lautstärkeempfinden, subjektives,
  frequenzabhängiges 50
Leeregefühl 155
Lidschlag 150
Lidschluß 86
Lidtremor 85
Liftgefühl 23
Liftschwindel 121
Linearbeschleunigung 9, 120
Liquorzirkulationsstörung 27
Lösungsmittel, organische 142
Luftkrankheit 121
Luftleitung 35
Luftleitungshörschwelle 51

M

Macula sacculi 8 f, 120
- utriculi 8 f, 120
MAEP (mittlere akustisch evozierte
  Potentiale) 72
Magnetstimulation 49
Makulaorgan, Beurteilung,
  klinische 121
- Pathophysiologie 121 ff
- Stimulation, galvanische 125
- Untersuchungsmethode 123 ff
Malformation, arteriovenöse 28
Manganbelastung 142
Maximal-Stimulations-Test 47
Meatus acusticus internus 11 f
Medikamente, Ototoxizität 143
- schwindelauslösende 25
Medulla oblongata 135
Membranruptur 145
Menière-Krankheit 24
- Ätiologie 134
- Differentialdiagnose 152
- Druckgefühl 31
- Elektrokochleographie 73, 82
- Entspannungsverfahren 160, 164
- Migräne 32
- otoakustische Emissionen 65
- posttraumatische 144
- psychosomatische Aspekte 164

- Symptomatik 134, 157
- temporäre 122
- Therapie 134
Meningeom 135, 140
Meningitis 134
- basale 18 f
Migräne 30 ff
Mikroembolie 141
Mikrophonpotential 82
Mikrozirkulationsstörung 141
Minnimata-Krankheit 142
Miosis 37
Mismatch-Theorie 122, 160
Mittelohr, Anatomie 1 f
- flüssigkeitsgefülltes 55
Mittelohreffizienz 2
Mittelohrentzündung,
  Komplikation 20
- Otorrhö 32
- Tinnitus 28
Mittelohrmuskulatur,
  Kontraktion 35
- Myoklonus 29
Mittelohrsekret 2
Modiolus 3
Monitoring, intraoperatives 70, 73
Morbus s. Eigenname
Movement Coordination Test 119
Mukozele 140
Müller-Muskel 12
Multiple Sklerose 18 f
- - Augenbewegungsstörung 90
- - Blickrichtungsnystagmus 93
- - Elektrokochleographie 82
- - Fixationspendelnystagmus 94
- - Nystagmus, spontan
    alternierender 93
- - Schwerhörigkeit 53
- - Spontannystagmus 91
- - Tinnitus 30
- - Upbeat-Nystagmus 92
Mumps 134
Musculus ciliaris 12
- dilatator pupillae 12
- frontalis 48
- levator labii 48
- - palpebrae 12
- obliquus bulbi superior 12, 18, 37
- orbicularis oculi 48
- - oris 48
- rectus bulbi lateralis 12, 37
- sphincter pupillae 12, 37
- stapedius 2
- - Kontraktion, reflexhafte 56
- sternocleidomastoideus 14
- tensor tympani 2, 20
- - veli palatini 2, 20
- trapezius 14

Musculus trapezius, Atrophie 21
– – Lähmung 41
– zygomaticus 48
Muskelaktionspotential 48
Muskulatur, mimische 12
Mydriasis 37

N

Nachbildmethode, subjektive 124
Nackenschmerzen 147
Nadelelektrode, transtympanale 81
Nasoziliarisneuralgie 17
Nerve-Excitability Test 46
Nervenfaserdegeneration 46
Nervengeflecht, sympathisches 146 f
Nervenläsion 46
Nervensystem, autonomes 10
Nervus abducens 12
– accessorius 14
– – Funktionsprüfung 41
– – Parese 21
– auricularis posterior 12
– cochlearis 7
– facialis 2, 7, 12 ff
– – Funktion, motorische 39
– – Funktionsbeeinträchtigung 16
– – Funktionsdiagnostik 46 ff
– – Monitoring, intraoperatives 49
– – Topodiagnostik 49
– – Verlauf 137
– glossopharyngeus 14
– – Prüfung 40 f
– – Sensibilitätsstörung 16
– hypoglossus 14 f
– intermedius 7, 12
– lacrimalis 13
– laryngeus inferior 14, 40
– – recurrens 14
– – superior 14, 16, 21
– lingualis 14
– mandibularis 12 f
– maxillaris 12 f
– oculomotorius 11 f, 36 f
– olfactorius 10
– ophthalmicus 12 f
– opticus 11, 36
– petrosus major 13
– – minor 14
– saccularis 7
– trigeminus 2, 12
– – Äste 13
– – Funktion, motorische 39
– – – sensible 38
– – Funktionsausfall 16
– – Neuropathie, sensible 16

– trochlearis 12, 37
– tympanicus 14
– vagus 14, 40
– – Funktionsbeeinträchtigung 20 f
– – Sensibilitätsstörung 16
– vertebralis 146
– vestibularis inferior 7
– – Neurektomie 134
– – superior 7
– zygomaticus 13
Neugeborenen-Screening 66 f
Neuralgie 17
Neurofibrom 135
Neurofibromatose Typ II 135 f
Neuropathia vestibularis 24, 133
Neuropathie, diabetische 18 f
– periphere 120
Neuropraxie 48
Neurotmesis 48
Neurotransmitter 6
Notched-noise-Methode 81
Nucleus ambiguus 14
– cochlearis 7
Nuel-Raum 5
Nyquist-Limit 129
Nystagmographie 82 ff
– Artefakt 85 f, 149 f
– Auswertung 87 f
– Blickwinkeleichung 86
– Einflußfaktor 86
– Elektrodenlage 83 f
– Fixation, optische 88 f
– Indikation 83
– Untersuchungsablauf 86
– Zervikalnystagmus 149 f
Nystagmus 26 ff
– blickparetischer 28
– Fixationshemmung 90
– kalorischer 112 ff
– – Fixationssuppression 115 f
– – 4–Quadranten-Diagramm 113 ff
– – Richtungsüberwiegen 113, 116
– – Seitendifferenz 113, 116
– kongenitaler 28, 98
– Lageprüfung 42
– Lagerungsprüfung 42
– optokinetischer 26 f, 99 ff
– – horizontaler 102
– – Kopf-Hals-Drehung 150
– – Minderung 99, 102
– – Phase, langsame 99 f
– – Sakkadierung 99
– – Seitendifferenz 101 ff
– – Störung 99
– – vertikaler 102
– – Winkelgeschwindigkeit 99
– – Zerfall 102
– pathologischer 27 f

– periodisch alternierender 143
– perrotatorischer 104 ff, 150
– Phase, langsame 87 f
– – schnelle 87 f
– physiologischer 26 f
– postrotatorischer 104 ff
– provozierter 42 f
– retraktorischer 26
– richtungstabiler, horizontaler 24
– Richtungsüberwiegen 106 ff, 110
– – Pendelprüfung 109
– Richtungsumkehr, periodische 92
– richtungswechselnder 24
– rotatorischer 24, 123, 108
– spontan alternierender 92 ff
– Tullio-Phänomen 122 f
– vestibulärer 26 f
– – Lebensalter 87
– – pathologischer 27
– – Unterdrückung 86
Nystagmusintensität 88, 91
– Einflußfaktor 107
– Erfassung 109
Nystagmuspause 102

O

OAE s. otoakustische Emissionen
OAE-Gerät 61 f
Ohnmachtgefühl 161 f
Ohr, äußeres 1
Ohrdruck 140
Ohrenschmerzen 32, 140
Ohrgeräusch (s. auch Tinnitus), Anamnese 33
– klickendes 35
– knackendes 20, 35
– objektives 28
– pulssynchrones 28, 140 f
– subjektives 28
– Umweltgiftbelastung 142 f
– Zerebralsklerose 153
– Zervikalsyndrom 148
Ohrmikroskopie 22
Ohrmuschel, Schwellung 32
Ohruntersuchung 35
OKN-Gain 88, 102
Okulomotoriuslähmung 18
– Befund 37
Oort-Anastomose 7
Ophthalmoplegie, internukleäre 20
– – Blickrichtungsnystagmus 93
Optikusganglienzellen 11
Organisationstest, sensorischer 118 f
Orientierung 146
Orientierungsstörung 23
Osteochondrose 152

Oszillopsie 18, 20
Otitis media epitympanalis 43
– – Schwindel 24
Otoakustische Emissionen 5, 57 ff
– – Amplitudenreduktion 63 f
– – Distorsionsprodukt 59 ff, 65 f
– – – Generierung 62
– – – beim Normalhörenden 63
– – evozierte 58 f
– – fehlende 29
– – Frequenz, dominante 59
– – Hörstörung, psychische 70 f
– – – retrokochleäre 68 f
– – Meßgerät 61 f
– – Monitoring, intraoperatives 70
– – – unter otoxischer Therapie 68
– – Neugeborenen-Screening 66 f
– – Schalleitungsschwerhörigkeit 63 f
– – Schwerhörigkeit, sensorineurale 64 ff
– – spontane 28, 58
– – Störfaktor 62
– – transitorisch-evozierte 59, 61
– – – Amplitudenreduktion 62
– – – Identifikation 64 f
– – – beim Normalhörenden 63
– – Verlust 62
Otokonie 8
Otokonienmembran 120
– Massendifferenz 122
– Zerstörung 143
Otolithen 8 f
– Physiologie 120 f
Otolithenasymmetrie 122
Otolithenfunktion 120 ff
Otolithenkrise 134
Otolithenmembran 8
Otolithenreizung 103
Otolithiasis 122
Otorrhö 32
– eitrige 32
– persistierende 140
Otosklerose 24
– Stapediusreflex 56
– Tinnitus 28
Ototoxizität 24, 30, 142 f
– Überwachung 68

P

Palatomyoklonus 29
Panikstörung 156 f
Paragangliom, nichtchromaffines 139
Parästhesie 16
Parazentese 64

Parotiserkrankung 17
Pars cochlearis nervi vestibulocochlearis 3
– vestibularis nervi vestibulocochlearis 9
Paukenerguß 64
– Tympanometrie 55
Pendeldeviation 89 f
Pendelreiz 104
Perilymphe 4, 7
– Austritt 144
Perilymphfistel 24, 144 ff
Perilymphraum 7
Pfeilerzelle, äußere 5
– innere 5
Phalangenzellen 3
Pharynxmuskulatur 14
Phobie 157
Phon 50
Plaquemorphologie 128
Plaques, kalkhaltige 130
Plexus caroticus 12
– pharyngeus 14, 40
– tympanicus 14
– vertebralis 146
Politzer-Ballon 43
Polyneuritis cranialis 16
Pons 135
Porus acusticus internus 137
Posturographie, dynamische 118 ff
– Indikation 120
– statische 117
Potential, elektrokochleographisches 72
– endokochleäres 3
– korneoretinales 83
Power-Doppler 129 f
Primärton 59, 63
Processus cochleariformis 2
Propriozeptor 146
– überbeanspruchter 147
Protrusio bulbi 20
Provokationsnystagmus 43
Pseudofistelsymptom 43
Psychopharmaka 143
Psychosomatik 155 ff
Psychotherapie 160
Ptose 18
Pulsrepetitionsfrequenz 129
Pupille, weite, lichtstarre 37
Pupillenreflex 36
Pyramidenlängsfraktur 144
Pyramidenquerfraktur 144
Pyramidenspitzeneiterung 140

Q

Quecksilbervergiftung 142

R

Radikalhöhle 112
Ramus meningeus nervi vagi 14
Rarefaction 74
Raumkrankheit 121 f
Rauschen 81
Rautenhirn 7
Reaktionsaudiometrie, elektrische 69, 72
Rebound-Nystagmus 94
Reboundphänomen, Fehlen 26
– Prüfung 44
Reflex, akustikofazialer 56
– trigeminofazialer 49
– vestibulookulärer 9 f
– – Drehprüfung 104 ff
– – Drehstuhluntersuchung, exzentrische 123
– – Funktionsbeeinträchtigung 82
– – Veränderung 103
– zervikookulärer 9
Reisekrankheit 121 f
Reissner-Membran 3, 5
Reiz, rampenförmiger 104, 106 ff
Reiznystagmus 27
Reizung, optokinetische 121
Rekurrensparese 20 f, 40
Repolarisation 4
Rezeptorzellen 5
Riechrezeptor 10
Riechtest 38
Rinne-Versuch 35 f
– verschärfter 35
Romberg-Versuch 43, 117
– Posturographie, verschärfter 118
– verschärfter 43
Rückenmark, Darstellung 151
Rucknystagmus 26
Rumpfataxie 26

S

Sacculus 7, 120
Saccus endolymphaticus 7
– – Lumenvergrößerung 134
SAEP (späte akustisch evozierte Potentiale) 72
Sakkade 87, 94 f
– Geschwindigkeit 88, 94 f
– Latenz 94
– vertikale 94
– Zielgenauigkeit 88, 94 f
Sakkadendysmetrie 95
Sakkadenverlangsamung, binokuläre 94
– monokuläre 94

Sakkadisches System 87
Sakkotomie 134
Sauerstofftherapie, hyperbare 140
Scala media 3, 5
– tympani 3, 6
– vestibuli 3
Schädelbasis 11
Schädelbasisosteomyelitis 140
Schädel-Hirn-Trauma 19, 134, 143 f
– Trochlearisparese 18
Schalldruck 49 f
Schalldrucktransformation 28
Schalleitung 28
Schalleitungsschwerhörigkeit 21 f
– akustisch evozierte Potentiale 77
– Glomustumor 140
– otoakustische Emissionen 63 f
– Rinne-Versuch 35
– Sprachabstandsprüfung 36
– Sprachaudiometrie 52
– Tonaudiometrie 51
– Weber-Test 35
Schallempfindung 50
Schallempfindungsschwerhörigkeit 21 f
Schallkopf 127
Schallschutzfunktion 2
Schallübertragung 1 f
– abgeschwächte 22
– Corti-Organ 4
Schallverarbeitung, aktive 5
Schallverstärkung 1
Schallwellenwiderstand 1
Schamgefühl 155, 158
Schaunystagmus, foveolärer 99, 101
Scheinbewegung, zirkuläre 121
Schielwinkel 18
Schirmer-Test 39
Schleudertrauma 147, 158
– Begutachtung 153 f
Schluckschmerzen 32
Schmerzempfindung 50
Schmerzen, neuralgische 17
– retrobulbäre 140
Schultertiefstand 21
Schwankschwindel 23, 121
– phobischer 156, 160
Schwannom 135
Schwarz-vor-Augen-werden 23
Schwefelkohlenstoff 142
Schweißausbruch 10, 155
Schwellung 32
Schwerelosigkeit 120, 122
Schwerhörigkeit 21
– kombinierte 53, 77
– neurale 53, 56
– pankochleäre 53
– sensorineurale 21 f

– – akustisch evozierte Potentiale 76
– – Audiometrie 54 f
– – otoakustische Emissionen 64 ff
– – Tonaudiometrie 51
– – Weber-Test 35
– sensorische 52
Schwindel 23 ff, 121
– Anamnese 33 f
– Augenbewegungsstörung 83
– Basilarismigräne 32
– Begleitsymptom 10, 25 f
– belastungsabhängiger 141
– Chronifizierung 158 f
– Diagnostik, interdisziplinäre 160
– – vaskuläre 125
– Differentialdiagnose 18, 20, 24
– diffuser 155
– Entstehung 23
– Faktor, provozierender 34
– Fixierung, iatrogene 160
– Hypotonie 152 f
– Kleinhirnbrückenwinkeltumor 135
– Menière-Krankheit 134
– monosymptomatischer 156
– nicht-vestibulärer 23 f
– Objektivierung 82
– otogener 44
– otolithärer 121
– peripher-vestibulärer 23 f
– phobischer 32, 144
– psychogener 32, 155 ff
– – Erklärungsmodell 159 f
– – monosymptomatischer 155
– – nach organische Läsionen 158 f
– – Therapie 160
– – Schädel-Hirn-Trauma 144
– sinugener 31
– situativer 32
– systematischer 23
– unsystematischer 23, 36
– vertebragener 159
– vertebrobasiläre Insuffizienz 141
– zentral-vestibulärer 23 f
– Zerebralsklerose 153
– Zervikalsyndrom 148
Schwindelattacke 122
Schwindelepisode, erste 34
Schwitzen, gustatorisches 17
Screeningtest 66
Sedativa 98
Seekrankheit 121
Sehbahn 11
Sehschärfe 36
Sehstörung 148
– Anamnese 34
Sehzielstabilisierung, foveale 96

Sensibilitätsstörung 16, 141
Sensory Organisation Test (SOT) 118 f
Seromukotympanon 30
Simulanz 159
Sinneszellen 8
Sinus cavernosus 12, 18
– petrosus inferior 6
– – superior 12
Sinusitis 31
Sinuspendeltest 108
Sklerodermie 16
Slow Component Velocity 88
Sluder-Neuralgie 17
Sniffin'-sticks-Test 38
Space adaptation syndrom 122
SPL (Sound Pressure Level) 50
Spontannystagmus 41 f
– Gradeinteilung 41
– horizontaler, richtungsbestimmter 90
– Intensität 91
– Kopf-Hals-Drehung 149 f
– Lockerungsmaßnahme 43
– Richtungsüberwiegen 117
– vestibulärer 27
– – Beeinflussung des optokinetischen Nystagmus 103
– – Sakkadierung 98
Sprachabstandsprüfung 36
Sprachaudiometrie 49, 52 ff
Sprachdiskrimination 5
Sprache, kloßig-verwaschene 21
– skandierende 25 f
Sprachverständlichkeitsschwelle 52
Standataxie 26
Stapediusreflex 49
– akustischer 56 f
– Reflexdecay 57
– Schenkel, afferenter 56 f
– – efferenter 56 f
Stapediusreflexschwelle, Ansteigen 56
Stapes, fixierter 56
Statoakustisches Organ 3
Statolithenapparat 120
– Veränderung, pathologische 121
Statolithenmembran 120, 143
– Massendifferenz 122
Statolithenstimulation 123
Steigbügel 1
Steigbügelfußplatte 2
Stenosegradeinteilung 129 ff
Stereozilien 3 f, 8, 121
Stiernystagmus, foveoretinaler 99, 101
Stimmbandbeweglichkeit 40
Stimmgabeluntersuchung 35 f

Stimmlippe, Intermediärstellung 21
– Paramedianstellung 20
Stimulation, galvanische 125
Stimulusfrequenz-OAE 61
Stirnrötung 17
Stoffwechselerkrankung 30
Störung, dissoziative 156 ff, 162
– somatoforme 158
Strabismus, paralytischer 18
Stria olfactoria 11
– vascularis 3, 5
Striola 9
Stürzen, atonisches 141
Stützzellen 8
Subklavia-Anzapfsyndrom 141
Subokzipitalneuralgie 18
Suizidalität 163
Sulcus externus 5
– internus 5
Summationspotential 82
Summenaktionspotential 47, 82
Syndrom der Fissura orbitalis superior 20
– der Orbitaspitze 20

T

Taubheit 144
Taubheitsgefühl 16
Taumelschwindel 121
Tektorialmembran 3 ff
Test, vestibulospinaler 43 f, 117
– zerebellärer 44
Tiefpaßfilter 73
Tieftonschwerhörigkeit 77 f
Tinnitus 24, 28 ff, 132
– akuter 30
– außenohrbedingter 28
– chronischer 29 f
– dekompensierter 29 f
– Entstehung 29
– Kleinhirnbrückenwinkeltumor 135
– kochleär bedingter 28
– Komorbidität, psychiatrische 163
– kompensierter 30
– Menière-Krankheit 134
– mittelohrbedingter 28
– objektiver 28 f
– psychosomatische Aspekte 162 ff
– Psychotherapie 163 f
– subjektiver 28 f
– – Ursache 30
– zervikaler 148
Tinnitusbestimmung, subjektive 52
Tolosa-Hunt-Syndrom 20
Toluol 142

Ton, hochfrequenter 4
– niedrigfrequenter 4
Tonaudiographie 53 ff
Tonaudiometrie 22, 49 ff
– Überhören 51
– Vertäubung 51
Ton-Burst 61
Tonusdifferenz, zentralvestibuläre 110, 116
– vestibulospinale 26
Tonusregulation 7
Tonusveränderung, zentralvestibuläre 27
Tractus olfactorius 10 f
– olivocochlearis 7
– opticus 11
Tränendrüse, Innervation 39
Transversalbeschleunigung 120
Trauma 143 f
– explosives 145
– implosives 145
Treppenrucke 89 f
Trichloräthylen 142
Triebkonflikt 158
Trigeminuslähmung 20
Trigeminusneuralgie 17
– Zervikalsyndrom 148
Trochlearisparese 18, 37
Trommelfell 2
– Compliance 54 f
– Impedanz 54
– Untersuchung 35
Trommelfellbewegung, atemsynchrone 35
– pulssynchrone 140
Trommelfelldefekt 56
Trommelfellnarbe 112
– atrophische 55
Trommelfellperforation 112
Trommelfellzerreißung 144
Tuba auditiva 2
– – klaffende 35, 56
Tubenfunktionsstörung 20
– Hyperakusis 31
– Tinnitus 29
Tullio-Phänomen 33
– Symptomatik 122
Tympanometrie 54 ff
Tympanoskleroseplaque 35

U

Übelkeit 10, 25
Überhören 51
Umweltgift 142
Unkovertebralarthrose 131
Unterberger-Versuch 43, 117

Upbeat-Nystagmus 92, 94
Utrikulus 7, 120
Uvula, Abweichung 40

V

Vagusläsion, proximale 21
Vena aquaeductus cochleae 6
– modioli communis 6
– spiralis 6
– vestibularis 6
– vestibulochochlearis 6
Verdachtsdiagnose 34
Vertäubung 51, 36, 74
Vertebrobasiläre Insuffizienz 141
Vertikale, subjektive 123
Vestibuläres System 7 ff
– – Enthemmung, maximale 93
– – Läsion 133
– – peripheres 7 ff, 103
– – Tonusdifferenz, zentrale 110, 116
– – Übererregbarkeit 106, 108, 113 ff, 117
– – Untererregbarkeit 106, 108, 114 f
– – – beidseitige 116
– – zentrales 103
Vestibularisausfall, akuter 24
– Felsenbeinquerfraktur 144
– Fistel, perilymphatische 144
– Gefäßverschluß 141
– Sinusitis 31
– Spontannystagmus 90 f
Vestibulariskern 9
– Aktivitätsasymmetrie 10
– Läsion 24
– Tonusverschiebung 87
Vestibularisläsion 117
– periphere 110, 116
Vestibularisprüfung, kalorische 110 ff
– – Auswertung 112 ff
– – Kalorikinterpretation 116
– – Luftkalorisation 112
– – Reaktion, richtungssymmetrische 112
– – – seitengleiche 112
– – Richtungsüberwiegen 113
– – Seitendifferenz 113
Videonystagmographie 83
Videookulographie 83
Vigilanz 72, 86, 90
Visusanomalie, Kopfschmerzen 31
Visusminderung 24, 98
– Elektronystagmographie 86
VN-Gain 88

Völlegefühl 134
VOR-Gain 88, 109

W

Waller-Degeneration 46
– Elektroneurographie 48
Wanderwellentheorie 57
Weber-Test 35
Willkürnystagmus 27

Würgereflex 41
– Ausfall 20

Z

Zerebralsklerose 153
Zervikalnystagmus 1. Grades 149f
– 2. Grades 149f
– Schleudertrauma 153
– Untersuchung 149f

Zervikalsyndrom, Differential-
  diagnose 152f
– Symptomatik 147f
– Ursache 147
Zoster ophthalmicus 18
– oticus 24, 30
Zunge, Innervation 14
Zungenatrophie 21, 41
Zungenbrennen 16
Zungenmuskulatur 14f